目で見てわかる

認知症の予防

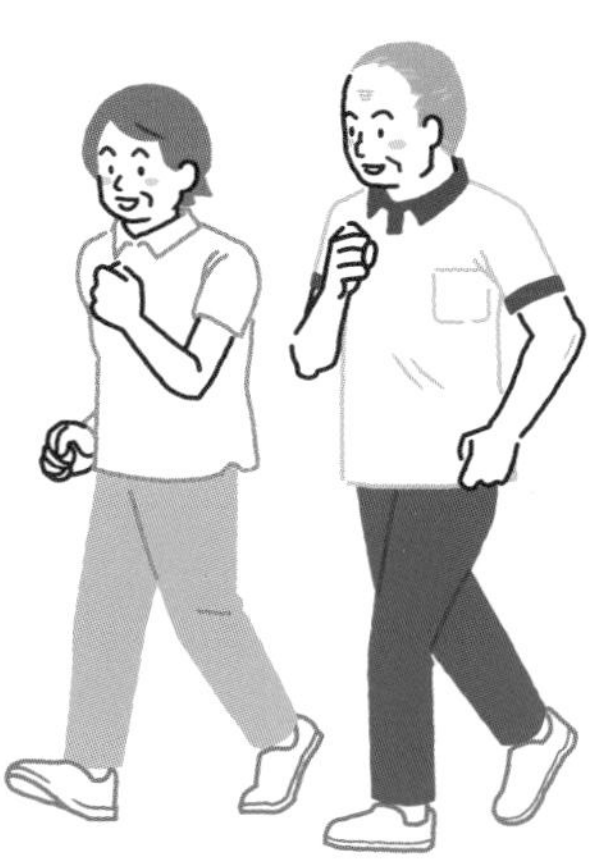

成美堂出版

症のリスクを減らす

長寿化により、認知症の人は年々増えている

特別な病気じゃない。歳をとれば誰もがかかる

認知症の患者数は、２０２０年時点で約６０２万人。65歳以上の日本人のうち、約６人に１人が認知症という計算です。左の図は、今後の患者数の推移を予測したもの。２０２５年には５人に１人、２０４０年には４人に１人になる可能性もあると指摘されています。

じつはこの現象、高齢化が進んだ社会では、あたりまえに見られるものです。脳神経系も全身の筋肉・関節や臓器同様、年を追うごとに加齢性変化が進み、機能が低下していきます。長生きすれば、ほぼ１００％の確率で発症する病気なのです。

病気を防ぐ手段はない。でも、リスクは減らせる！

認知症は、誤解や偏見を受けやすい病気のひとつです。「何もわからなくなる」「自分が自分でなくなる」など、恐ろしい病気と思われることも。しかしアルツハイマー病をはじめ、ほとんどの認知症はゆっくりと発症、進行します。発症後も残されている機能は多く、何もできなくなるわけではありません。誰もがかかる病気ですから、過度に恐れないことが大切です。

現代医学では発症を防いだり、発症後に治癒《ちゆ》させたりする薬はありませんが、どうすれば認知症になりにくいかもあきらかになってきています。

Prologue

最新医学で、認知

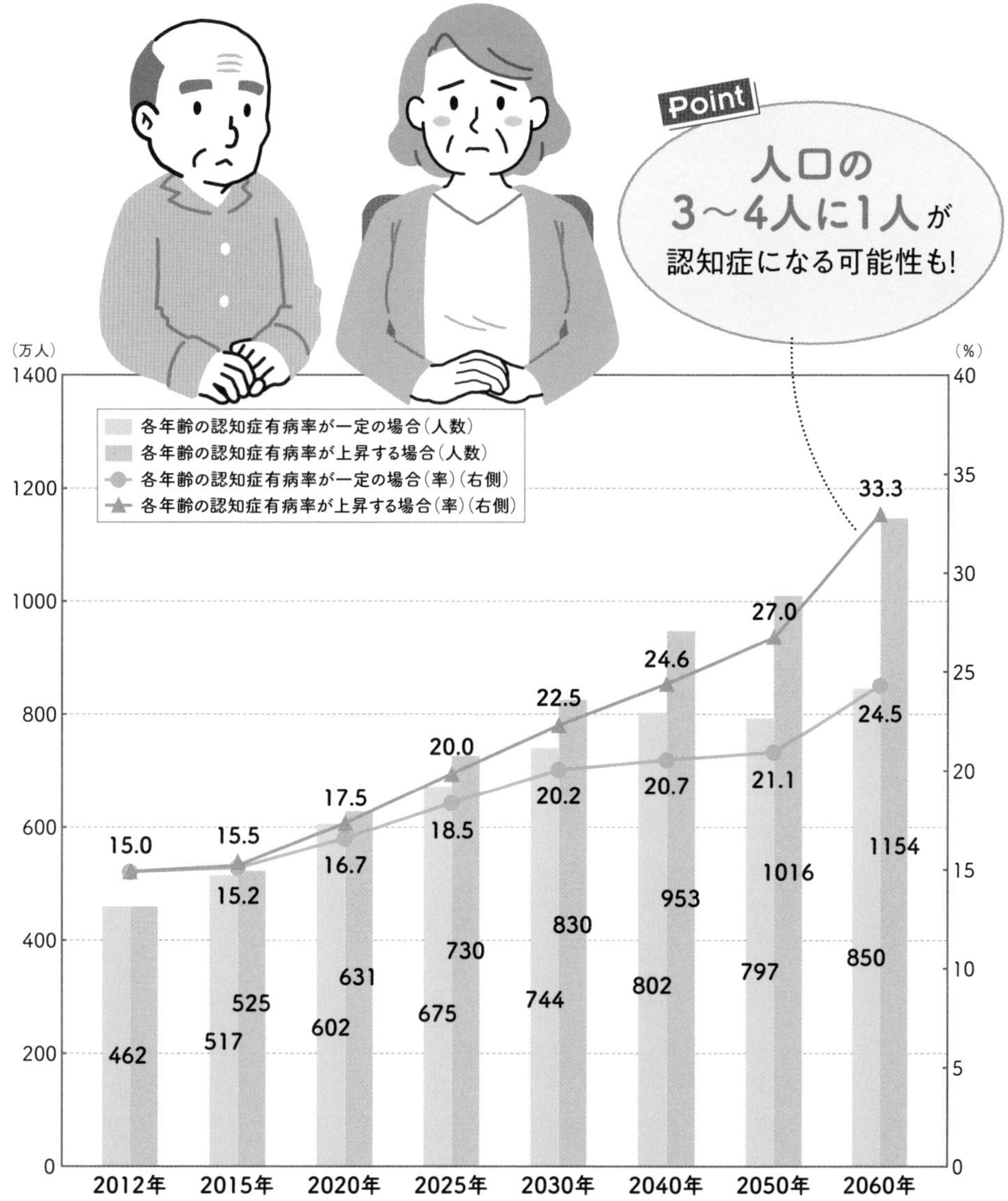

認知症のリスクのひとつに糖尿病がある。糖尿病がこのまま増え続けると、やがて高齢者の3〜4人に1人が認知症に。

(「平成29年版高齢社会白書」内閣府、2017より引用)

認知症リスクは、ライフスタイルで変えられる！

フィンランドの高齢者を対象に、
認知症のリスクを調べた

FINGER《フィンガー》研究

認知症リスクが高めの高齢者を2グループに分け、予防策の効果を見たはじめての大規模研究。

認知機能全般

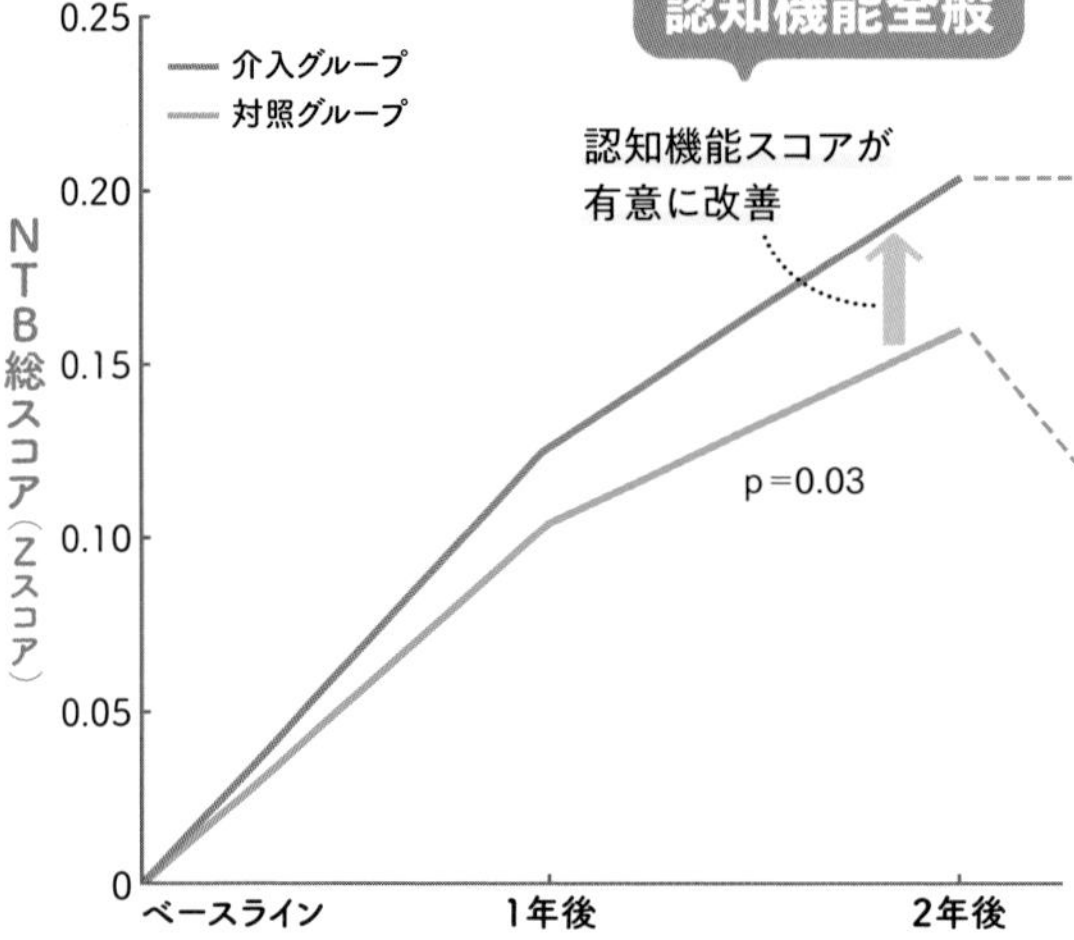

神経心理学的検査の総得点（NTB《エヌティービー》総スコア）は、介入グループであきらかに高かった。

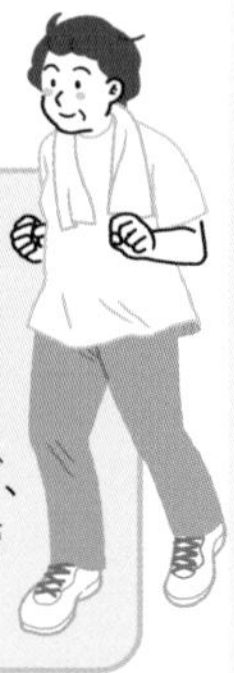

ライフスタイル改善グループ

食事指導、運動指導、認知機能トレーニング、血圧・体重などの管理で包括的に介入。

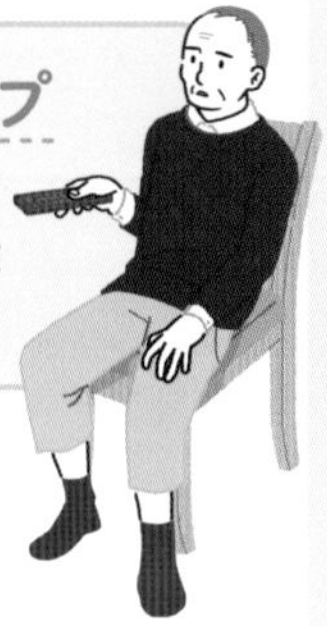

対照グループ

一般的な健康アドバイスだけを2年間おこなった。

実行機能

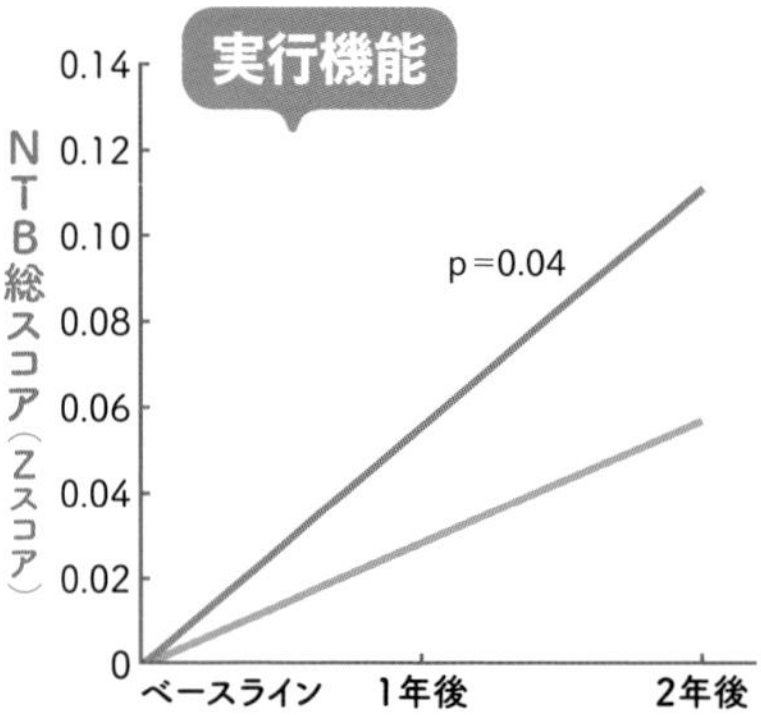

ものごとを段取りよく進めるための脳機能も、対照グループより介入グループで高得点に。

処理速度

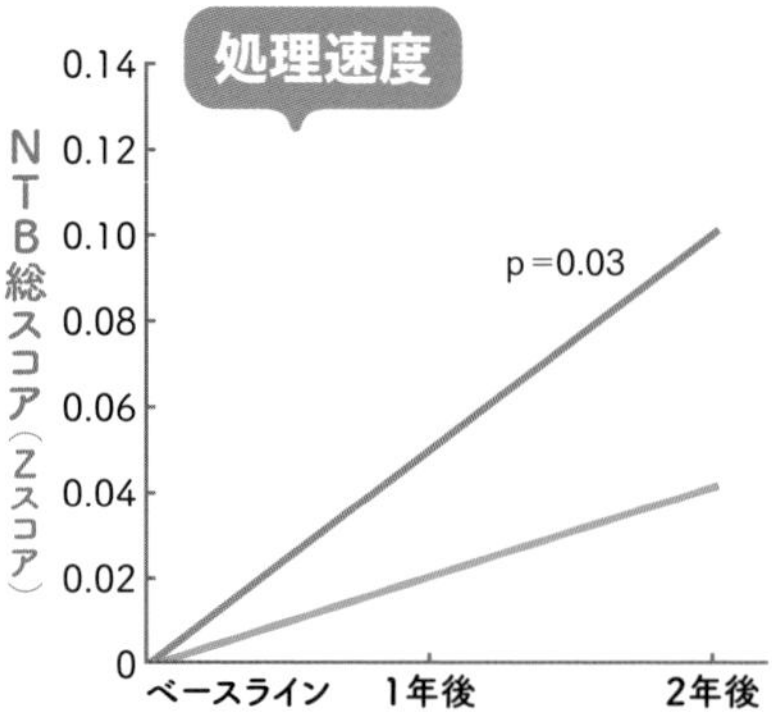

認知機能障害で低下しやすいものごとの処理速度も、高く保たれていた。

（「A 2 year multidomain intervention of diet, exercise, cognitive training, and vascular risk monitoring versus control to prevent cognitive decline in at-risk elderly people(FINGER)：A randomised controlled trial.」Ngandu T et al., Lancet Vol.385(9984)：2255-2263, 2015より引用）

世界の観察的研究をもとに、
一流医学雑誌が発表

Lancet《ランセット》調査 分析結果

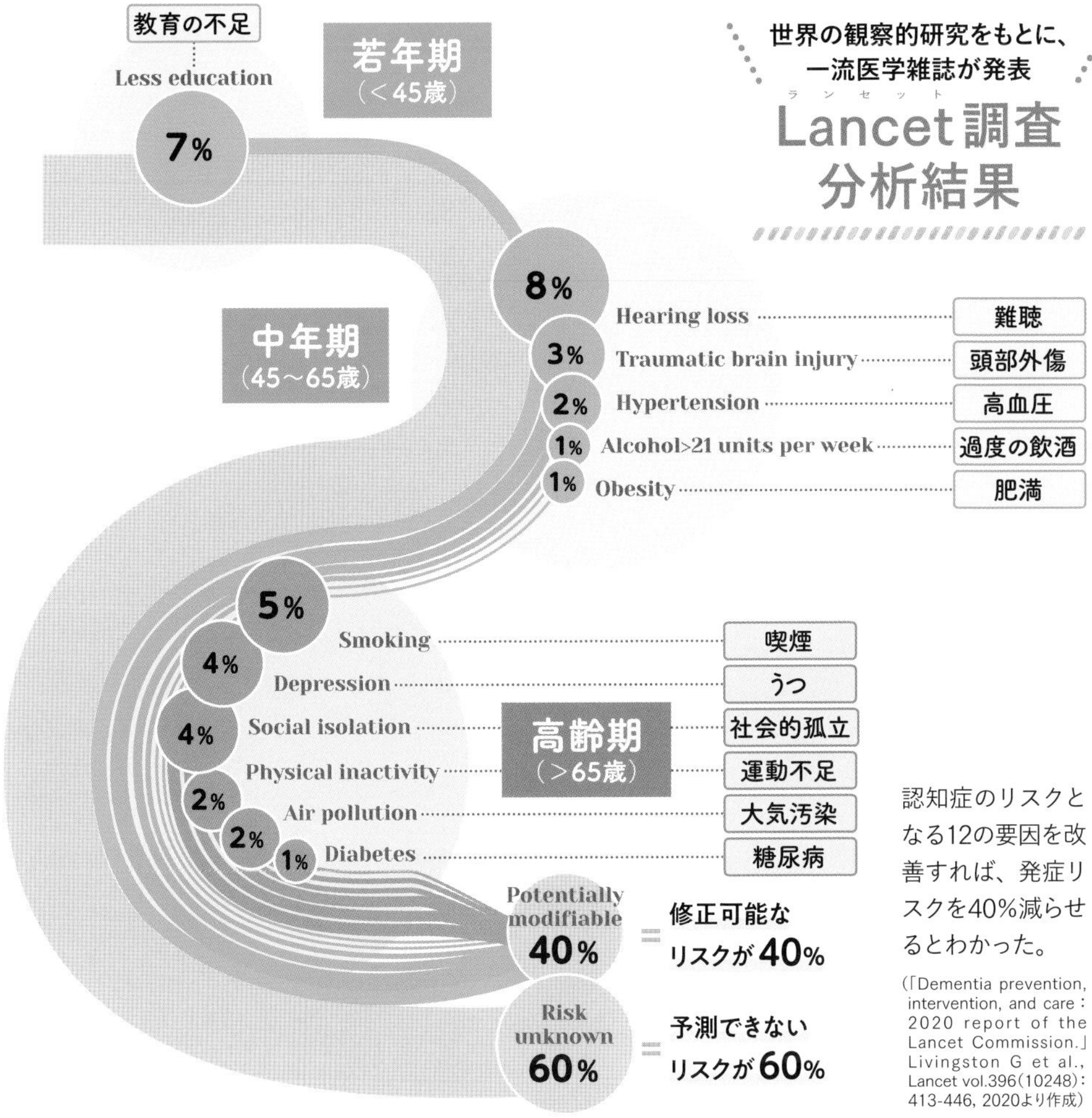

認知症のリスクとなる12の要因を改善すれば、発症リスクを40%減らせるとわかった。

（「Dementia prevention, intervention, and care：2020 report of the Lancet Commission.」Livingston G et al., Lancet vol.396(10248)：413-446, 2020より作成）

生活改善や持病の治療で最大40%、リスクを減らせる

認知症予防研究で、とくに大きなインパクトを与えたのが、右の「FINGER《フィンガー》研究」です。

この研究の特徴は、「食事指導」「運動指導」「認知機能トレーニング」「血圧・体重などの管理」を包括的におこない、効果を検証した点です。結果として、対照グループより認知機能が高く保たれ、ライフスタイル改善の重要性が示されました。

2020年には、医学雑誌『Lancet《ランセット》』の専門家委員会が、認知症の12のリスク因子を発表しています（上図参照）。すべてを改善することができれば、最高で40%の予防効果が得られるとわかりました。

どの段階でも予防が大事。できることから始めよう！

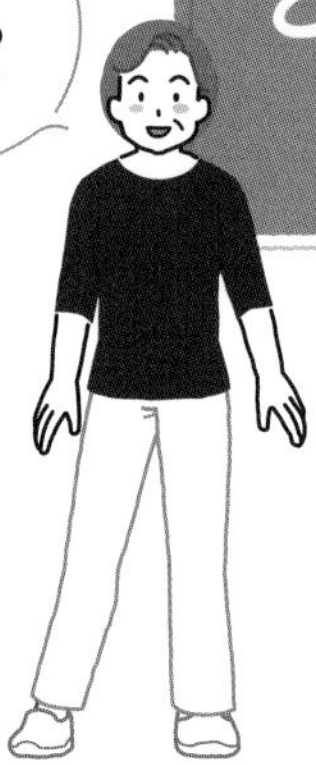

認知症を防ぐ生活で、ほかの病気もまとめて予防

ゼロ次予防

一人ひとりをとりまく環境を改善し、健康に関する気づきと変化を促す予防策。

⇒Part 1

予防

認知機能低下のリスクがある段階

血糖値や血圧をしっかりコントロール

糖尿病や高血圧、肥満などのリスクがある人は、治療を確実に。生活改善と薬でリスクをコントロールする。

未治療ならまず受診を

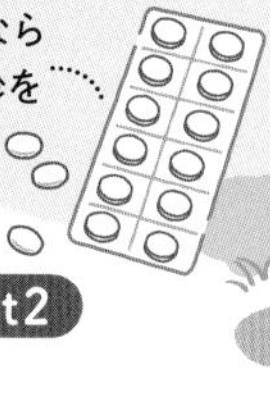

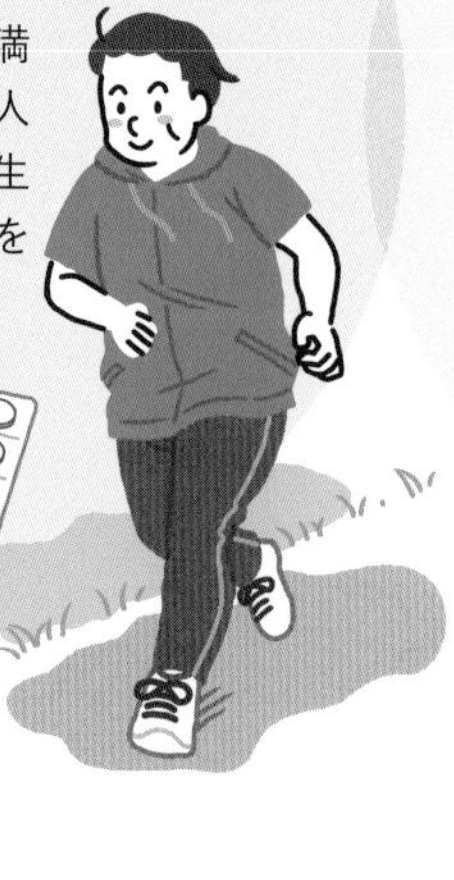

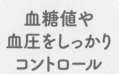

⇒Part 2

一次予防

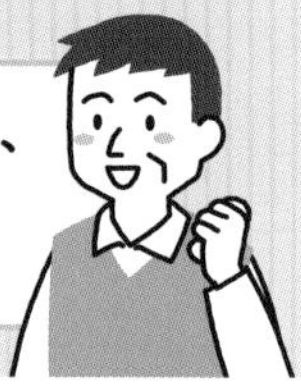

認知機能の低下がなく、糖尿病などのリスクもない段階

食生活や運動習慣をまず見直そう

「たんぱく質と野菜をしっかりとる」「週2回以上は有酸素運動」など、健康なうちから習慣にする。

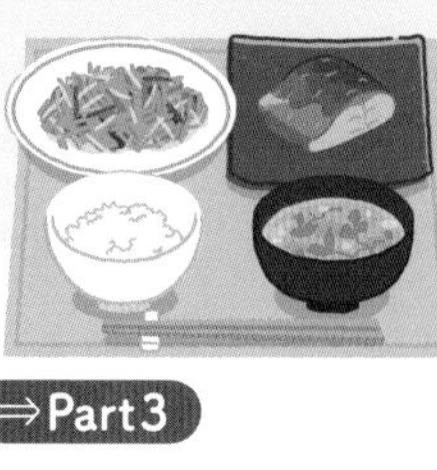

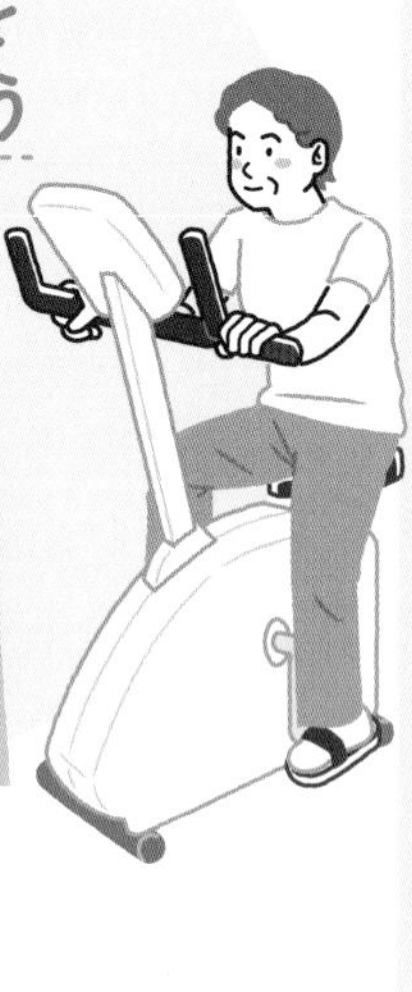

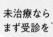

⇒Part 3

何を食べて、どう生活するか。健康寿命はあなたしだい

増え続ける認知症に対し、厚生労働省は「認知症施策推進大綱」を公表しています。その柱となるのが連続的な予防です。健康なうちからライフスタイルを見直すのが「一次予防」。糖尿病などのリスク、MCI《エムシーアイ》（Mild Cognitive Impairment：軽度認知障害→P14〜）改善をめざすのが「二次予防」。発症後の進行を遅らせるのが「三次予防」です。

リスクのある人もない人も、できることは必ずあります。しかもFINGER《フィンガー》研究などで実証された予防法は、ほかの病気の予防にもつながるものばかり。本書の内容を今日から実践し、健康寿命を延ばしましょう。

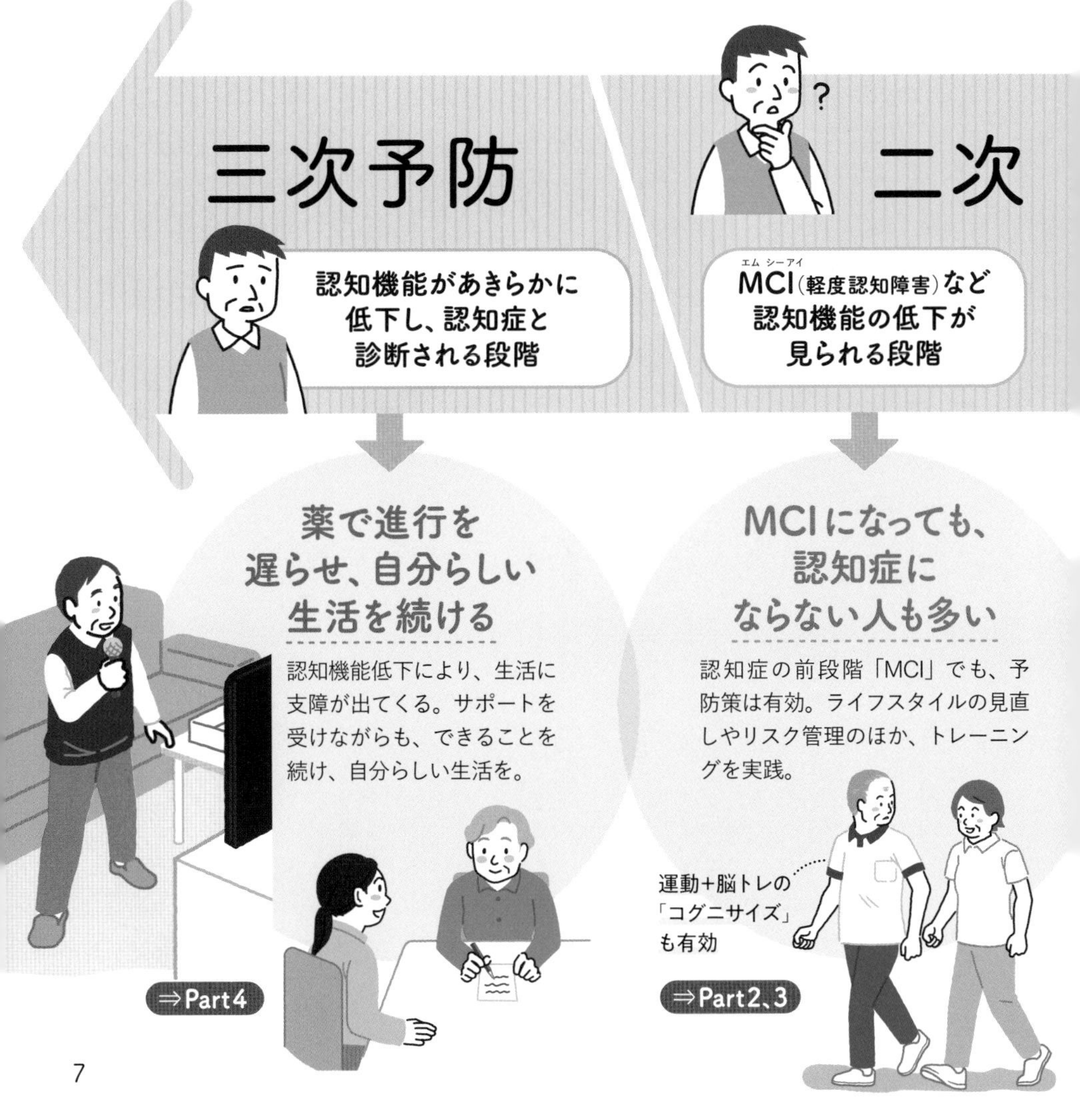
二次
MCI《エムシーアイ》（軽度認知障害）など
認知機能の低下が
見られる段階
MCIになっても、
認知症に
ならない人も多い
認知症の前段階「MCI」でも、予防策は有効。ライフスタイルの見直しやリスク管理のほか、トレーニングを実践。
運動+脳トレの「コグニサイズ」も有効
⇒Part2、3
三次予防
認知機能があきらかに
低下し、認知症と
診断される段階
薬で進行を
遅らせ、自分らしい
生活を続ける
認知機能低下により、生活に支障が出てくる。サポートを受けながらも、できることを続け、自分らしい生活を。
⇒Part4
?

目で見てわかる
認知症の予防

Contents

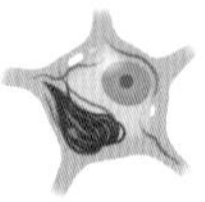

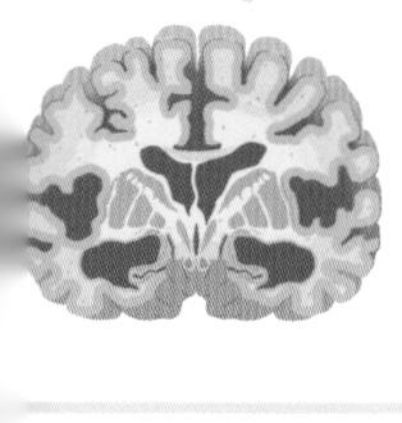

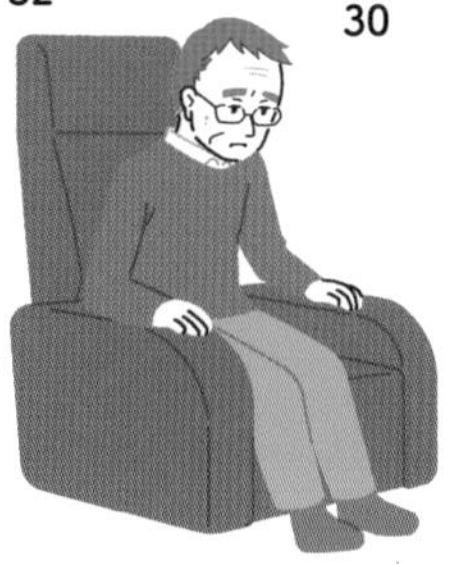

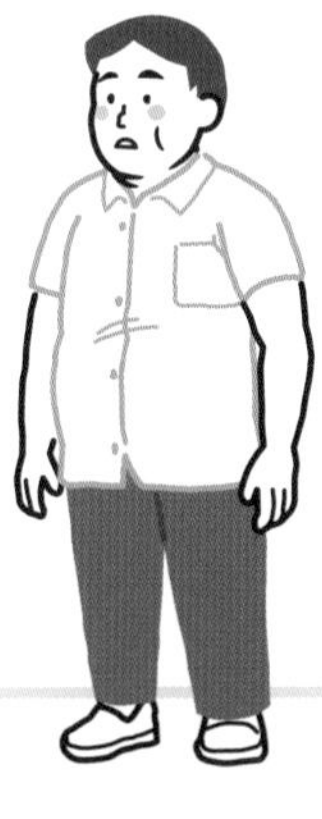

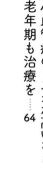

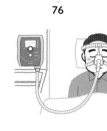

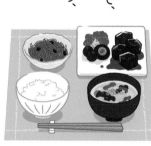

Part 3 認知症リスクを予防する……83

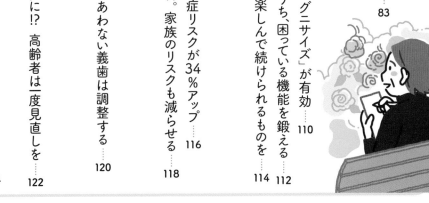

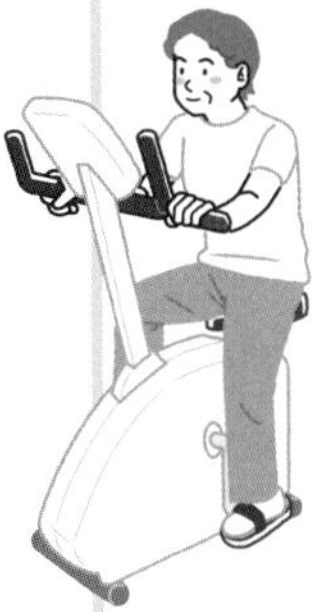

Part 4

早期に気づいて、進行を防ぐ……125

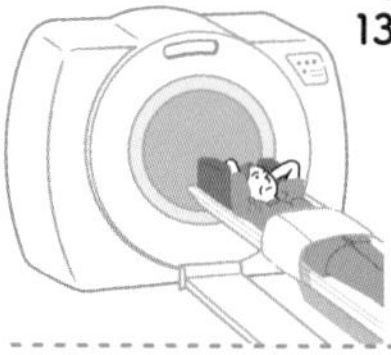

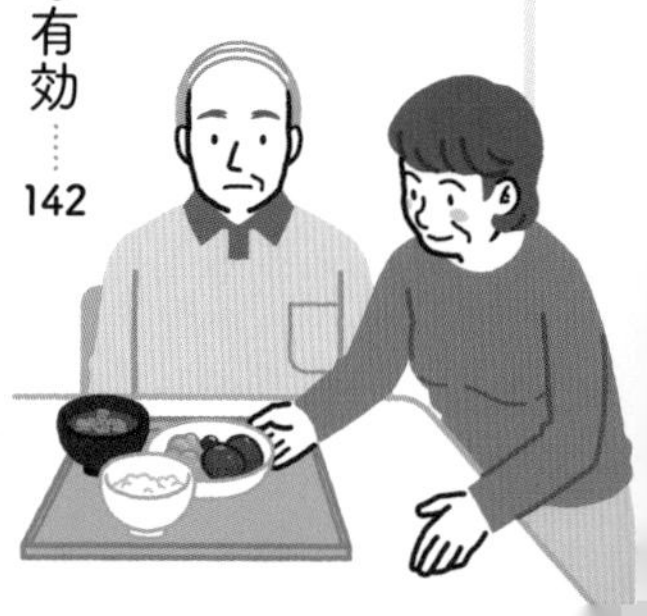

＊本書の内容は原則として２０２２年10月のものです。
治療にかかわる内容は必ず医師に確認、相談してください。

本書を参考にすることで生じた損傷、不具合等について、監修者、出版社、制作者は責任を負うことができません。

Part

1

4大認知症のしくみと症状を知る

中年期から進行し、高齢になるほどリスク急増

認知症は、さまざまな病気が原因で起こる、脳の認知機能の低下のこと。原因となる病気は60以上ありますが、代表的なのは、「アルツハイマー病」「血管性認知症」「レビー小体型認知症」「前頭側頭葉変性症」の4つです。

MCI
（軽度認知障害）

神経細胞の変性は中年期から始まっている

高齢者の15～25%は認知症の前段階

認知機能が障害されているものの、診断基準を満たすほどではなく、生活に大きな支障がない状態を、「ＭＣＩ《エムシーアイ》（軽度認知障害）」といいます。**認知症の前段階といえる状態です。**ＭＣＩに早く気づくことが、認知症予防のカギです。

統一した診断基準による調査がないため、有病率のデータはさまざまです。**ただ、65歳以上の高齢者の15～25%程度であるとする調査結果が、多くを占めています。**

10～20年前から病理的変化が起きている

アミロイドβの蓄積（→P22）など、認知症を引き起こす神経細胞の変化は、認知症症状が出るよりはるか前から進んでいる。

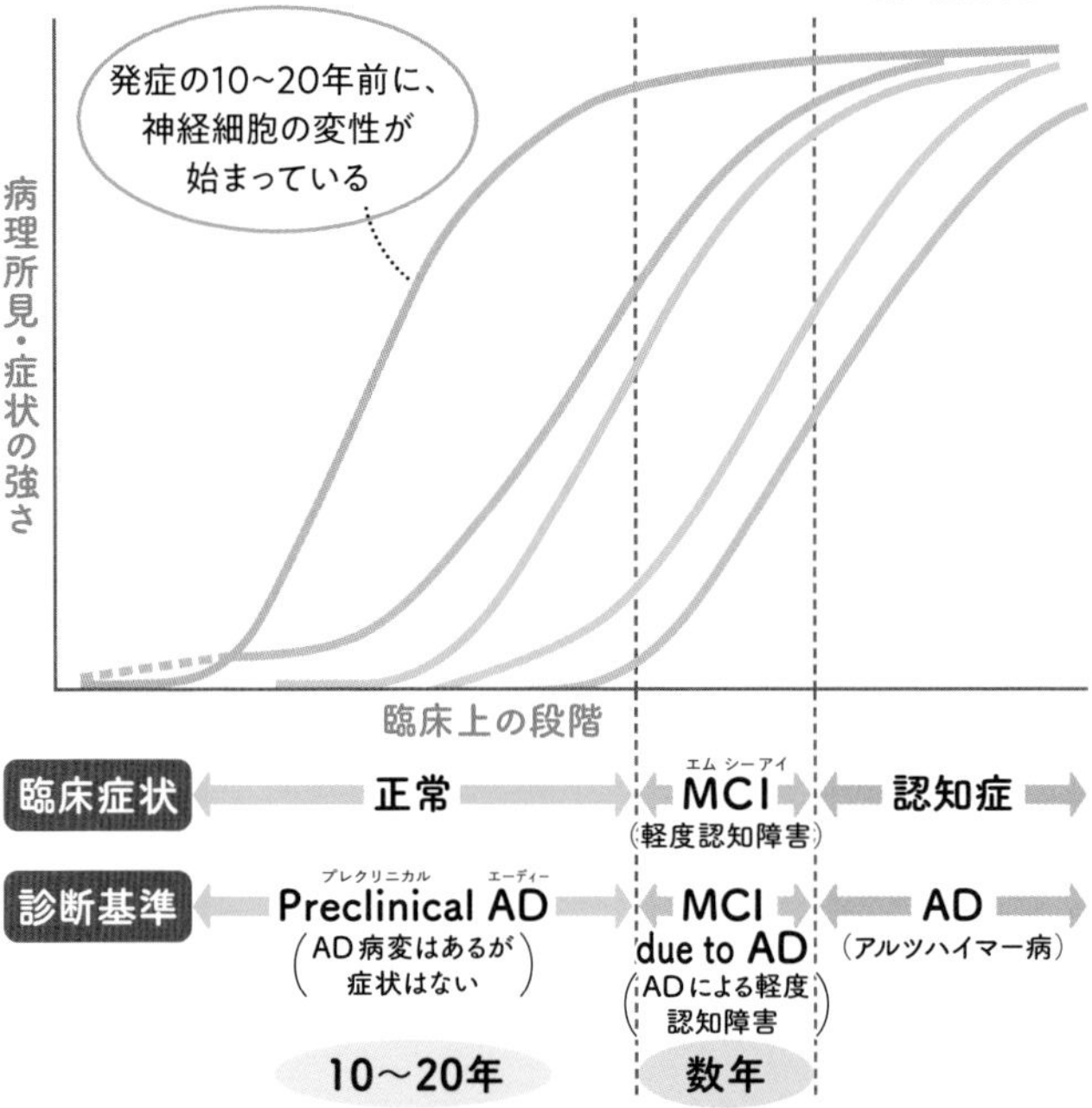

（「Toward defining the preclinical stages of Alzheimer's disease：Recommendations from the National Institute on Aging-Alzheimer's Association workgroups on diagnostic guidelines for Alzheimer's disease.」Sperling RA et al., Alzheimer's & Dementia vol.7(3)：280-292, 2011／「Hypothetical model of dynamic biomarkers of the Alzheimer's pathological cascade.」Jack CR Jr. et al., The Lancet Neurology vol.9(1)：119-128 2010より作成）

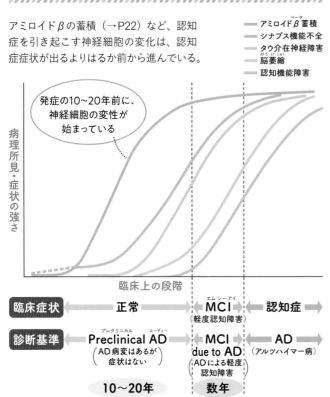

MCIは4分類。記憶障害以外のタイプもある

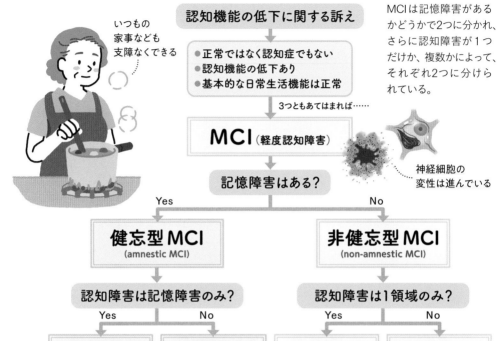

いつもの
家事なども
支障なくできる

認知機能の低下に関する訴え

↓

- 正常ではなく認知症でもない
- 認知機能の低下あり
- 基本的な日常生活機能は正常

↓ 3つともあてはまれば……

MCI（軽度認知障害）

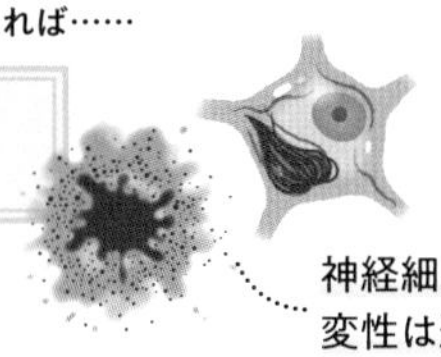
神経細胞の
変性は進んでいる

↓

記憶障害はある？

- Yes → **健忘型MCI** (amnestic MCI)
  - **認知障害は記憶障害のみ？**
    - Yes → **記憶障害のみのMCI** (amnestic MCI single domain)
    - No → **記憶障害以外の障害もあるMCI** (amnestic MCI multiple domain)
- No → **非健忘型MCI** (non-amnestic MCI)
  - **認知障害は1領域のみ？**
    - Yes → **記憶以外に1つだけ障害があるMCI** (non-amnestic MCI single domain)
    - No → **記憶障害以外の複数の障害があるMCI** (non-amnestic MCI multiple domain)

MCIは記憶障害があるかどうかで2つに分かれ、さらに認知障害が１つだけか、複数かによって、それぞれ2つに分けられている。

細胞レベルでは異常でも、生活にはまだ困らない

ＭＣＩの状態になったとき、脳では細胞レベルの変性がすでに進んでいます。**日常生活に支障をきたさない程度ですが、認知機能には影響が現れ始めているのです。**

認知症の多くは記憶障害から始まりますが、その症状は、老化によるもの忘れとは違います。

もの忘れでは体験したできごとの一部を忘れるだけですが、認知症では、体験自体を忘れるのが特徴です。**朝食に何を食べたか思い出せないのは、ただのもの忘れ。朝食をとったこと自体を忘れるのが、認知症の記憶障害です。**

ＭＣＩの記憶障害では、そのような症状が現れるようになります。

MCI
（軽度認知障害）

正常に戻る例も多く、予防効果は高い

MCIの段階から、正常に戻る可能性あり！

MCIになっても、あきらめずに回復をめざそう。

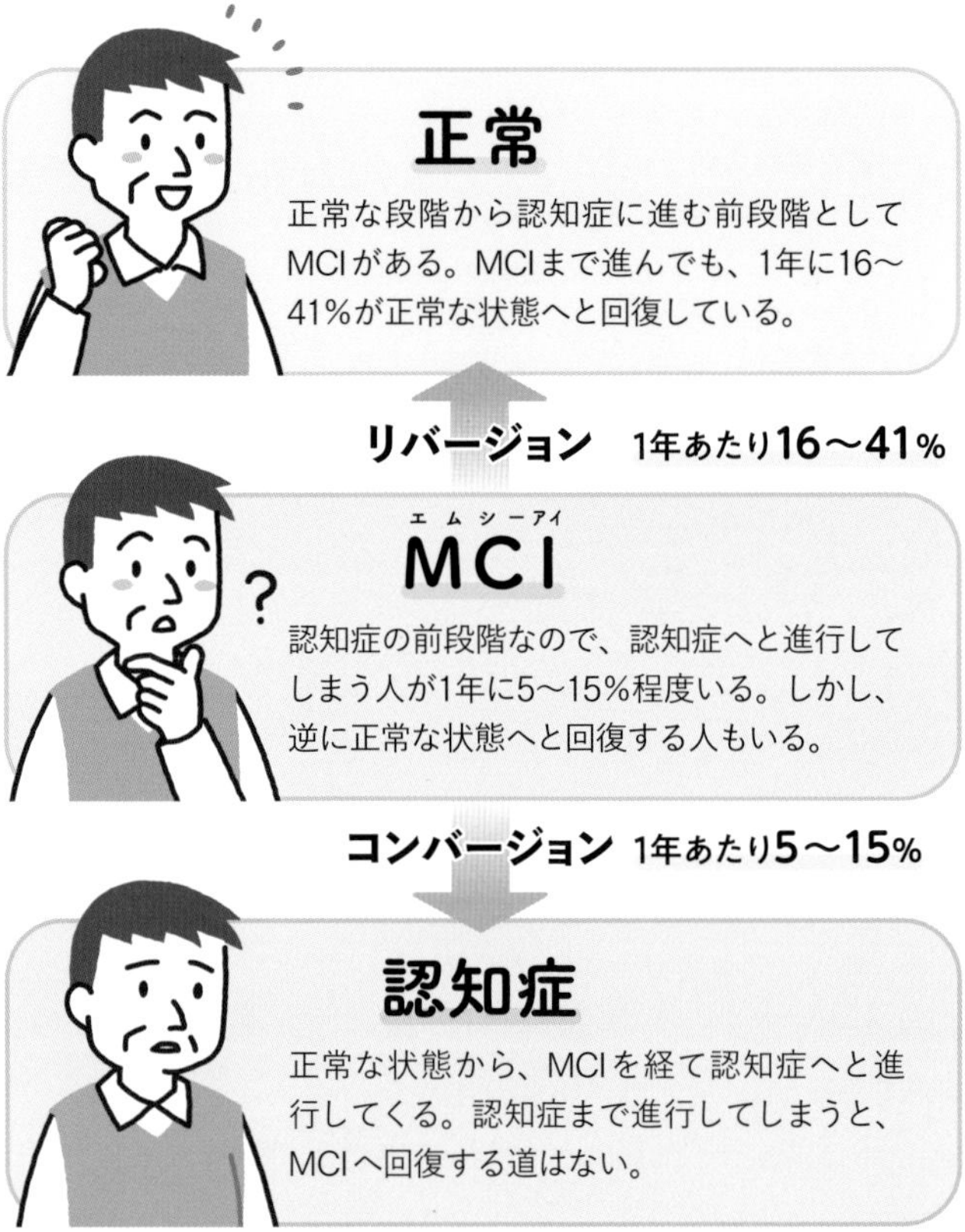
正常
正常な段階から認知症に進む前段階としてMCIがある。MCIまで進んでも、1年に16〜41%が正常な状態へと回復している。
リバージョン　1年あたり16〜41%
MCI《エムシーアイ》
認知症の前段階なので、認知症へと進行してしまう人が1年に5〜15%程度いる。しかし、逆に正常な状態へと回復する人もいる。
コンバージョン　1年あたり5〜15%
認知症
正常な状態から、MCIを経て認知症へと進行してくる。認知症まで進行してしまうと、MCIへ回復する道はない。

細胞は正常化しないが、脳の働きはとり戻せる

ＭＣＩ《エムシーアイ》は認知症の前段階なので、ＭＣＩと診断された人が、認知症に進行することはよくあります。**これを「コンバージョン」といい、その割合は年に5〜15％です。**

その一方で、ＭＣＩから正常な状態に回復する人もいて、これを「リバージョン」とよんでいます。**その割合は、年16〜41％とされています。**神経細胞に生じている病的変化はそのままでも、脳の働きが回復することはよくあるのです。

活発に活動していれば、リバージョンしやすい

日本の高齢MCI患者の調査でわかった、リバージョンに影響する活動。

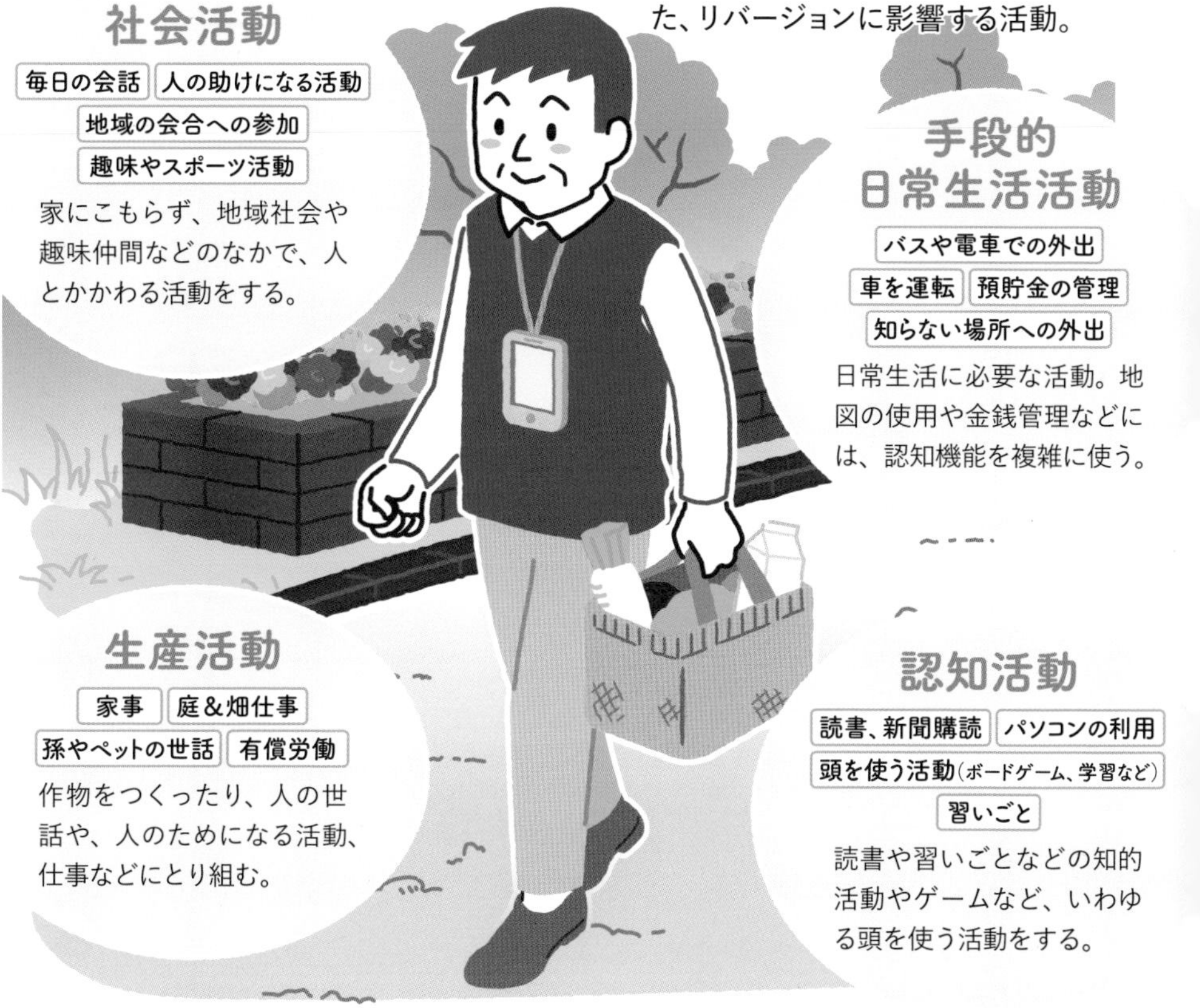
社会活動
毎日の会話
人の助けになる活動
地域の会合への参加
趣味やスポーツ活動
家にこもらず、地域社会や趣味仲間などのなかで、人とかかわる活動をする。
手段的日常生活活動
バスや電車での外出
車を運転
預貯金の管理
知らない場所への外出
日常生活に必要な活動。地図の使用や金銭管理などには、認知機能を複雑に使う。
生産活動
家事
庭&畑仕事
孫やペットの世話
有償労働
作物をつくったり、人の世話や、人のためになる活動、仕事などにとり組む。
認知活動
読書、新聞購読
パソコンの利用
頭を使う活動（ボードゲーム、学習など）
習いごと
読書や習いごとなどの知的活動やゲームなど、いわゆる頭を使う活動をする。

孤独や孤立も問題。社会生活をできるだけ保つ

どんな活動をしている人にリバージョンが起きやすいのかが、あきらかになってきました（上図参照）。回復と関係が深かったのは、「自動車を運転する」「地図を調べて見知らぬ場所に行く」「本や新聞を読む」「習いごとをする」「地域の会合に参加する」「趣味やスポーツをおこなう」「庭仕事や畑仕事をする」でした。**活発に動き、社会生活を保つことが何より重要です。**

ただ、リバージョン率の理解には注意が必要です。**孤独な生活を送っていたためにテスト時の反応が悪く、認知機能障害ではないのに、MCIと診断された人もいます。**その結果、リバージョン率が高く出ている可能性もあります。

4大
認知症

記憶障害だけじゃない。判断力や実行機能も低下する

アルツハイマー病をはじめ、原因はおもに4つ

認知症は、原因となる脳の障害によって分類される。

年齢別の有病率

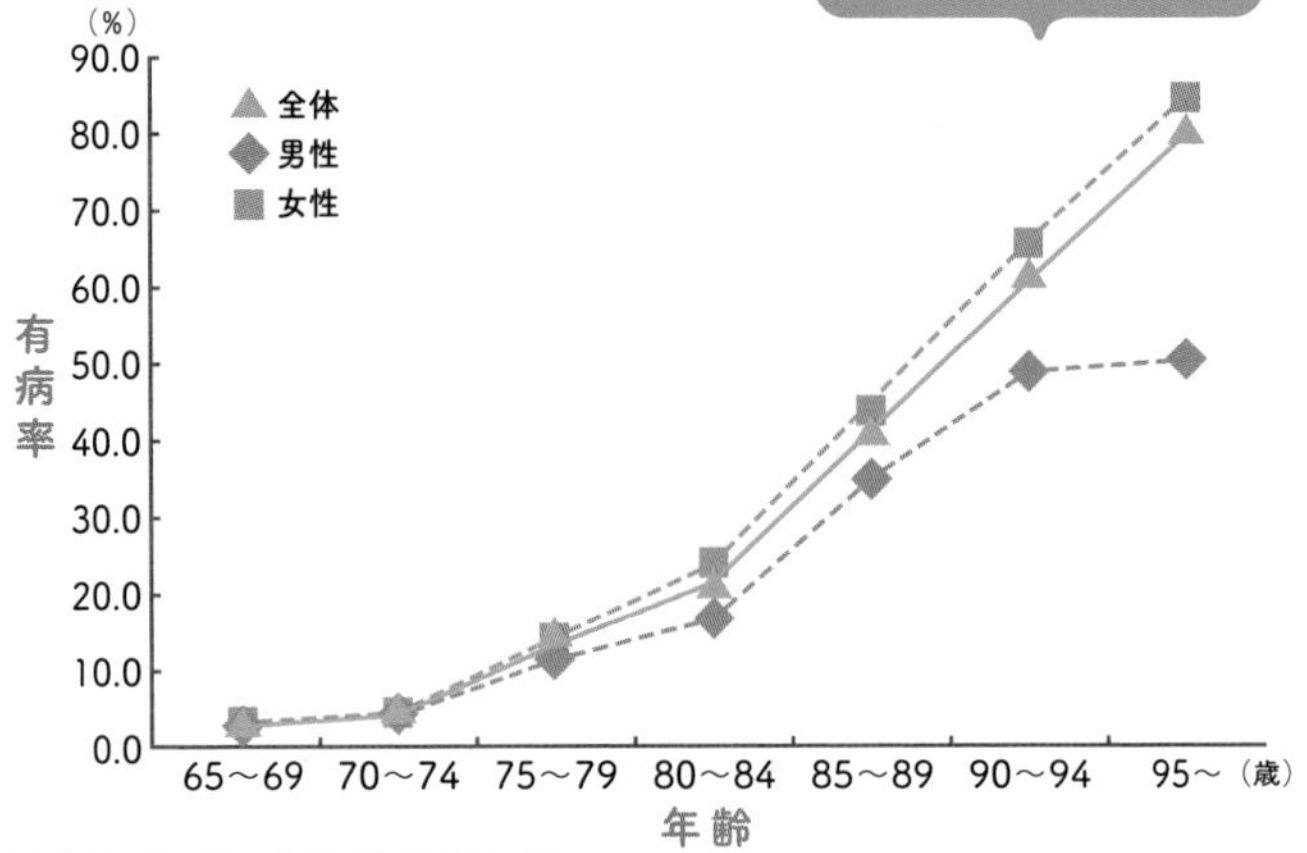

高齢になるほど有病率が上昇。75歳以上の高齢者では、年齢が5歳上がると有病率が倍増する。

原因となった病気

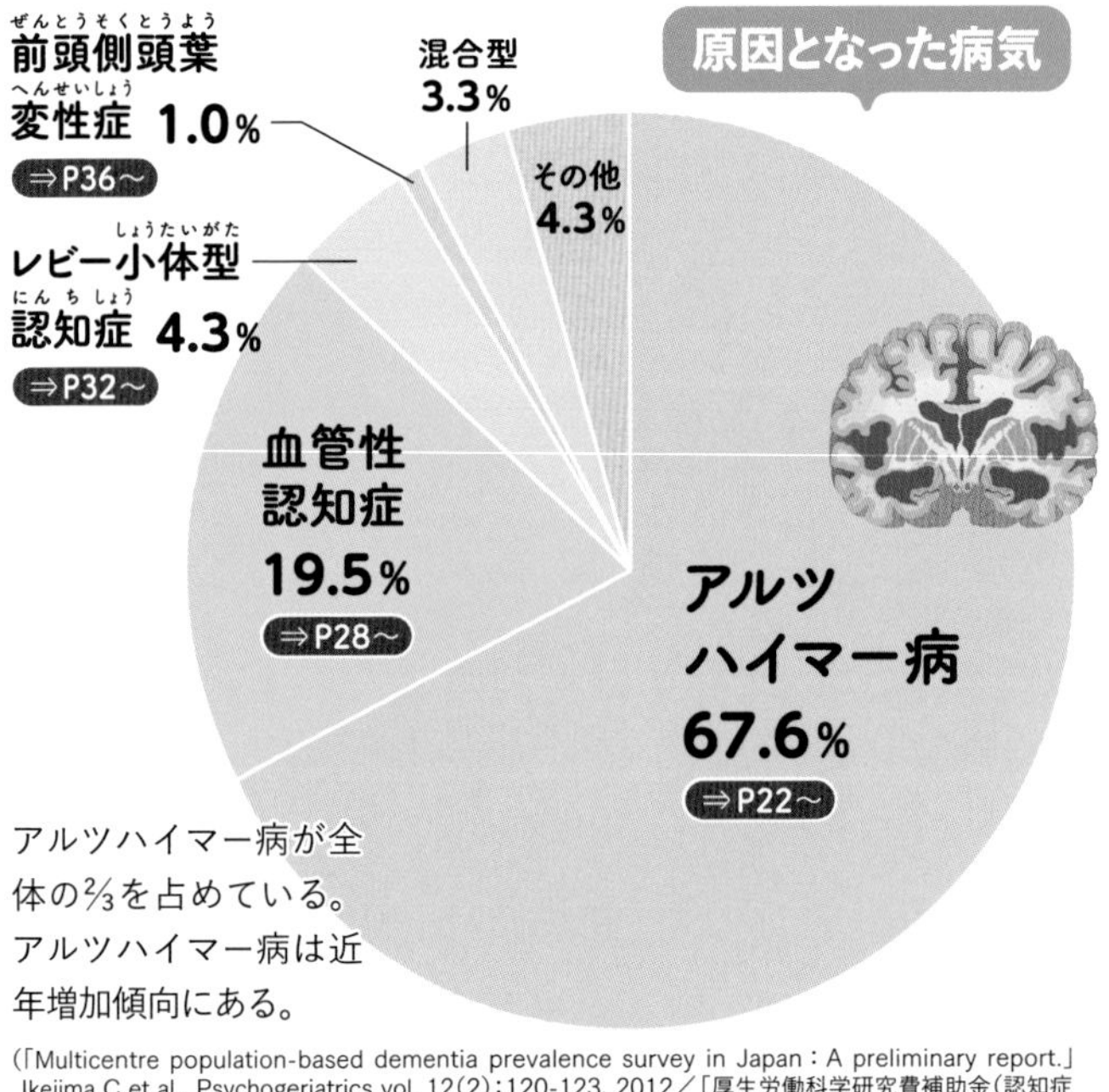

アルツハイマー病が全体の⅔を占めている。アルツハイマー病は近年増加傾向にある。

（「Multicentre population-based dementia prevalence survey in Japan：A preliminary report.」Ikejima C et al., Psychogeriatrics vol. 12(2)：120-123, 2012／「厚生労働科学研究費補助金（認知症対策総合研究事業） 都市部における認知症有病率と認知症の生活機能障害への対応 平成23年度～平成24年度総括・分担研究報告書」朝田 隆, 2013より作成）

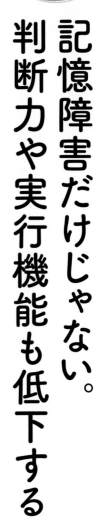

認知とは、情報処理の複雑なネットワーク

認知症とは、一度獲得した認知機能が、後天的な脳の障害によって、日常生活が困難になるほど衰退した状態のことです。**原因となる脳の障害は60種以上。アルツハイマー病をはじめ、とくに多く見られるものが4大認知症です。**

認知症というと、記憶障害が起こる病気だと思っている人が多いようです。しかし、認知症で現れる症状は、それだけではありません。認知機能を成り立たせている複雑なネットワークに異常が生じることで、記憶障害以外に、見当《けんとう》識障害《しきしょうがい》、実行機能障害、言語機能障害、視空間認知障害などの症状が現れてくることがあります。**これらを中核症状とよんでいます。**

5つの中核症状で、生活や仕事に支障をきたす

「認知症＝記憶障害」は誤解。おもに下のような症状が現れる。

記憶機能の障害

学習して獲得した内容を脳のなかで保持し、必要に応じてとり出す機能が低下する。

言語機能の障害

言葉を発する、話の意味を理解する、文字を書く、読むなどの言語機能が低下。

見当識《けんとうしき》の障害

時間、場所、人物を認識する機能が低下。親類の顔を見ても、誰かわからないなど。

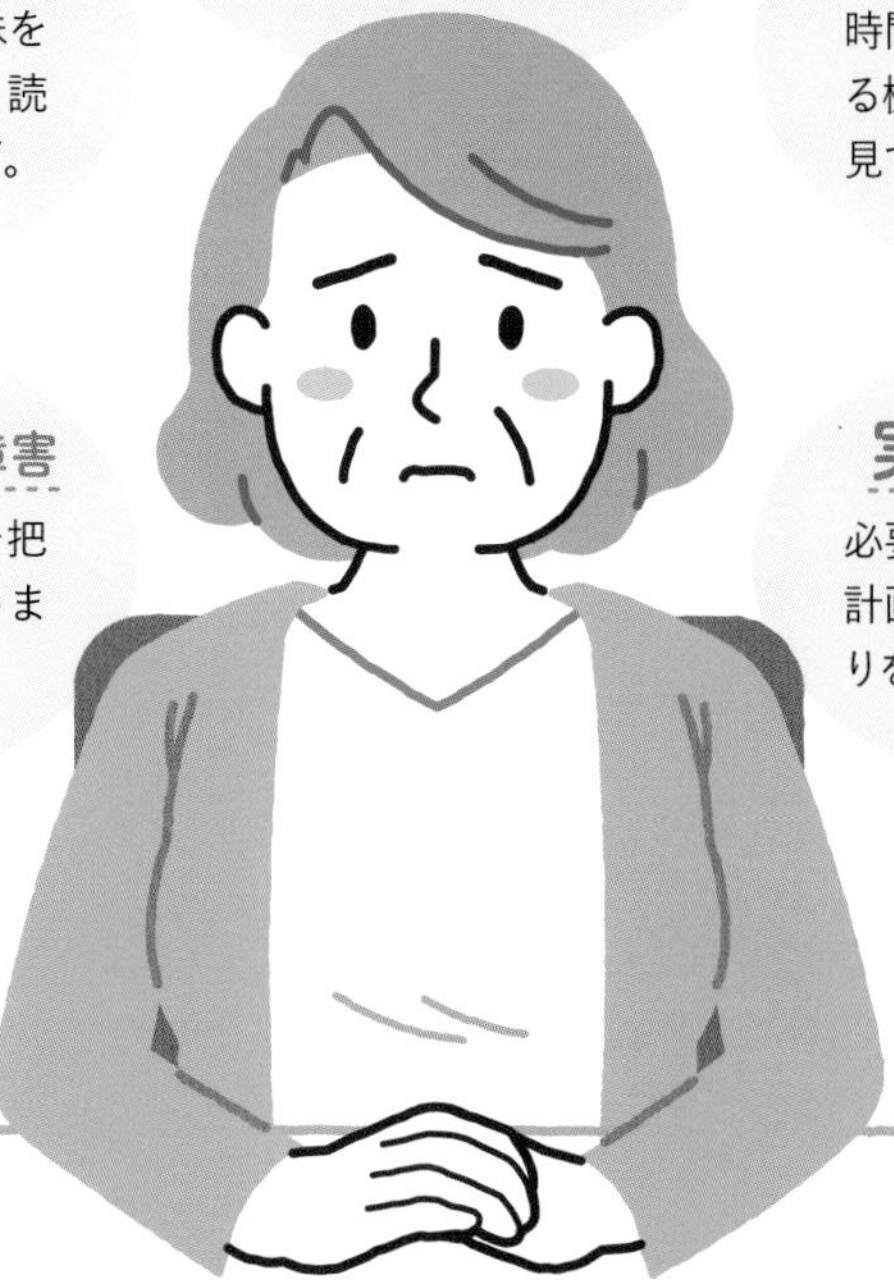

視空間認知の障害

見ているものの全体像を把握できず、道具などをうまく使う機能も低下する。

実行機能の障害

必要な対象に注意を向け、計画・推理し、判断や段取りをつける機能が低下する。

4大
認知症

興奮、妄想などのBPSDで人間関係も悪化する

BPSDのため、介護に難渋することも多い

本人もつらいが、介護負担が大きくなり、介護者もつらい思いをする。

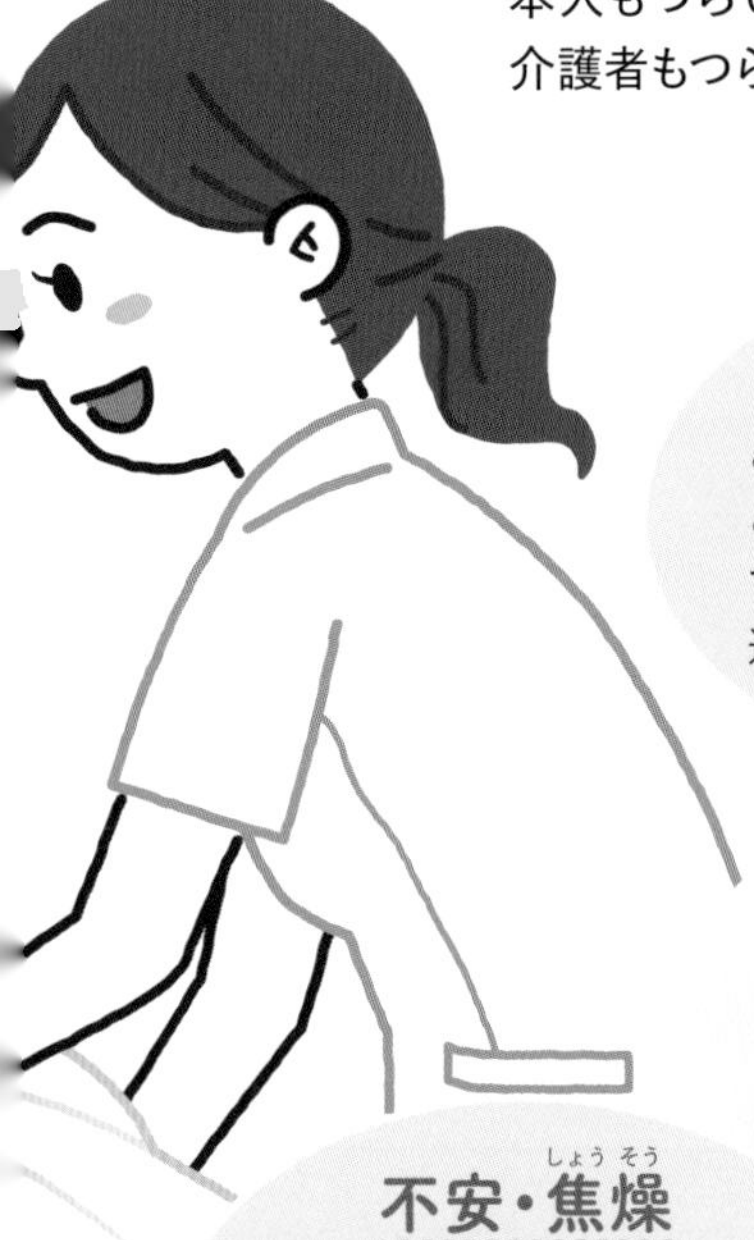

徘徊《はいかい》・多動

どこともなく歩き回る。じっとしていられない。家から出てひとりで歩き回ることで、道に迷うことも少なくない。

幻覚・妄想

「財布を盗まれた」「夫が浮気している」などのもの盗《と》られ妄想、被害妄想が多い。実体のないものが見える幻視《げんし》もある。

不安・焦燥《しょうそう》

的確な状況判断ができないため、不安を感じやすい。以前と同じにできないことに焦りを募らせ、落ち着きをなくす。

脳の神経回路の障害でBPSDが生じる

認知症では、中核症状以外に、二次的な症状も現れます。**「BPSD（行動・心理症状）」とよばれる症状です。**BPSDは、認知症のタイプによっても異なります。

たとえばアルツハイマー病では、初期のうつ症状や、徘徊《はいかい》、もの盗《と》られ妄想などがよく見られます。レビー小体型認知症《しょうたいがたにんちしょう》では、存在しないものが見える「幻視《げんし》」などが特徴です。血管性認知症の場合、意欲低下が生じがちです。

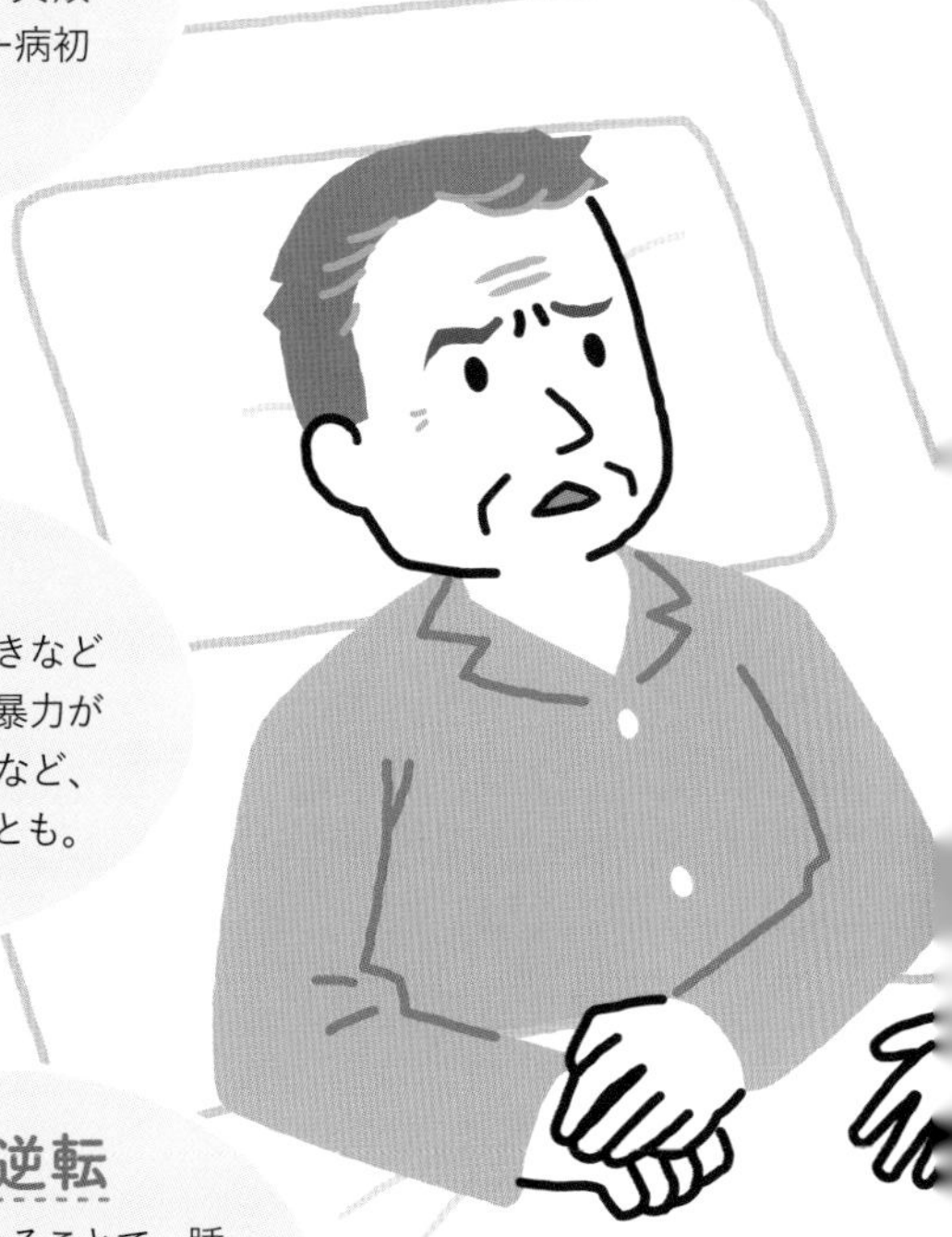

抑うつ
気分が落ち込み、悲観的になる。認知機能低下で失敗が増えるアルツハイマー病初期などに、とくに多い。

意欲低下
ものごとへの意欲が低下する。自分が好きだったことにも興味を失い、何事にも関心を示さなくなる。

易怒性《いどせい》
思うようにならないときなどに怒りやすく、暴言や暴力が増える。大声を上げるなど、攻撃的な言動をとることも。

行動の異常
ドカ食いしたり、人のものを食べたりする「食行動異常」、排泄物にさわるなどの「不潔行動」などが見られる。

昼夜逆転
体内時計が乱れることで、睡眠障害が生じやすい。夜になると興奮することも多く、介護負担が大きくなる。

介護者のかかわりや環境も誘因となりやすい

ＢＰＳＤは認知症の人すべてに現れるわけではなく、介護者とのかかわりや周囲の環境が誘因となることもあります。介護者の不適切な対応が背景にあるケースも少なくありません。

ＢＰＳＤは患者の生活の自立を妨げるだけでなく、介護者にとっても大きな負担となります。中核症状よりも、ＢＰＳＤのほうが深刻な問題となることも。暴言や暴力などは、患者と介護者の関係悪化にもつながります。

対処法としては、介護者との関係や環境を整えることがあげられます。**不安が誘因となることが多いので、相手を否定せず、安心させるかかわりが求められます。**

1
アルツハイマー病

不要なたんぱく質がたまり、海馬周辺が萎縮する

アミロイドβの蓄積は中年期から始まっている

アルツハイマー病を引き起こす原因物質の代表が、「アミロイドβ《ベータ》」。神経細胞でつくられるたんぱく質です。健康な人の脳にも存在し、細胞間の情報伝達に関与します。

しかし老化とともに、不要なアミロイドβの処理能力が弱まると、神経細胞周囲に過剰に蓄積します。**すると、脳のシミのような「老人斑《ろうじんはん》」としてあちこちにたまり、周囲の神経細胞を脱落させます。**その結果、脳機能が障害されるのです。

アミロイドβやタウたんぱくが蓄積し正常な神経細胞が減る

加齢とともに不要なたんぱく質が増加し、
神経細胞の変性・脱落が起きる。

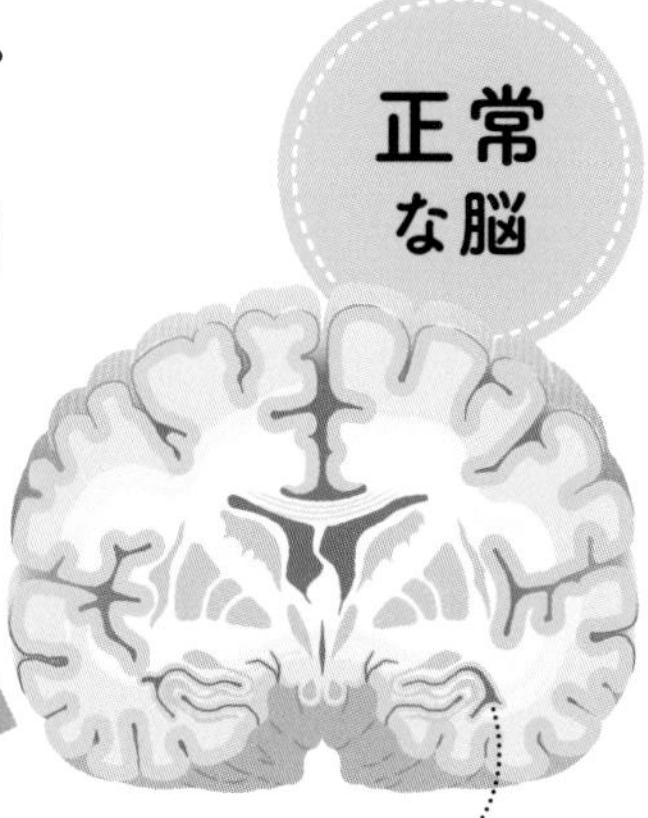
神経細胞が密で
すき間や空間も小さい

脳は140億個もの神経細胞からなる。若年のうちは数が保たれ、すき間はあまりない。

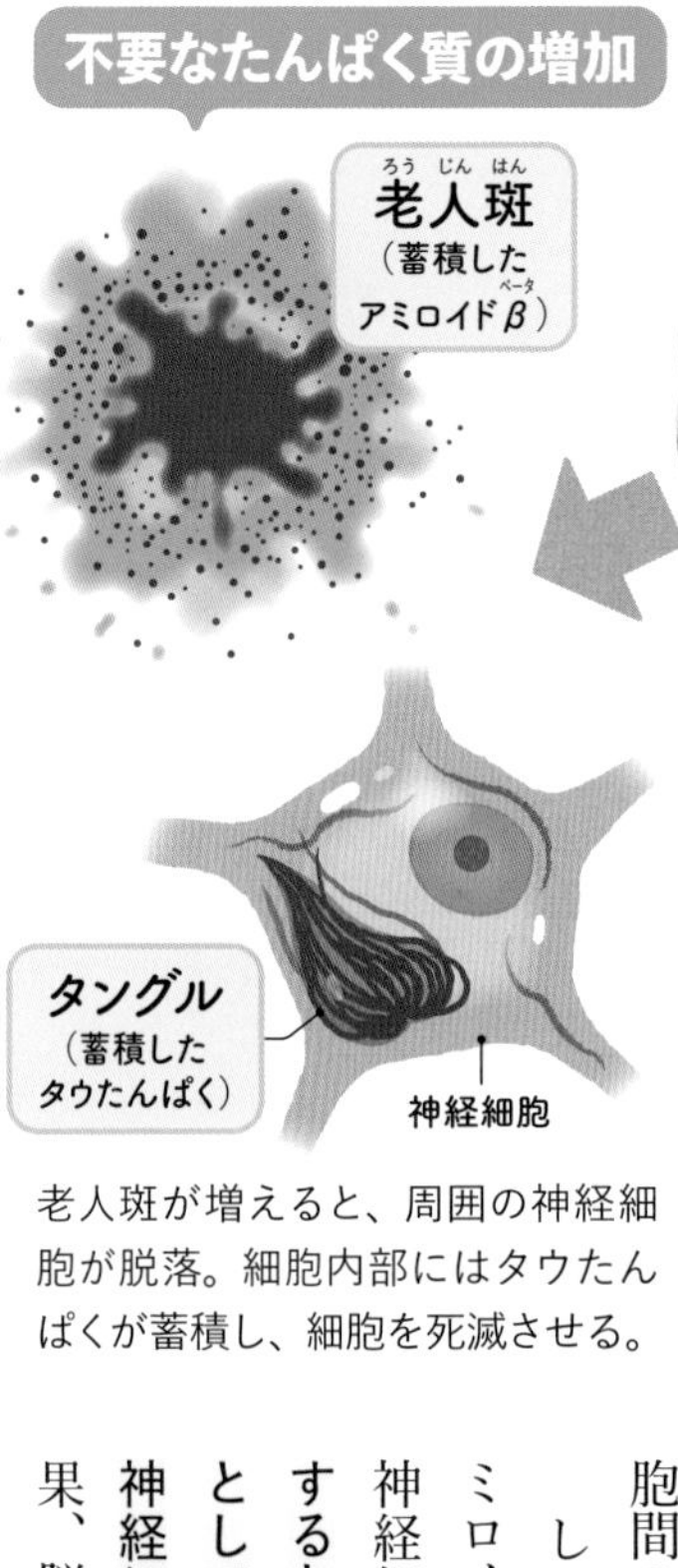

老人斑が増えると、周囲の神経細胞が脱落。細胞内部にはタウたんぱくが蓄積し、細胞を死滅させる。

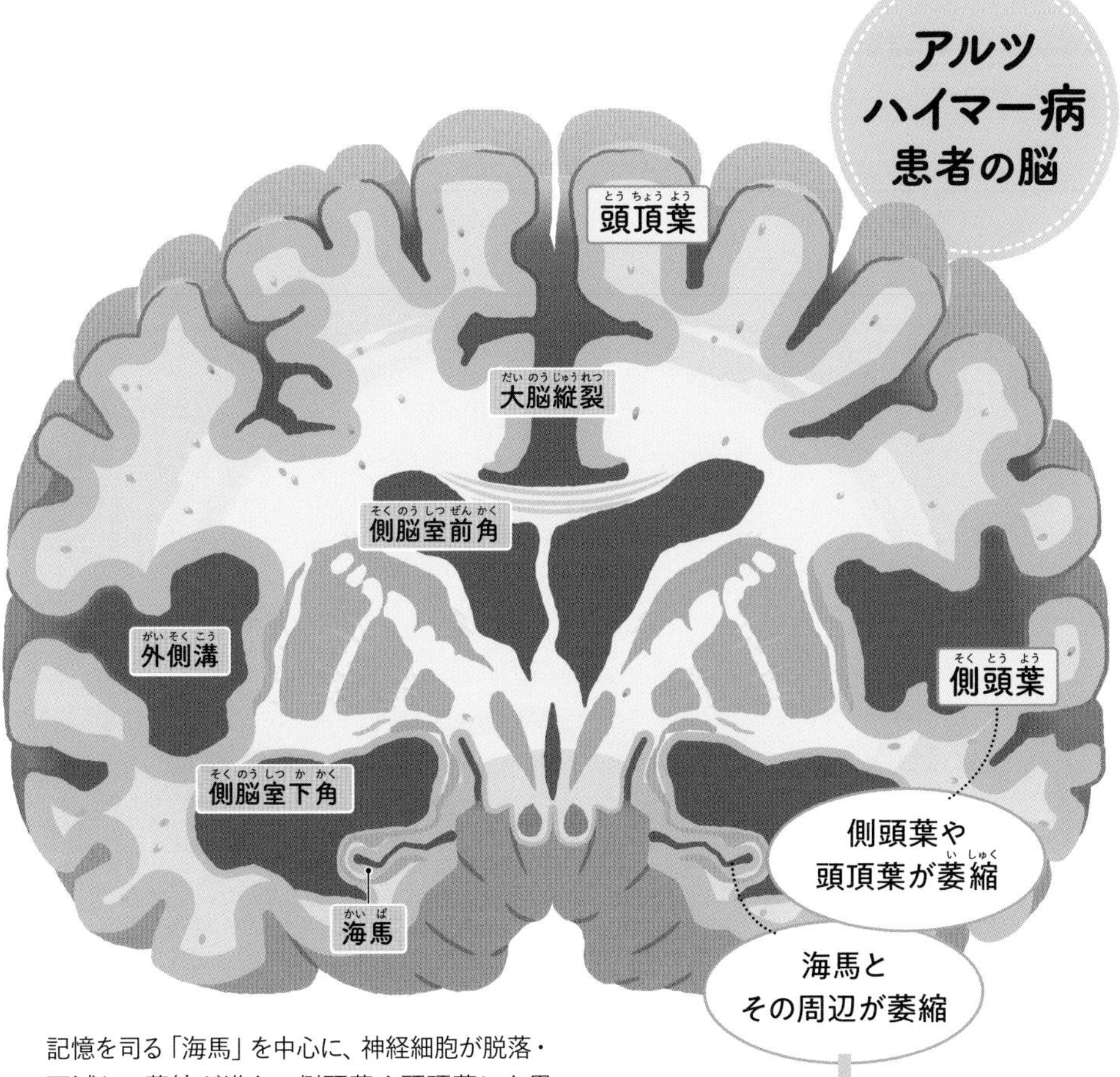

記憶を司る「海馬」を中心に、神経細胞が脱落・死滅し、萎縮が進む。側頭葉や頭頂葉にも異常が広がり、記憶以外の機能も障害される。

記憶機能などが障害される

神経細胞のなかにたまるタウたんぱくも問題

アミロイドβが蓄積し始めるのは、認知症発症の10～20年前。早い人では40代から始まります。

しかしこれだけで、認知症を発症するわけではありません。**老人斑が増えることで、残っている神経細胞にも異変が起き始めるのです。**

神経細胞の形や機能を調整するためのたんぱく質「タウたんぱく」の異常です。異常なタウたんぱくが線維状に蓄積し、やがては神経細胞自体を死滅させます。**これが、アルツハイマー病のもうひとつの特徴である「神経原線維変化《しんけいげんせんいへんか》」です。**

この2つの変化が進み、正常な神経細胞があきらかに減ると、アルツハイマー病の症状が認められるようになります。

1 アルツハイマー病

記憶障害に始まり、時間、場所などもわからなくなる

初発症状で多いのは、記憶障害

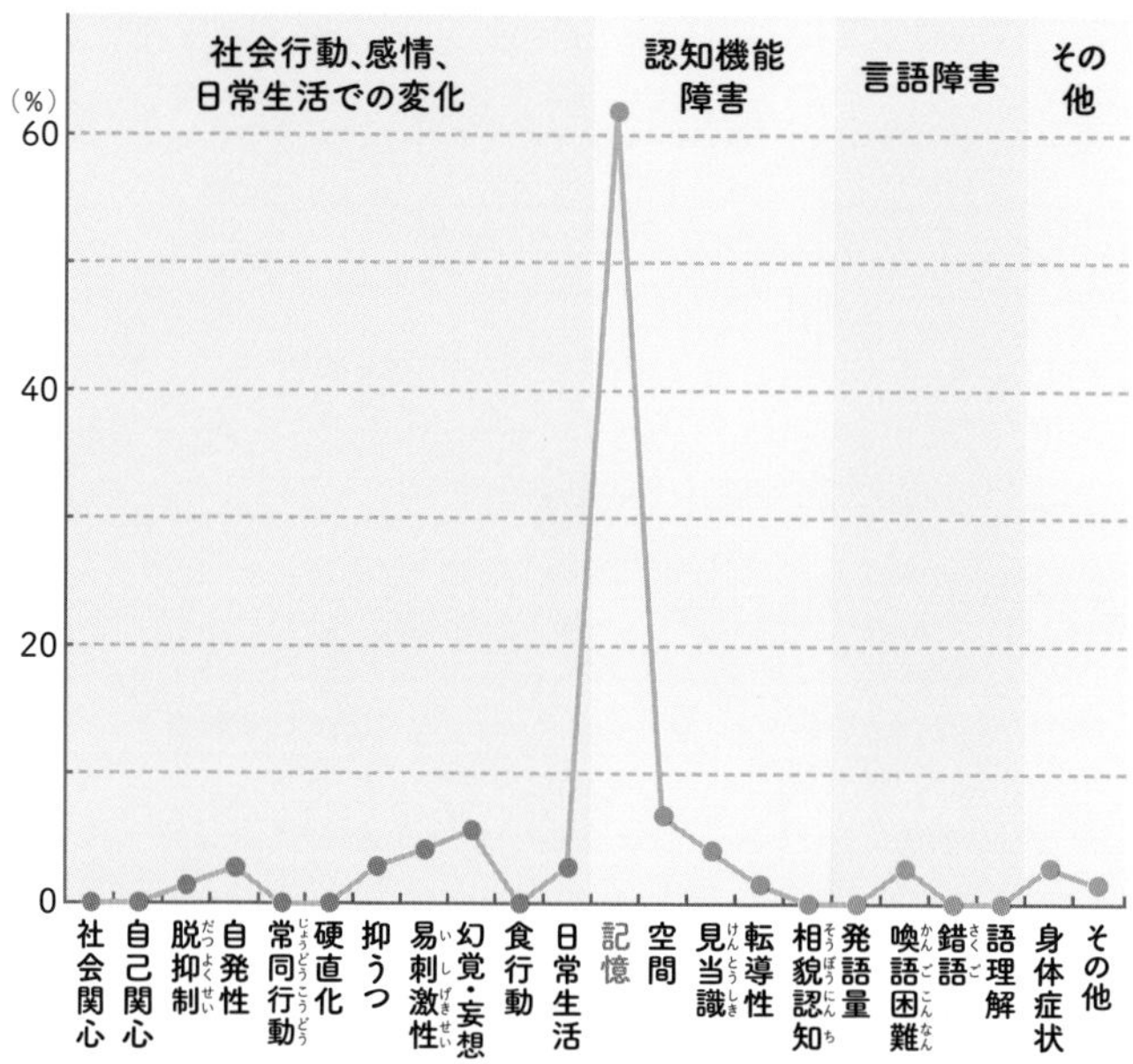

（「Initial symptoms in frontotemporal dementia and semantic dementia compared with Alzheimer's disease.」Shinagawa S et al., Dementia and Geriatric Cognitive Disorders vol.21(2)：74-80, 2006より一部引用）

アルツハイマー病で最初に見られる症状としては、記憶障害の発症率がとび抜けて高い。

できごとの記憶そのものを、忘れてしまう

アルツハイマー病で障害されやすいのは、エピソード記憶。

記憶

- **陳述記憶**
  - **エピソード記憶**：「いつ・どこで・何をした」という体験や、社会的なできごとの記憶。
  - **意味記憶**：言葉の意味や一般的な知識など、学習して身につけてきた知識の記憶。
- **非陳述記憶**
  - **手続き記憶**：「自転車に乗る」「泳ぐ」などの技術や、意識せずにできる習熟した技能の記憶。

認知機能が徐々に低下。BPSDは初期から多い

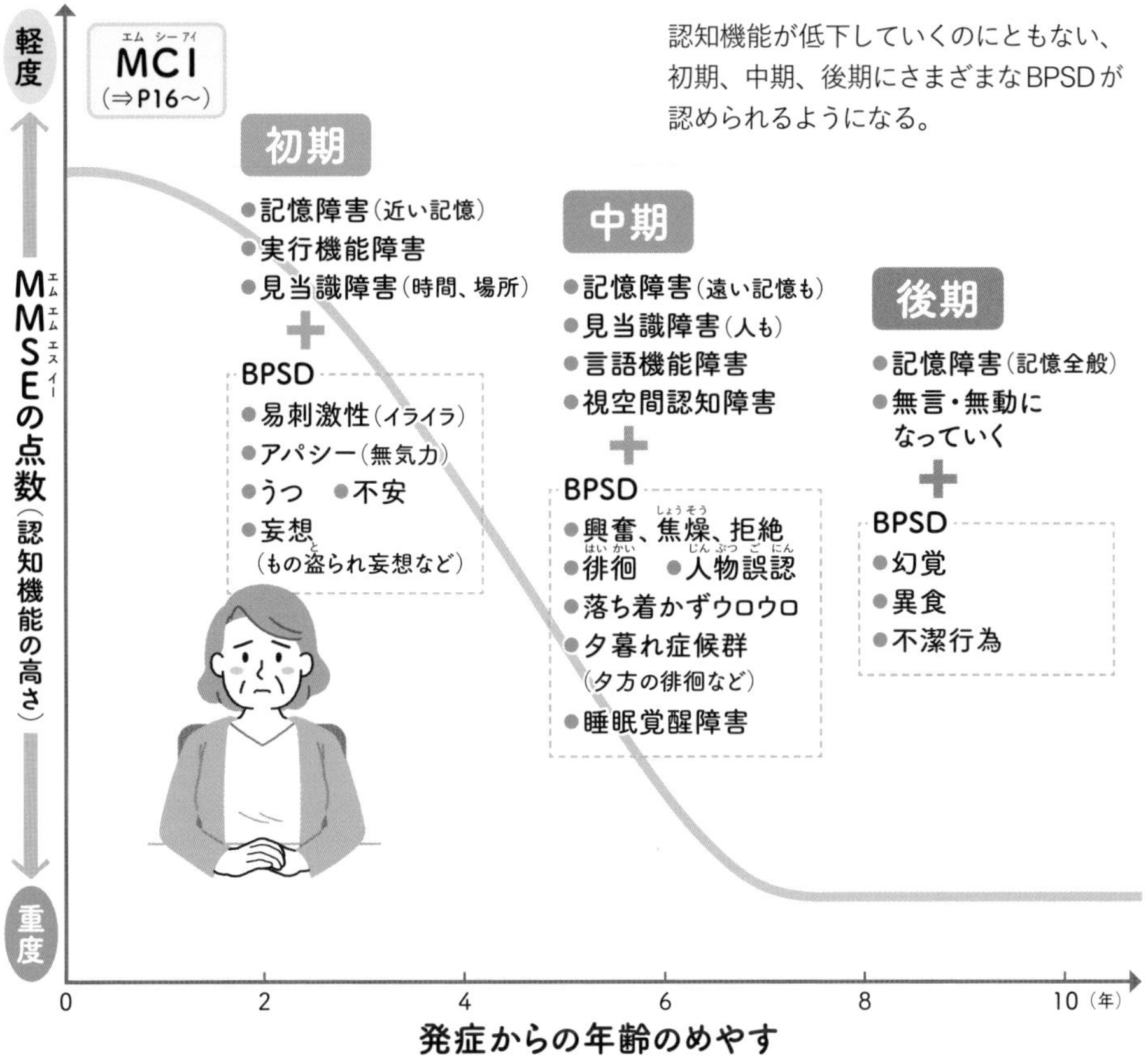

認知機能が低下していくのにともない、初期、中期、後期にさまざまなBPSDが認められるようになる。

近いできごとから忘れ、やがては遠い記憶も失う

アルツハイマー病ではさまざまな症状が現れますが、発症初期にもっとも多いのは記憶障害です。

とくに数分前から数日前といった最近のことを忘れる「近時記憶《きんじきおく》障害」が、最初の症状として現れてくるケースがよくあります。

そのほか、段取りよく作業を進められなくなる「実行機能障害」や、時間や場所がわからなくなる「見当識障害《けんとうしきしょうがい》」も現れてきます。

中期には、数週間から数十年前のことも忘れる「遠隔記憶障害」へと進みます。目の前の人が誰かわからなくなる「見当識障害」や、会話に支障をきたす「言語機能障害」、空間認識が苦手になる「視空間認知障害」も起きてきます。

1
アルツハイマー病

ゆるやかに進むが、やがては日常生活が困難に

認知機能低下とともにADLも低下する

アルツハイマー病が進行すると、「ADL（日常生活動作）」が低下し、日常のさまざまな場面で介助が必要になります。

家事、外出、買いものなどの「手段的ADL」は、認知機能が比較的保たれている段階でも困難に。高度に進行してくると、入浴、着替え、排泄などの「基本的ADL」もできなくなってしまいます。やがては歩行も困難になり、発症から平均8年ほどで死に至ります。

進行とともに、着替えや入浴もむずかしくなる

FAST《ファスト》 stage《ステージ》	臨床診断	FASTにおける特徴
1 認知機能の障害なし	正常	主観的および客観的機能低下は認められない
2 非常に軽度の認知機能の低下	年齢相応	ものの置き忘れを訴える。喚語困難《かんごこんなん》(言葉がすぐ出てこない)
3 軽度の認知機能低下	境界状態	熟練を要する仕事の場面では、機能低下が同僚によって認められる。新しい場所に旅行することは困難
4 中等度の認知機能低下	軽度のアルツハイマー病	夕食に客をまねく段取りをつけたり、家計を管理したり、買いものをしたりする程度の仕事でも、支障をきたす
5 やや高度の認知機能低下	中等度のアルツハイマー病	介助なしでは適切な服を選んで着ることができない。入浴させるときも、何とかなだめすかして説得しないといけないことがある
6 高度の認知機能低下	やや高度のアルツハイマー病	(a)不適切な着衣 (b)入浴に介助を要する。入浴をいやがる (c)トイレの水を流せなくなる (d)尿失禁 (e)便失禁
7 非常に高度の認知機能低下	高度のアルツハイマー病	(a)最大6語に限定された言語機能の低下 (b)理解できる語彙《ごい》はただひとつの単語となる (c)歩行能力の喪失 (d)着座能力の喪失 (e)笑う能力の喪失 (f)昏迷《こんめい》および昏睡《こんすい》

(「Functional staging of dementia of the Alzheimer type.」Reisberg B et al., Annals of the New York Academy of Sciences vol.435(1): 481-483, 1984より引用)

FASTは、日常生活動作を基準に進行を見るもの。進行すると、介助なしでの生活は困難になる。

発症後の生存期間には、性別や持病などが影響

一般的な傾向として、生存期間に影響する要因も知っておきたい。

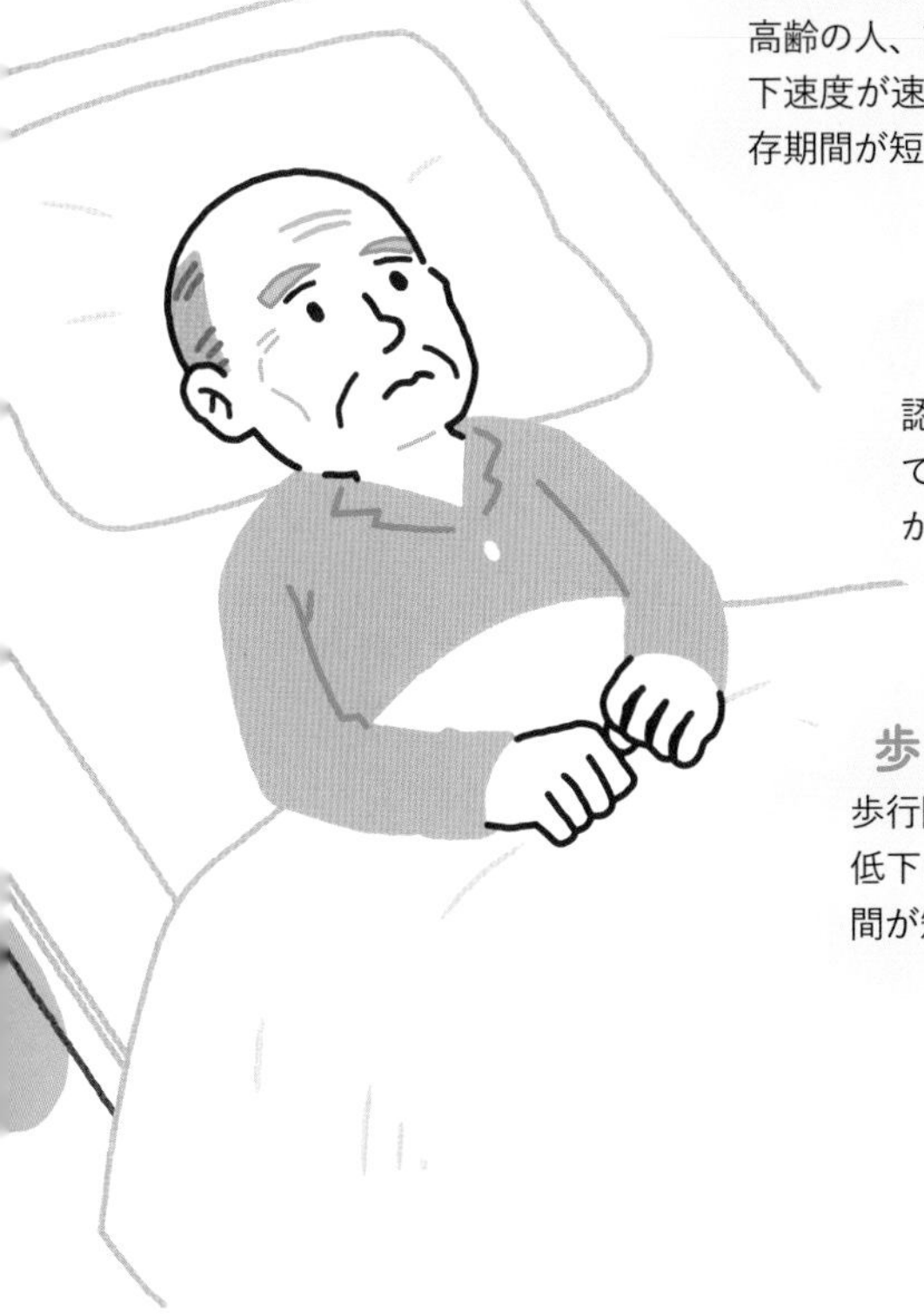

発症年齢&進行速度

高齢の人、認知機能の低下速度が速い人ほど、生存期間が短い傾向にある。

性別

男性のほうが、女性よりも生存期間が短いという報告が多い。

抗認知症薬

認知症の治療薬を使用している人ほど、生存期間が長くなる。

薬の多剤併用

多種類の薬を飲んでいる認知症の人ほど、死亡リスクが高まる傾向に。

歩行障害&転倒

歩行障害や転倒は活動性低下につながり、生存期間が短くなりやすい。

そのほかの持病

糖尿病、心血管病、がんなどの持病があると、生存期間が短くなる。

早期からの検査、介入でADLを保てるように

アルツハイマー病は、脳に特殊なたんぱく質がたまり、神経細胞が減っていくことで起こります。

最近では、そうした特殊なたんぱく質をバイオマーカーとして使う「アミロイドPET《ペット》」「脳《のう》脊《せき》髄《ずい》液《えき》検査《けんさ》」などの新しい検査法が登場しています（→P135）。それにより、アルツハイマー病の診断の精度がかなり向上しました。新しい検査の多くは、まだ保険適用となっていませんが、将来的には、バイオマーカー診断が広くおこなわれるようになるでしょう。

早い段階で検査を受け、進行を抑える適切な対応をすることで、ADLを長く維持できる可能性があります。

2
血管性
認知症

脳梗塞などで起こる。アルツハイマー病との合併も多い

高血圧などで脳血管が詰まり、神経細胞がダメージを受ける

血管が硬くなり、しなやかさを失う
「動脈硬化」が背景にある。

リスク因子

飲酒
加齢
高血圧
喫煙
ストレス
肥満
糖尿病
脂質異常症

リスク因子が揃っていると、
動脈硬化が進行してしまう。

動脈硬化《どうみゃくこうか》

血管が硬くなって
弾力を失う

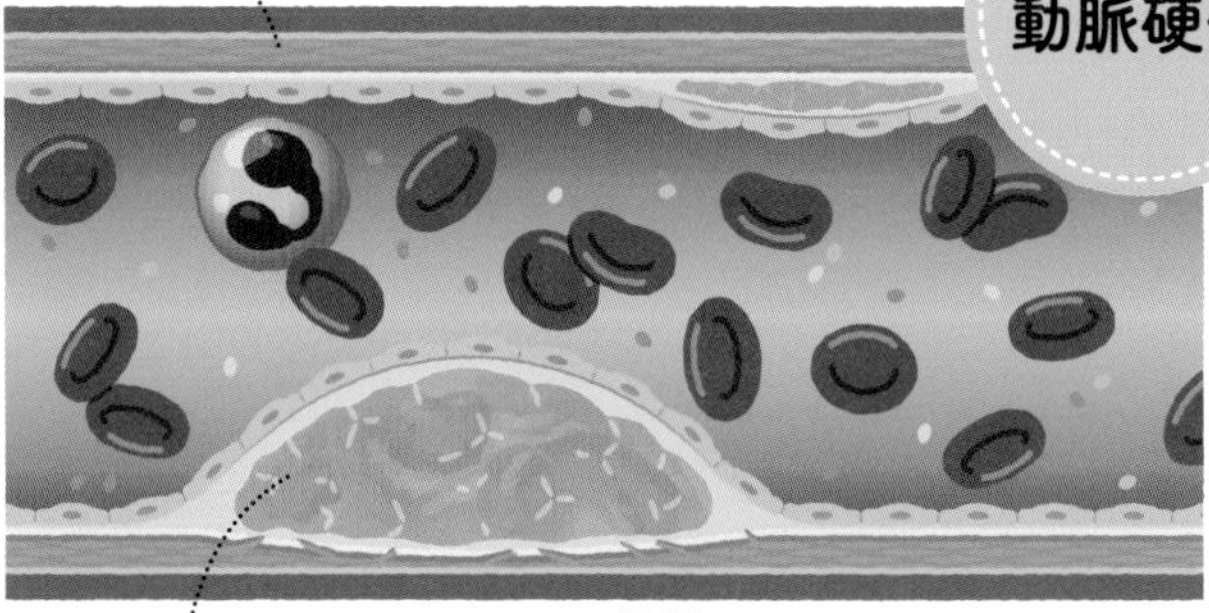

コレステロールなどが
たまり、プラークができる

血管の内腔《ないくう》がせまくなったり、プラークが
破れて血栓《けっせん》ができ、血流障害を起こす。

脳卒中発作を起こさない小さな梗塞が原因

血管性認知症は、脳血管障害が原因となる認知症です。脳血管障害には脳出血や脳梗塞《のうこうそく》などいくつかの種類がありますが、血管性認知症の多くは脳梗塞が原因となって起こります。

とくに多いのは、細い血管が障害される「小血管病性認知症《しょうけつかんびょうせいにんちしょう》」。これが血管性認知症のほぼ半数を占めています。脳卒中発作を起こさない小さな梗塞で、ラクナ梗塞やビンスワンガー病が含まれます。

脳血管障害

ラクナ梗塞《こうそく》

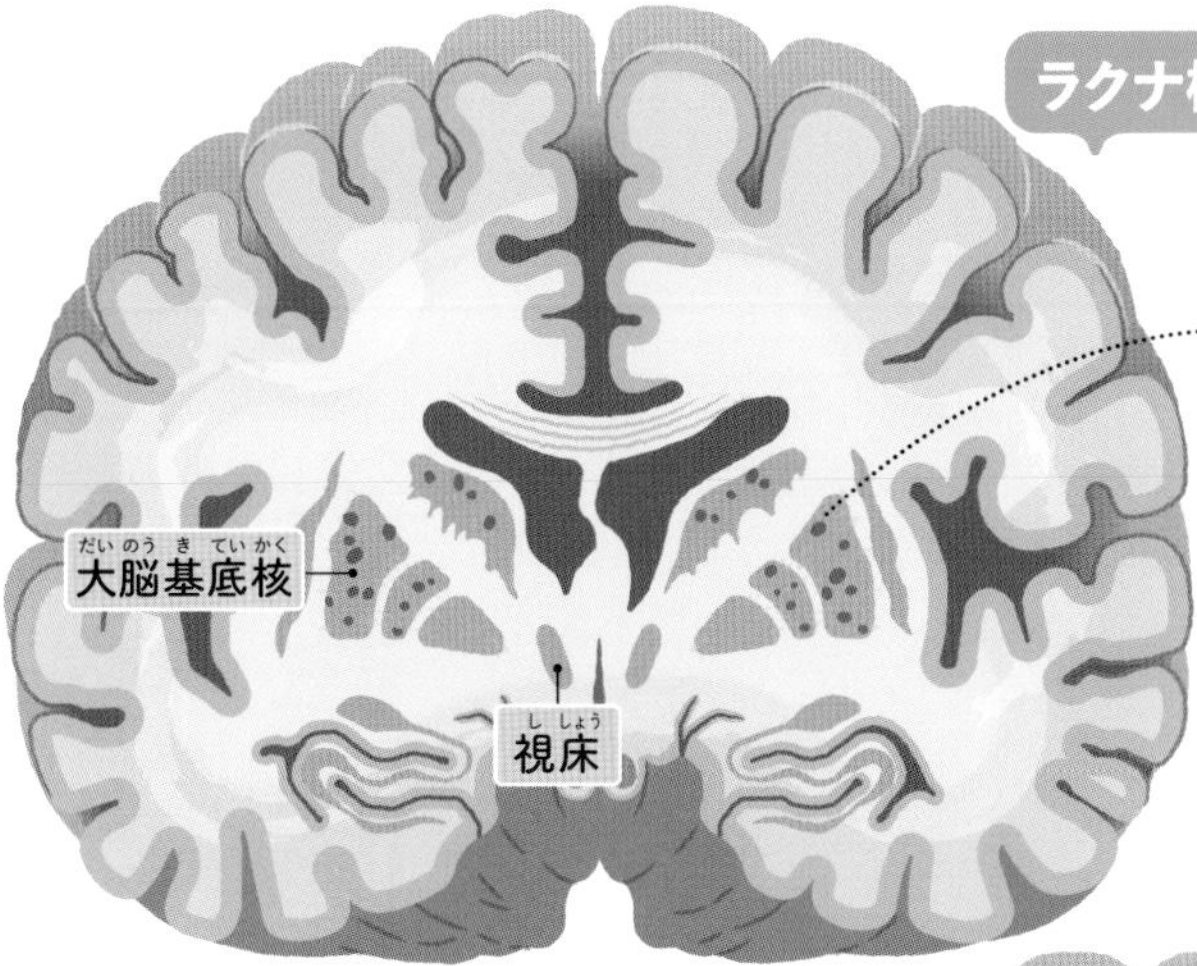

大脳基底核などの深部に病変が生じる

穿通枝《せんつうし》という細い血管が詰まり、15㎜以下の小さな梗塞が多発する。多くは症状のない無症候性。

ビンスワンガー病

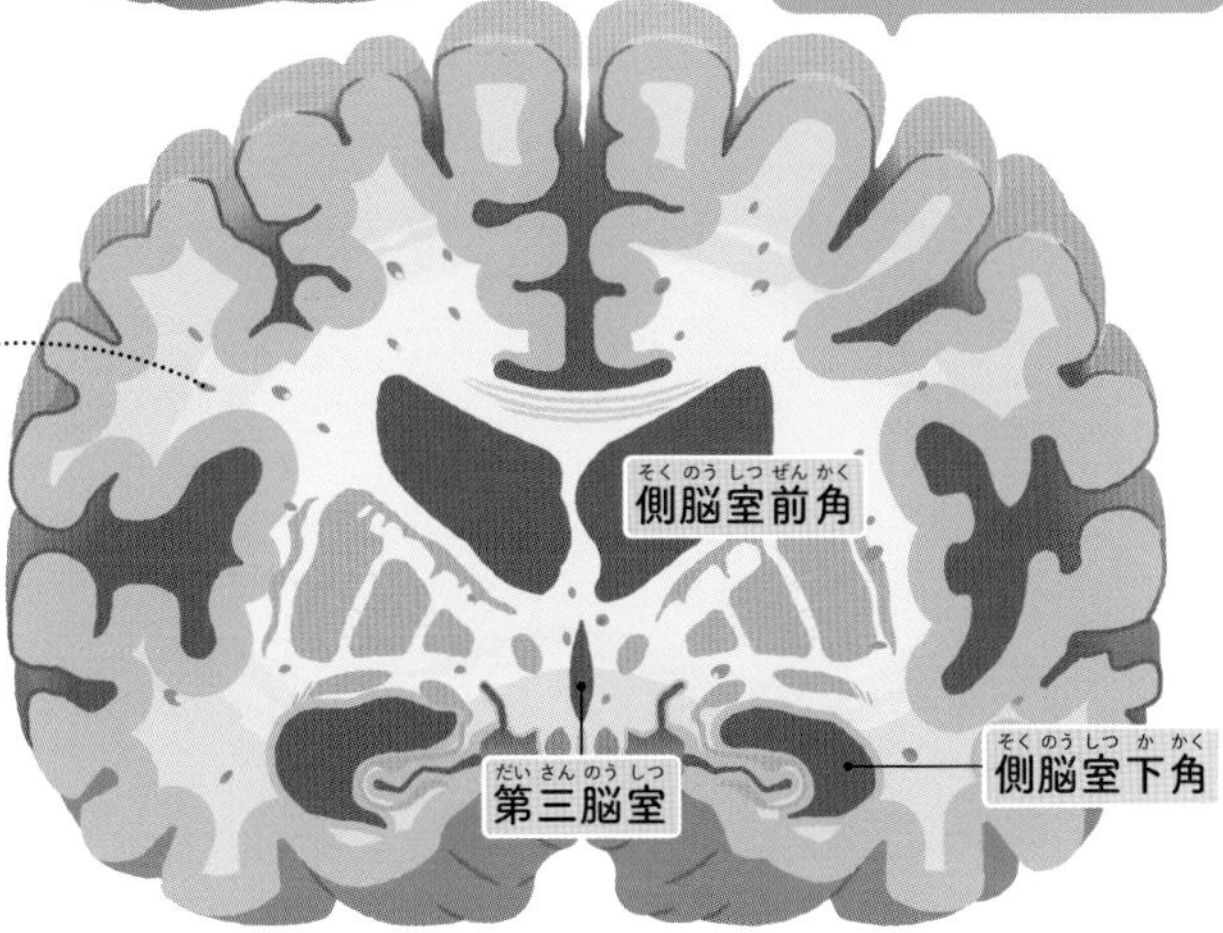

脳の白い部分「白質《はくしつ》」に病変が生じる

脳の深い部分で、広範囲にわたって血流低下が起き、小さな梗塞も多発する。
白質の容積も減少。

ほかの認知症より若年世代で起きやすい

脳梗塞などの脳血管障害は、高血圧・糖尿病・脂質異常症などの生活習慣病や、肥満、喫煙などのリスク因子が多いほど発症します。いずれも、働き盛りの年齢で多く見られる病気や生活習慣です。

結果として、脳血管障害は、50代から増加傾向に。それにともない、血管性認知症も増えます。老化で起きるアルツハイマー病やレビー小《しょう》体《たい》型《がた》認《にん》知《ち》症《しょう》より、若い世代で起きやすいのはそのためです。

ただ、アルツハイマー病にも生活習慣が関係しています。アミロイドβ《ベータ》による脳血流障害も認められます。**そのため、アルツハイマー病と血管性認知症が合併するケースも少なくありません。**

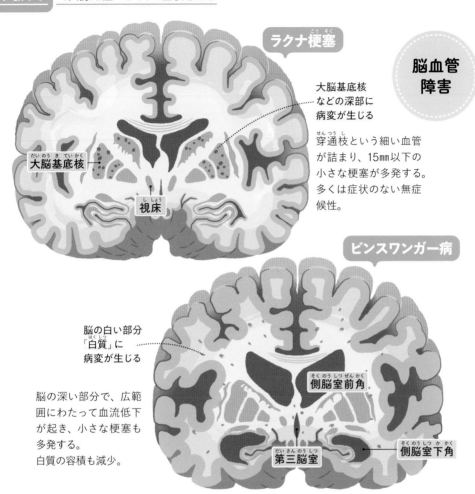

2
血管性
認知症

歩行障害、失認、失語、言語障害が、早期から生じる

後遺症と認知症の症状、両方が現れる

脳血管障害による身体的障害を合併しやすく、介護にも大きく影響。

脳血管障害の後遺症

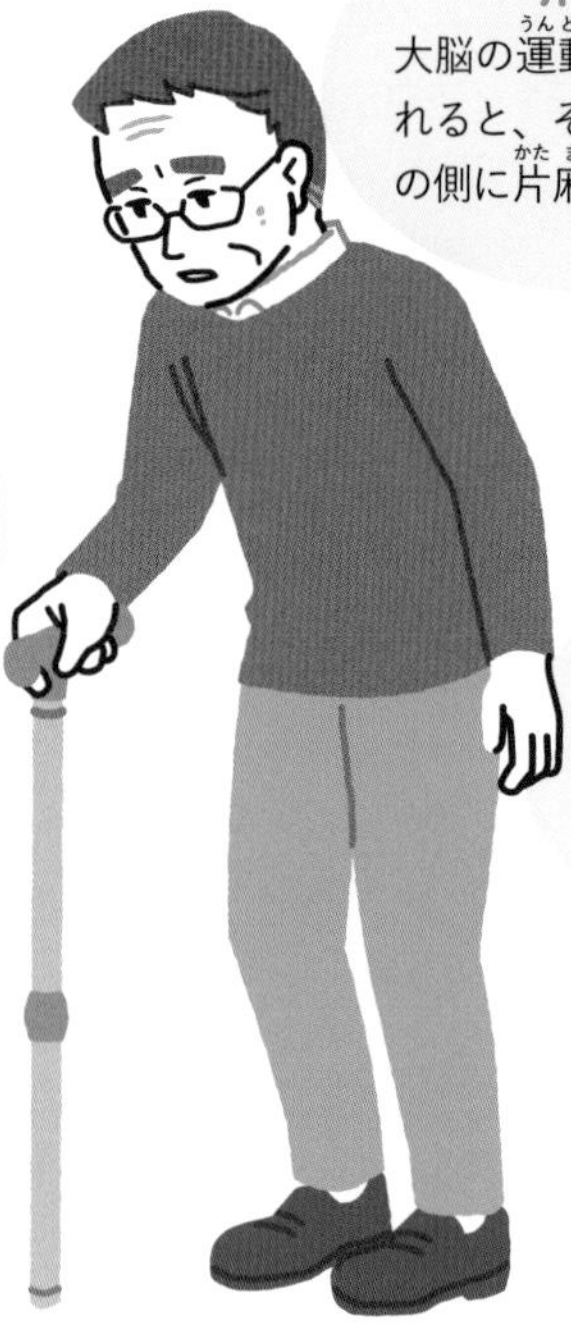

麻《ま》痺《ひ》

大脳の運動《うんどう》野《や》が障害されると、その左右反対の側に片《かた》麻《ま》痺《ひ》が起こる。

構《こう》音《おん》障《しょう》害《がい》

伝えたい言葉は出てくるが、それを正しく発音することができない。

歩行障害

片麻痺や脚の筋肉のこわばりで歩行しにくくなる。転倒もしやすい。

嚥《えん》下《げ》障《しょう》害《がい》

飲食物をうまく飲み込むことができない。気管に入り、肺炎の原因に。

どの部位の障害かで症状の出かたが異なる

血管性認知症の症状の現れかたには、ほかの認知症とは異なる特徴があります。**そのひとつが、脳血管障害の部位に応じて、認知症の症状が現れる点です。**脳には部位ごとの機能があるため、どの部分の血流障害かで、症状が違ってくるのです。

半身の麻痺（片《かた》麻《ま》痺《ひ》）、歩行障害、構《こう》音《おん》障《しょう》害《がい》など、身体的後遺症が合併することもあります。これも血管性認知症の特徴のひとつです。

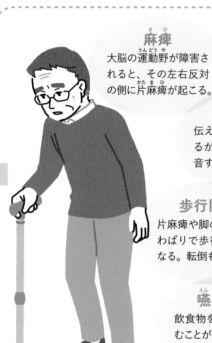

血管性認知症の症状

失《しつ》語《ご》

話しかたが流暢《りゅうちょう》でなくなる。言葉を思い出す力が低下し、発語に時間がかかる。

アパシー

感情が平坦化し、自発性や意欲が低下する。高齢者に多いうつ状態にも見える。

失《しっ》行《こう》

手の運動機能には問題がないのに、字を書く、着替えるなどの動作が困難になる。

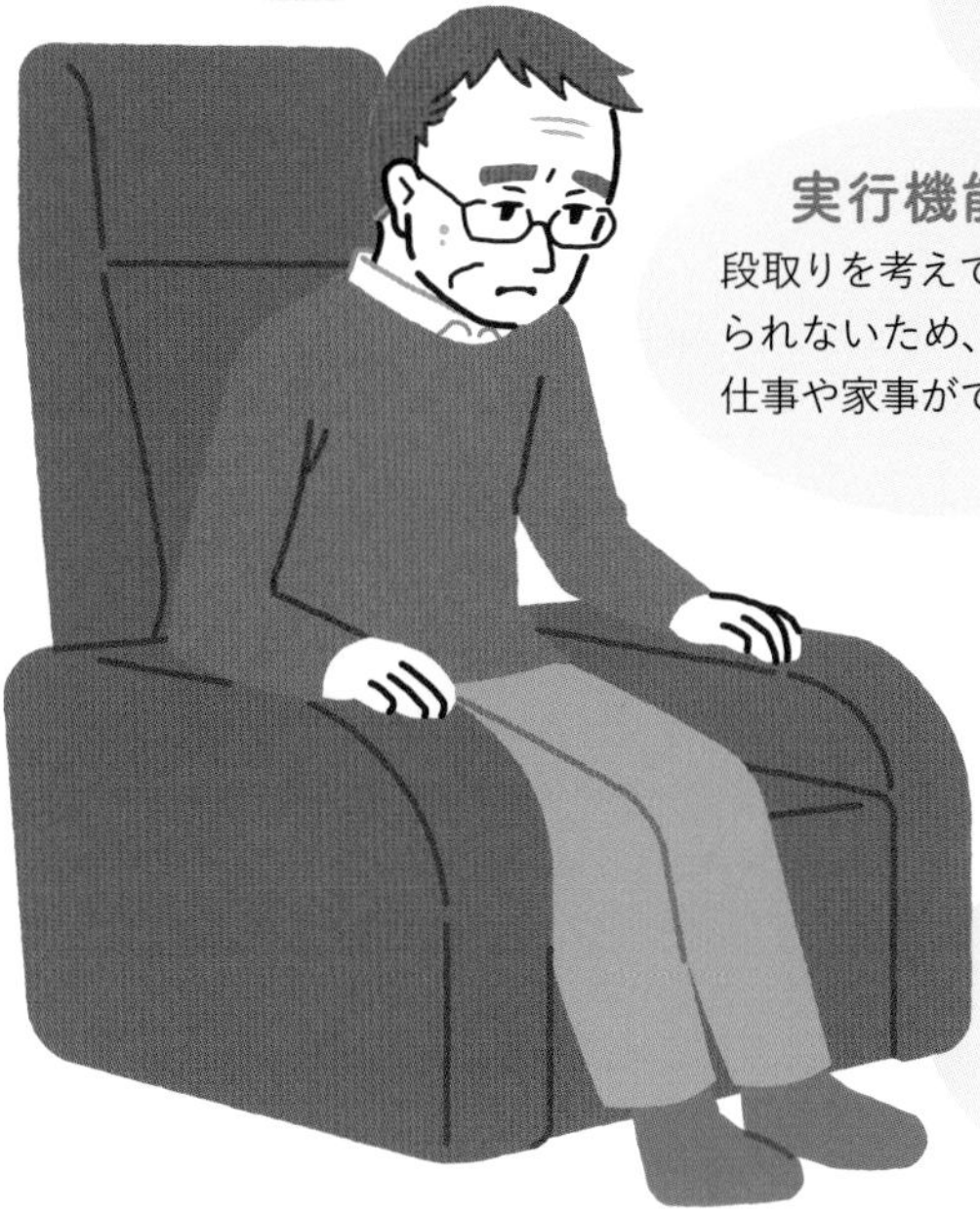

実行機能障害

段取りを考えて作業を進められないため、やりなれた仕事や家事ができなくなる。

記憶障害

覚えるのにも思い出すのにも時間がかかる。保たれている記憶の内容は正しい。

注意障害

対象に適切に注意を向けていることができず、見落としや間違いが増える。

記憶障害よりも無気力やうつっぽさがめだつ

脳血管障害の症状の特徴を見てみましょう。**たとえばアルツハイマー病では、まず記憶障害が現れることが多いのに対し、血管性認知症では記憶障害はあまりめだちません。**よく見られる症状は、意欲低下や無気力などです。

感情が平坦化して、行動や社会活動の参加意欲が低下する「アパシー」も、血管性認知症の代表的な症状です。うつ状態に見えることもあります。

また血管性認知症では、認知機能の低下はなだらかに進まず、再発のたびに急激に低下します。治療で再発を予防できれば、急激には悪化しません。これも、血管性認知症の特徴といえるでしょう。

3
レビー小体型認知症

「レビー小体」という異常構造物が原因で起こる

神経細胞への毒性で、神経ネットワークが死滅

レビー小体《しょうたい》型《がた》認《にん》知《ち》症《しょう》は、脳の神経細胞に、レビー小体という異常構造物が出現して起こる認知症です。アルツハイマー病と同じく、神経変性疾患の一種です。

レビー小体の構成成分であるα《アルファ》シヌクレインは、神経細胞に対する毒性をもちます。そのためレビー小体がたまると、神経細胞が死に、神経ネットワークが損傷。認知機能障害や、全身機能を調整する自律神経の障害を引き起こします。

レビー小体が蓄積されて神経細胞が死滅する

レビー小体の主要構成成分であるα《アルファ》シヌクレインが、認知症発症の原因となる。

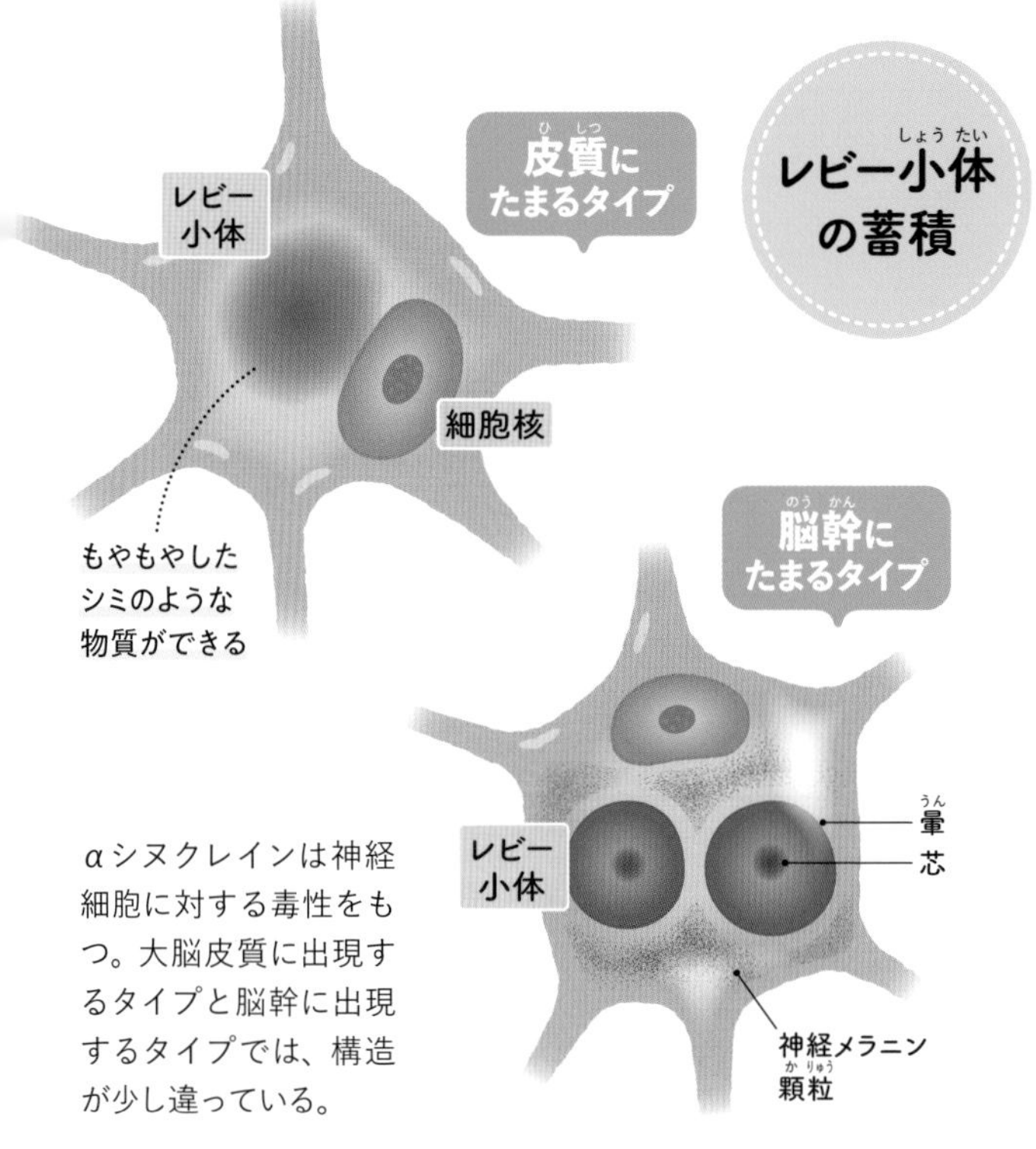

αシヌクレインは神経細胞に対する毒性をもつ。大脳皮質に出現するタイプと脳幹に出現するタイプでは、構造が少し違っている。

レビー小体型認知症
DLB

病変が大脳皮質から始まり、脳幹へ。認知機能障害のほか、自律神経症状や傾眠なども現れる。

認知症をともなうパーキンソン病
PDD

病変が脳幹から始まり、大脳皮質に広がる。パーキンソン病の症状に加え、認知機能も低下する。

パーキンソン病
PD

病変は脳幹中心。手足のふるえ、筋肉のこわばりなどの症状「パーキンソニズム」（→P35）が現れる。

病変の広がり

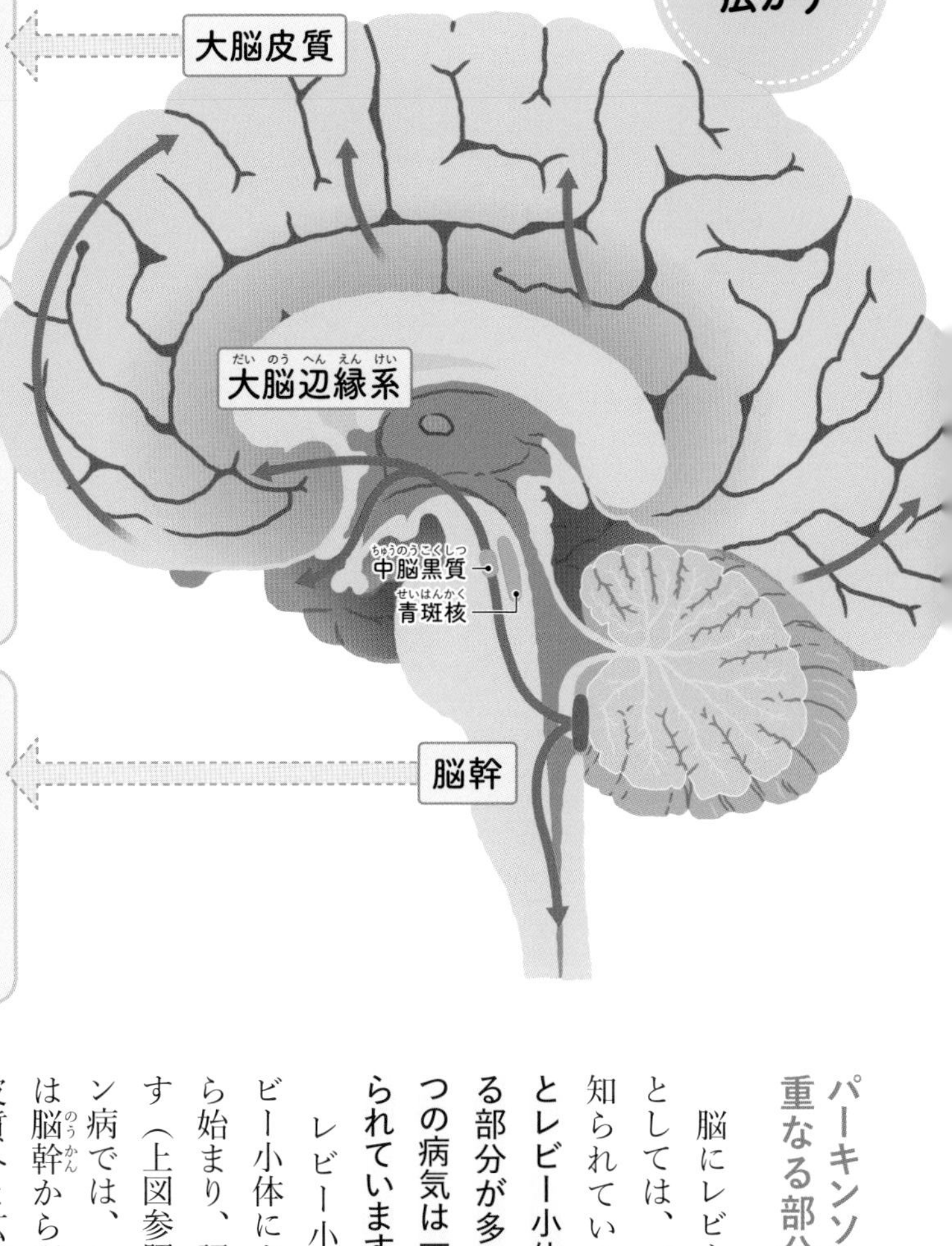

パーキンソン病と重なる部分が多い

脳にレビー小体が出現する病気としては、パーキンソン病がよく知られています。**パーキンソン病とレビー小体型認知症には共通する部分が多く、現在では、この2つの病気は一連の病気であると考えられています。**

レビー小体型認知症では、レビー小体による病変は大脳《だいのう》皮質《ひしつ》から始まり、認知機能を低下させます（上図参照）。一方のパーキンソン病では、レビー小体による病変は脳幹《のうかん》から現れます。さらに大脳皮質へと広がっていくことも、よくあります。こうして認知症を発症した場合には、**「認知症をともなうパーキンソン病」と診断され、両方の症状がはっきり認められます。**

3
レビー小体型認知症

パーキンソン病と同じような症状が出やすい

便秘や嗅覚異常など、記憶以外の症状から始まる

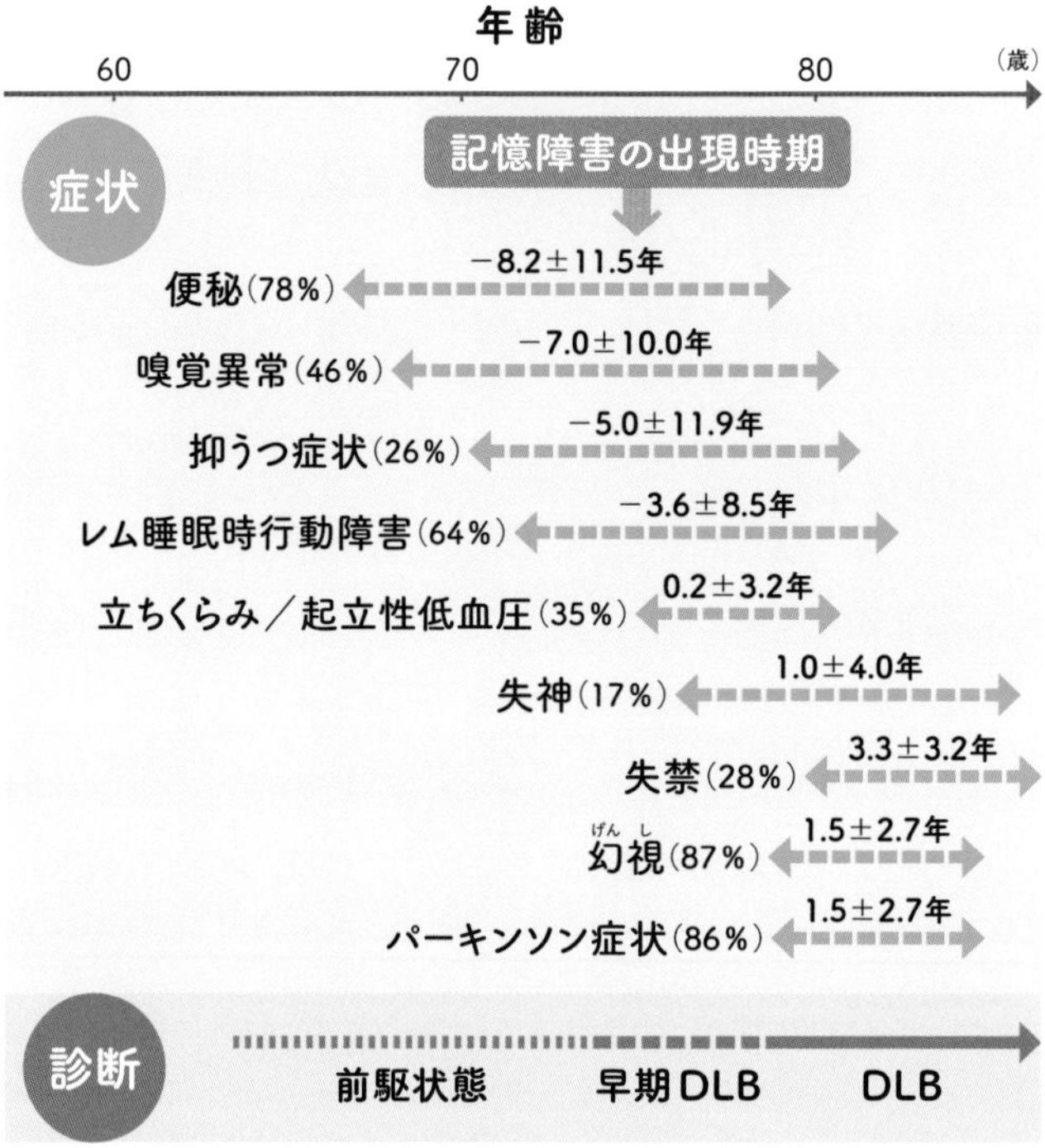

（「レビー小体型認知症の分類・病期と診断」藤城弘樹・千葉悠平・井関栄三，老年精神医学雑誌 vol.22（11）：1297-1307, 2011より引用）

症状の出現頻度とその時期を調べた調査結果。記憶障害より前に、便秘や嗅覚異常などが前駆症状として現れていた。

早期の症状だけ見ると認知症とわかりにくい

脳にたまったレビー小体《しょうたい》は、さまざまな症状を引き起こします。

便秘や嗅覚異常、抑うつ症状などは、その代表。パーキンソン病とも重なります。レム睡眠時行動障害も特徴的で、睡眠中に筋肉の活動が抑制されずに起こる症状です。**夢の内容に反応し、突然起き上がって大声を出す、暴れるなどの行動をとります。**一見、認知症と関係なさそうな症状でも、早期に専門医を受診することが重要です。

パーキンソニズムによる転倒などの危険もある

以下は診断基準の項目。転倒などは、記憶障害以上に予後を悪化させる。

中核症状

認知機能の変動
注意力や覚醒レベルが、時間や日によってはっきりと変わる。

パーキンソニズム
振戦《しんせん》（手足のふるえ）、固縮《こしゅく》（筋肉のこわばり）、動作緩慢など。

幻視
子どもや虫など、存在しないものがくり返し見えるように。

レム睡眠時行動障害
睡眠中に、夢に反応して大声を上げたり、暴れたりする。

支持的症状

失神
立ち上がったときなどに、めまいや失神を起こしやすい。

くり返す転倒
体がスムーズに動きにくく、めまいや失神も原因に。

抑うつ
気分がふさぎ、ぼんやりと過ごす。約半数の患者に見られる。

幻覚・妄想
目の前の状況を誤認《ごにん》（見間違い）し、妄想へと発展しやすい。

自律神経の異常
便秘、排尿障害（夜間の頻尿《ひんにょう》など）、発汗などがよく現れる。

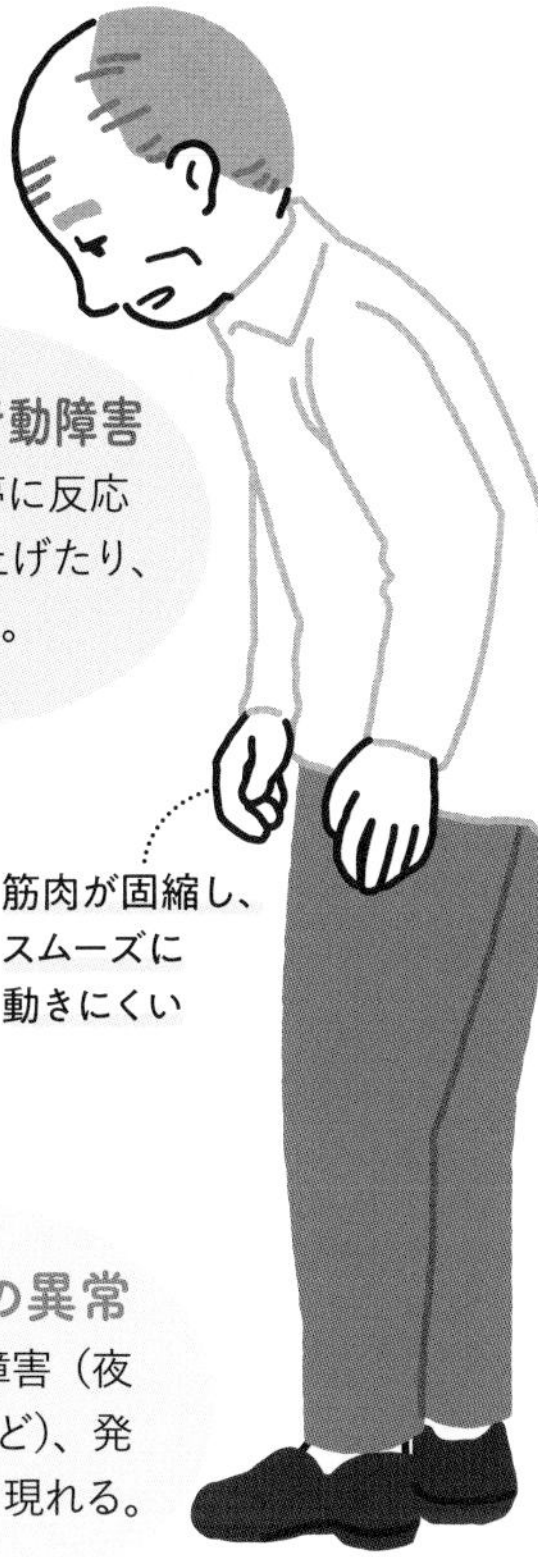
筋肉が固縮し、スムーズに動きにくい

「認知機能の変動」「幻視」「パーキンソニズム」が3大症状

レビー小体型《しょうたいがた》認知症《にんちしょう》には、特徴的な中核症状が4つあります（上図参照）。**2つ以上を認めたら、レビー小体型認知症の可能性が高いと診断されます。**バイオマーカー検査が補助診断に役立つことも。たとえば「DAT《ダット》スキャン」では、脳内物質「ドパミントランスポーター」の量が減っていないかを画像で見ます。**中核症状1つに加え、こうした検査所見があれば、疑いが濃厚です。**そのほかの支持的症状も、診断のヒントになります。

レビー小体型認知症の平均罹病《りびょう》期間は7・28年と報告されています。初期にはアルツハイマー病と同様にゆっくり進みますが、中等度以上では進行が速くなります。

4
前頭側頭葉変性症

「タウたんぱく」などが脳の前方、側方にたまる

前頭葉、側頭葉に限定的な萎縮が見られる

前頭側頭葉変性症《ぜんとうそくとうようへんせいしょう》は、前頭葉と側頭葉を中心に神経細胞が傷害される、進行性の病気です。

前頭葉と側頭葉の変性は、異常たんぱくがたまることで起こります。異常たんぱくにはいくつかの種類がありますが、大半を占めているのが「タウたんぱく」です。

前頭葉は理性、意欲、計画性など「人間らしさ」にかかわる重要な領域。障害されると、家族にとっても困った症状が起きてきます。

全部で3タイプ。とくに多いのは「行動障害型」

障害の部位により3タイプに分けられ、症状がそれぞれに異なる。

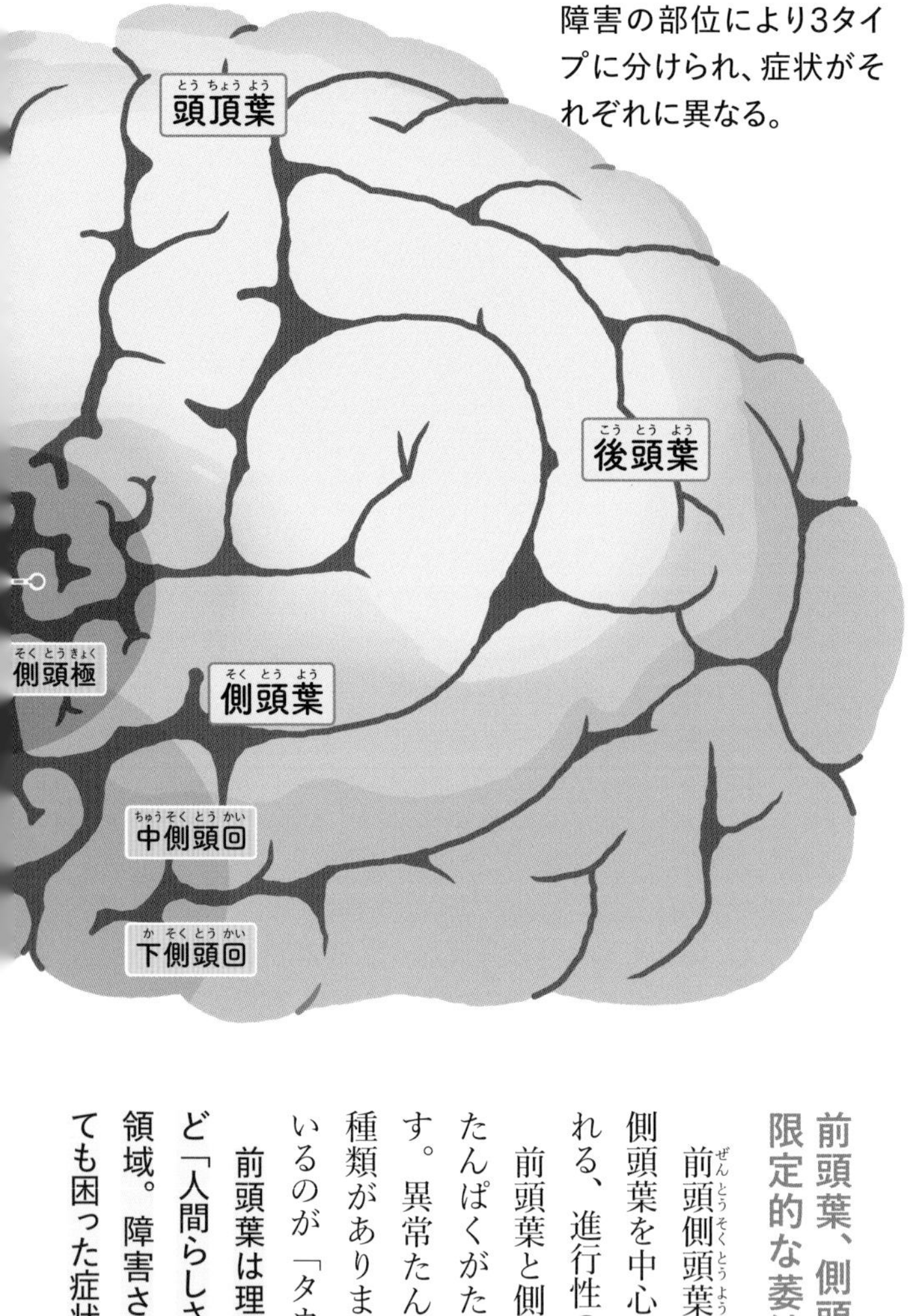

行《こう》動《どう》障《しょう》害《がい》型《がた》前《ぜん》頭《とう》側《そく》頭《とう》型《がた》認《にん》知《ち》症《しょう》 bvFTD

行動や性格が、大きく変わって見える

前頭葉の外側や前頭葉底面が障害されて起こる。
前頭葉によるコントロールがきかなくなり、理性的・社会的な行動ができなくなってしまう。

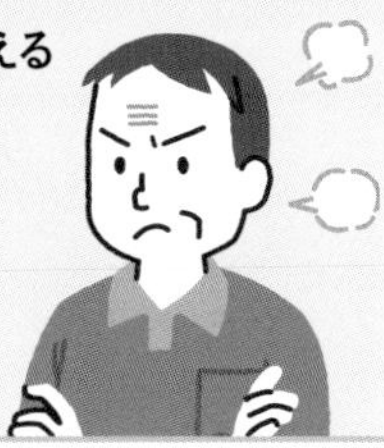

進《しん》行《こう》性《せい》非《ひ》流《りゅう》暢《ちょう》性《せい》失《しつ》語《ご》症《しょう》 PNFA

言葉をスムーズに発することができない

脳の中央あたりにある側頭極を中心に障害が見られる。言葉の意味はわかるが、発語が困難になり、スムーズに話すことができなくなる。

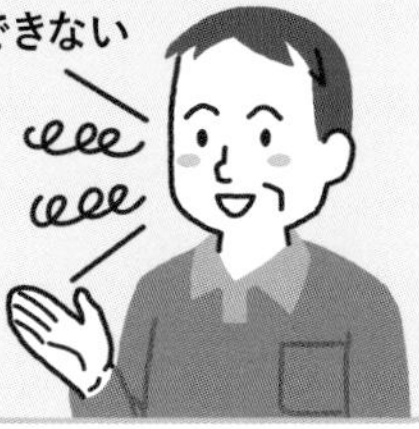

意味性認知症 SD

言葉の意味がわからず、会話が通じない

側頭葉前部が障害されて起こる。話しかたはスムーズだが、言葉の意味がわからなくなるので、会話が成立しなくなる。ほかのタイプより進行が速い。

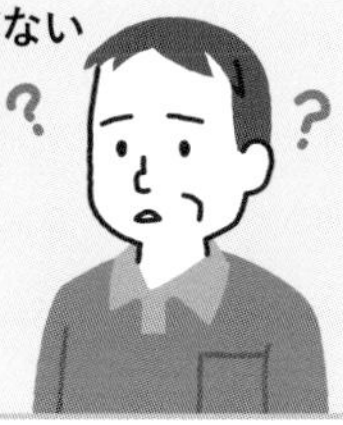

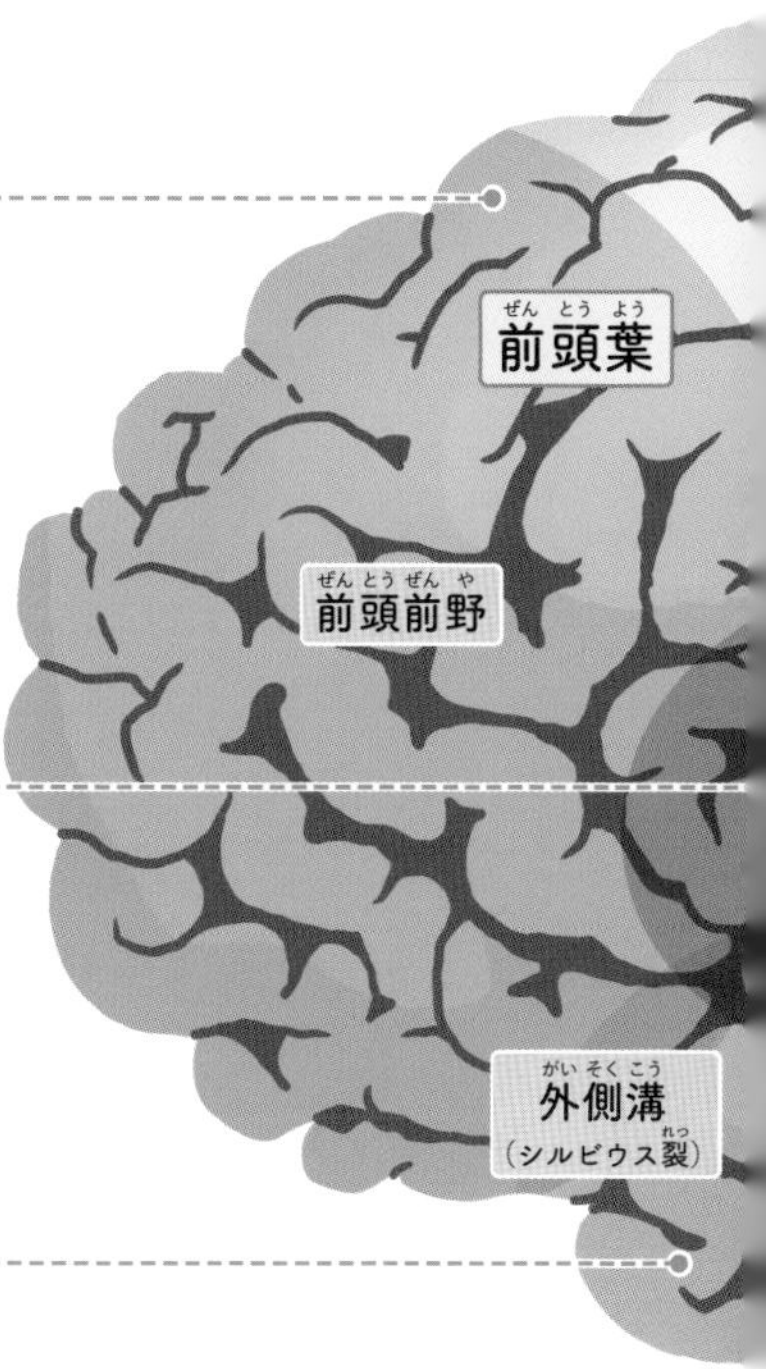

行動が強く障害されたり、コミュニケーションが困難に

前頭側頭葉変性症は、症状によって、上に示すような3つに分けられます。もっとも多いのが行動障害型前頭側頭型認知症です。

行動障害型前頭側頭型認知症では、主として前頭葉の萎縮《いしゅく》が起き、人格変化を特徴とする症状が現れます。前頭葉によるコントロールがきかなくなるため、服装に気を遣わなくなる、性的に奔放になる、店の商品を持ってきてしまうなど、社会的に問題のある行動が現れるようになります。

言葉がうまく出てこない「進行《しんこう》性《せい》非《ひ》流暢《りゅうちょう》性《せい》失《しつ》語《ご》症《しょう》」や、言葉の意味がわからなくなる「意味性認知症」では、コミュニケーション障害が問題となります。

4
前頭側頭葉変性症

性格の変化がサイン。衝動的になりやすい

状況にそぐわない行動や、〝わが道を行く行動〟が特徴

一般的な認知症のイメージとは違い、人が変わったような行動が増える。

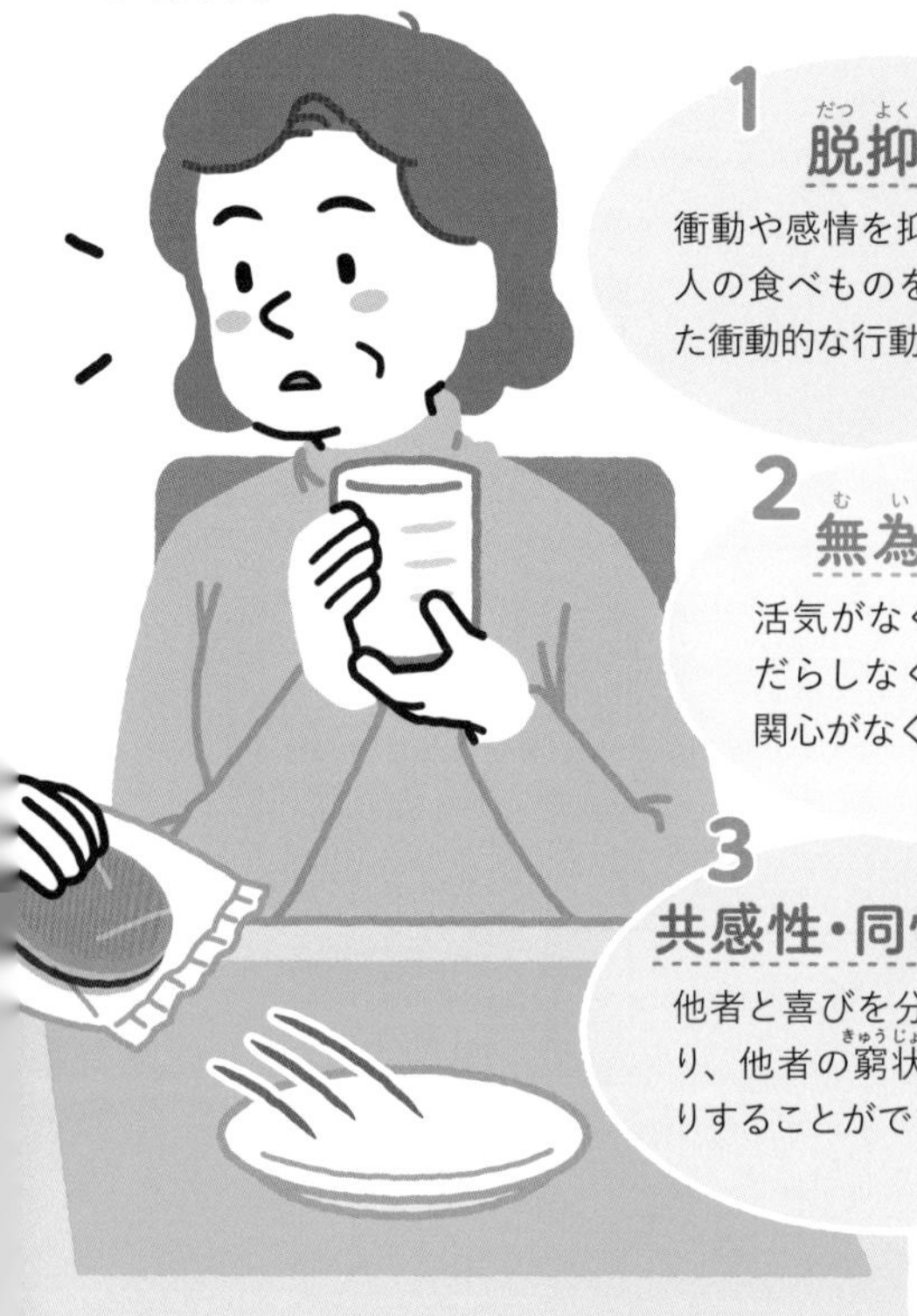

1 脱《だつ》抑《よく》制《せい》

衝動や感情を抑えられず、人の食べものをとるといった衝動的な行動をとる。

2 無《む》為《い》・無関心

活気がなく、身だしなみがだらしなくなる。他者にも関心がなくなる。

3 共感性・同情の欠如

他者と喜びを分かち合ったり、他者の窮《きゅう》状《じょう》に同情したりすることができない。

「認知症＝記憶障害」と思っていると、見逃してしまう

前《ぜん》頭《とう》側《そく》頭《とう》葉《よう》変《へん》性《せい》症《しょう》は認知症の一種ですが、記憶障害から始まることが多いアルツハイマー病とは、症状にかなりの違いがあります。「認知症なら記憶障害が現れるはず」と考えていると、見逃すことになりかねません。

周囲が気づくきっかけとなるのは、性格の変化です。「人が変わってしまった」と感じられるほどの変化が起こります。万引きなどで捕まり、発覚することもあります。

4 常同行動《じょうどうこうどう》

特定の行為や行動をくり返す。同じ服を着る、決まった椅子に座るなど。

5 時刻表的生活

決まった時刻に決まった場所で、決まったことをおこなう。じゃまされると怒る。

6 食行動の変化

甘いもの、味の濃いものを好み、大量に食べる。同じものばかり食べることも多い。

7 病識の欠如

病気の初期から病識は乏しい。自身の変化に気づいておらず、関心もない。

8 被影響性の亢進《こうしん》

介護者が立ち上がると立ち上がる、話しかけられると同じ言葉を返す、などの症状。

9 注意転導性の亢進

対象への注意を保てず、関心がすぐほかに移り、ひとつの行為を持続できなくなる。

10 実行機能障害

仕事や料理などのように、段取りを考えてものごとを進めることが困難になる。

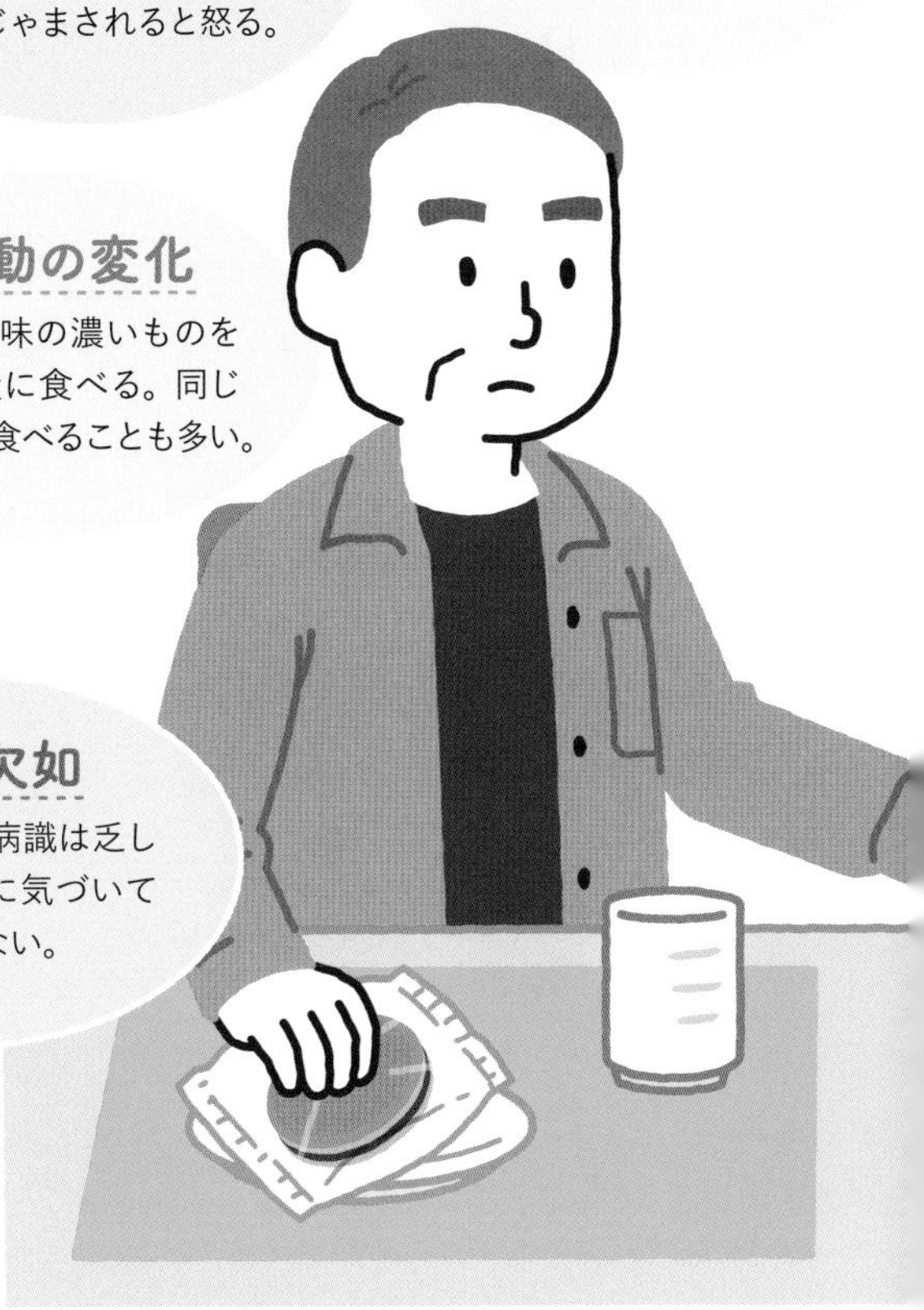

望ましくない行動も増え、家族の介護負担は大きい

前頭側頭葉変性症で現れる症状は、認知症のなかでもかなり特殊です。**脳の高次機能による感情や欲求、行動のコントロールが外れることで、〝わが道を行く行動〟が増えます。**その結果、対人関係をうまく築けなくなります。万引きや無銭飲食、あるいは性的な問題行動など、反社会的な行動も現れるようになります。病気が進行すると、自分本位の行動がさらにめだつように。自発性が低下して、言語の障害も出てきます。

反社会的行動などの望ましくない行動が増えるため、介護する家族の負担が非常に大きいのが特徴です。多くの場合、公的な介護サービスの利用が必要となります。

その他の認知症

正常圧水頭症や薬剤性など、治せる認知症もある

髄液や血腫で脳が圧迫され、認知症症状が出ることも

認知症のなかには、適切な治療によって治すことができる病気があります。**外科的治療で治せる代表例が、正常圧水頭症《せいじょうあつすいとうしょう》による認知症。**髄液《ずいえき》が脳室にたまり、脳が圧迫された状態になっています。管を使って髄液をおなかなどに流す手術で治療できます（→P147）。

外傷のしばらく後などに血のかたまり（血腫《けっしゅ》）ができる「慢性硬膜下血腫《まんせいこうまくかけっしゅ》」や脳腫瘍《のうしゅよう》でも、脳が圧迫されて認知症になることがあります。

脳が圧迫されるなどして、二次的に認知症が起きる

代表的な病気は正常圧水頭症や慢性硬《まんせいこう》膜下血腫《まくかけっしゅ》。ほかには脳腫瘍《のうしゅよう》などもある。

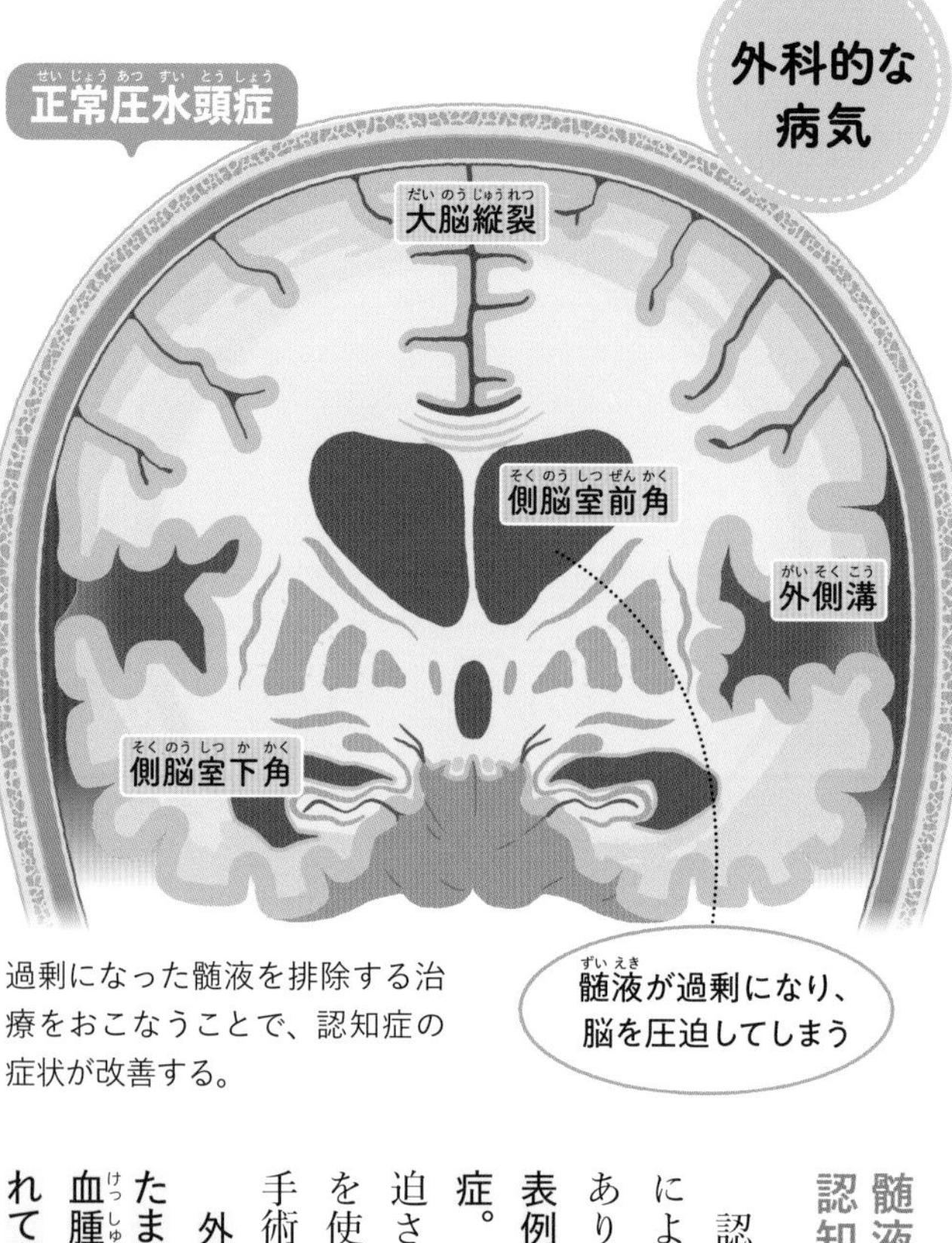

過剰になった髄液を排除する治療をおこなうことで、認知症の症状が改善する。

薬剤性

抗精神病薬
統合失調症などの治療薬。抗コリン作用*が認知機能に影響する。

睡眠薬・抗不安薬
古いタイプのベンゾジアゼピン系薬では、認知機能が低下しやすい。

抗うつ薬
古いタイプの三環系《さんかんけい》抗うつ薬は、認知機能低下につながりやすい。

抗パーキンソン病薬
抗コリン作用があり、記憶障害など脳神経系の異常をきたすことも。

排尿障害の薬
過活動膀胱《かかつどうぼうこう》などの薬。抗コリン作用が脳神経系の副作用の原因に。

抗アレルギー薬
古いタイプの薬は抗コリン作用があり、脳神経系の異常が出やすい。

胃腸薬
胃酸分泌を抑えるH_2《エイチツー》ブロッカーにも、抗コリン作用がある。

内科的な病気

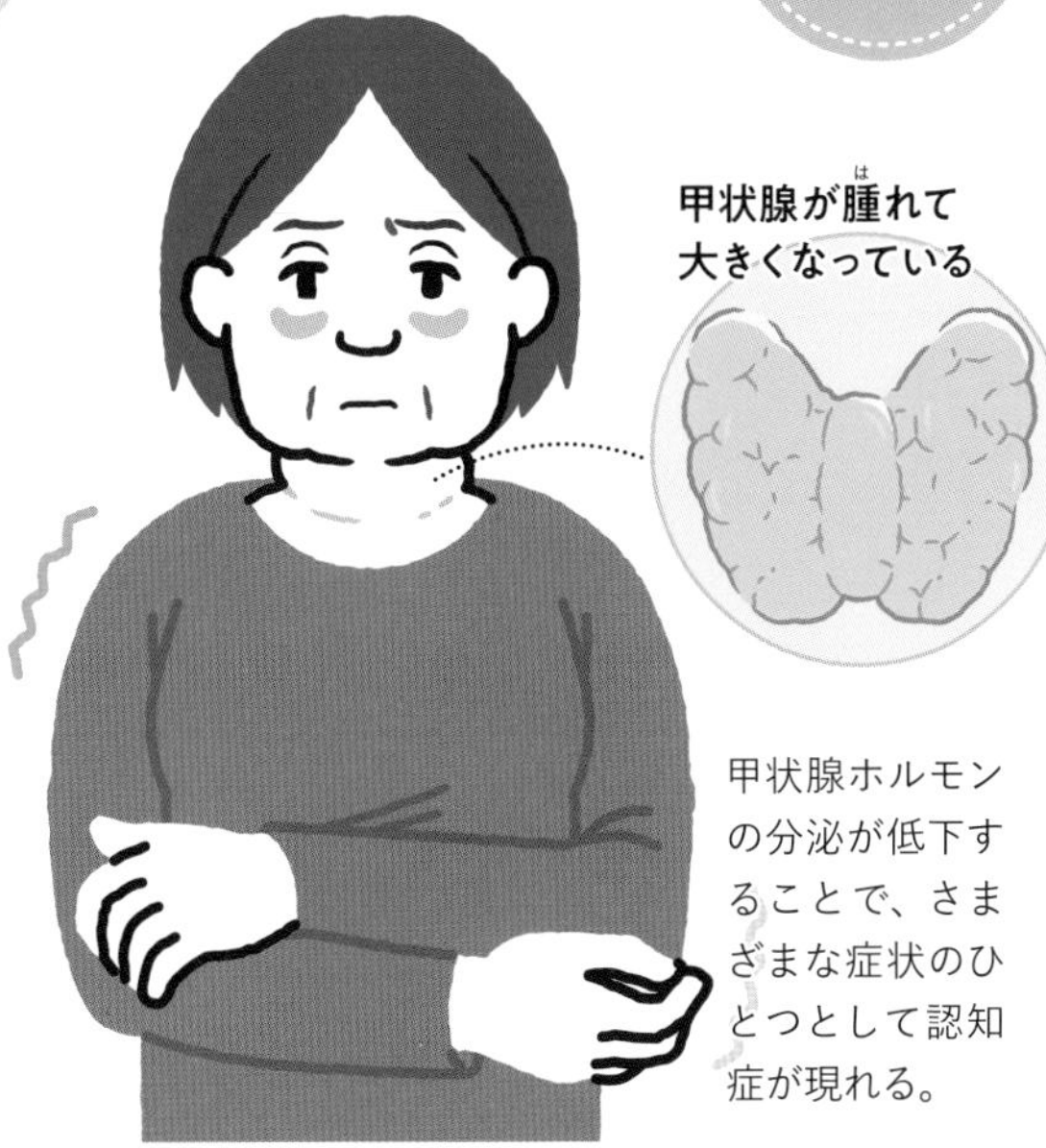

甲状腺ホルモンの分泌が低下することで、さまざまな症状のひとつとして認知症が現れる。

その他の内科的要因

ビタミン欠乏症
ビタミンB_1欠乏、ビタミンB_{12}欠乏、葉酸欠乏などが原因となる。

肝性脳症《かんせいのうしょう》
肝機能不全により、アンモニアなどが体内をめぐることで発症する。

甲状腺の病気やビタミン不足、持病の薬も原因となる

内科的に治療可能なものとしては、「甲状腺機能低下症《こうじょうせんきのうていかしょう》」による認知症があります。甲状腺ホルモンの分泌が低下することで、活動性が低下し、記憶力や集中力の低下が起こります。甲状腺ホルモン製剤の服用などで回復します。

そのほか、ビタミン欠乏症や肝《かん》性脳症《せいのうしょう》などでも、認知症の症状が現れることがあります。これらも治療可能な認知症です。

持病の治療薬のために、認知症症状が出る「薬剤性認知症」もあります。上の表が原因薬の代表例。高齢者では多剤併用となっている人も多く、かかりつけ医に相談し、薬を整理してもらうとよいでしょう（→P122）。

*抗コリン作用…神経細胞間のネットワークをよくし、記憶・学習にも深くかかわる神経伝達物質「アセチルコリン」の働きを抑える作用。記憶障害などの脳神経系の副作用のほか、全身機能の調節異常として、便秘や口の渇《かわ》き、排尿障害などが出やすい。

Column

原因疾患は60種以上。だから受診が不可欠！

認知症のうちの95％以上は、4大認知症かその混合型です（→P18）。

ただ、認知症の原因疾患は60種以上あり、なかにはめずらしい病気もあります（下表参照）。認知症を疑うとき、一度は受診したほうがいいのはそのためです。「身内も認知症だったけど治らなかったし、受診してもしかたない」と考える人もいますが、皆が同じタイプの認知症ではありません。身近な人の例で判断することで、治せる認知症を見落としたり、背景にある神経難病が進んでしまう可能性もあるのです。

背景にある病気が多彩なので、認知症専門医を受診するのが確実です。日本認知症学会または日本老年精神医学会のホームページから、地域の専門医を調べることができます。

4大認知症以外のおもな原因疾患

中枢神経変性疾患

- 進《しん》行《こう》性《せい》核《かく》上《じょう》性《せい》麻《ま》痺《ひ》
- 大《だい》脳《のう》皮《ひ》質《しつ》基《き》底《てい》核《かく》変《へん》性《せい》症《しょう》
- ハンチントン病
- 嗜《し》銀《ぎん》顆《か》粒《りゅう》性《せい》認《にん》知《ち》症《しょう》　など

脳《のう》腫《しゅ》瘍《よう》

- 原発性脳腫瘍
- 転移性脳腫瘍　など

正《せい》常《じょう》圧《あつ》水《すい》頭《とう》症《しょう》

頭部外傷

無酸素性／低酸素性脳症

神経感染症

- 神経ウイルス性脳炎
- HIV感染症（AIDS）
- クロイツフェルト・ヤコブ病　など

臓器不全および関連疾患

- 腎不全、肝不全
- 慢性心不全　など

内分泌機能異常症と関連疾患

- 甲《こう》状《じょう》腺《せん》機《き》能《のう》低《てい》下《か》症《しょう》
- 下《か》垂《すい》体《たい》機《き》能《のう》低《てい》下《か》症《しょう》　など

欠乏性／中毒性／代謝性疾患

- アルコール依存症
- ビタミンB_1／B_{12}欠乏症
- 薬物中毒　など

自己免疫性疾患

- 多《た》発《はつ》性《せい》硬《こう》化《か》症《しょう》
- ベーチェット病　など

蓄積症

- 遅発性スフィンゴリピド症　など

その他

- 進行性筋ジストロフィー　など

神経難病に指定されているものもある。進行してしまう前に、異変を感じたら早期に受診を。

Part 2

認知症リスクを治療する

糖尿病や難聴などの持病が、認知症の引き金に

中年になると、糖尿病や高血圧、肥満症などの持病が増えてきます。
さらに老年期に入ると、難聴や視力低下に悩まされる人も。
こうした持病は、じつは認知症の大きなリスク。早期に治療を受けましょう。

糖尿病

生活習慣病のうち、とくに危険なのが糖尿病

生活習慣病はすべて、認知症の促進因子

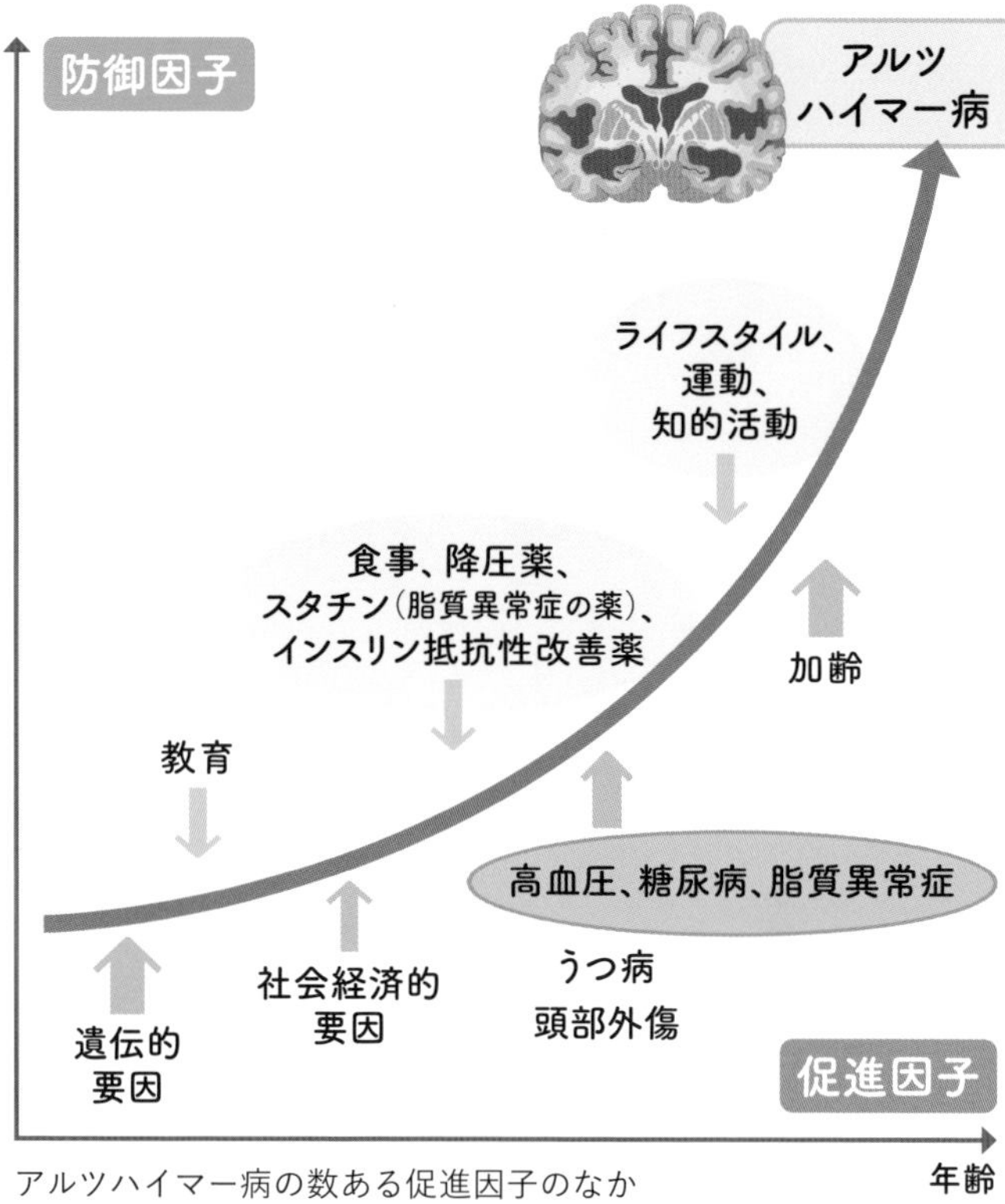

アルツハイマー病の数ある促進因子のなかでも、糖尿病などの生活習慣病の影響は大きい。複数重なれば、それだけ危険度は増す。

（「糖尿病性認知症」羽生春夫, 老年期認知症研究会誌 vol.21(6): 54-56, 2017より引用、一部改変）

アルツハイマー病にも、血管性認知症にもなりやすい

糖尿病は、血糖値を下げるホルモン「インスリン」の量と働きに異常が出る病気です。じつはインスリンは、アミロイドβ《ベータ》（→P22）の量にも関与。**インスリンの効きが悪い人では、アミロイドβも分解されにくいのです。その結果、老人斑《ろうじんはん》の形成や神経原線維変化《しんけいげんせんいへんか》が進みます。**

実際、糖尿病があると、アルツハイマー病のリスクが2倍以上に高まります。ほかの生活習慣病もあれば、さらに高リスクです。

アルツハイマー病になる可能性は、2倍以上！

日本最大級の縦断的疫学調査でも、糖尿病と認知症の関係があきらかに。

久山町研究

認知症のない60歳以上の住民1017名を、15年間追跡調査

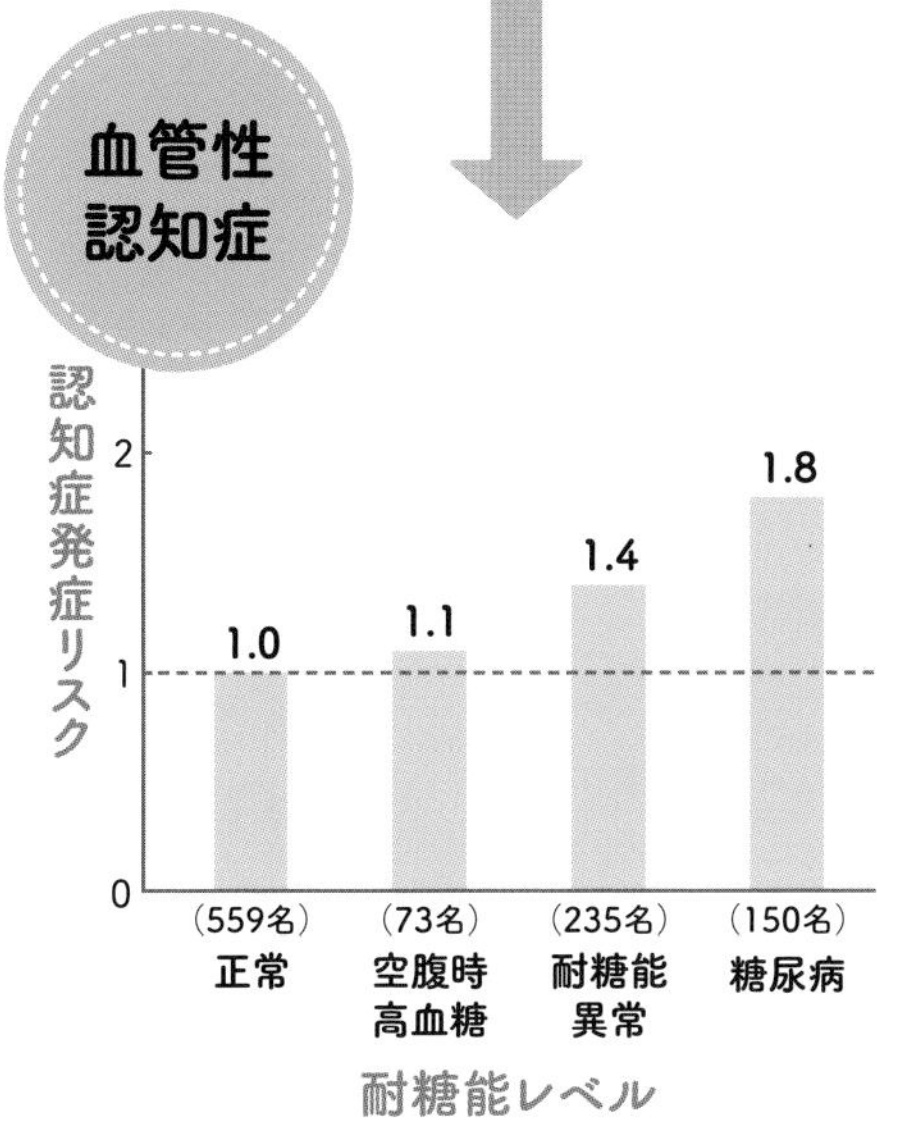

糖尿病は脳血管障害のリスクでもある。正常な人と比べ、血管性認知症の危険度は1.8倍。

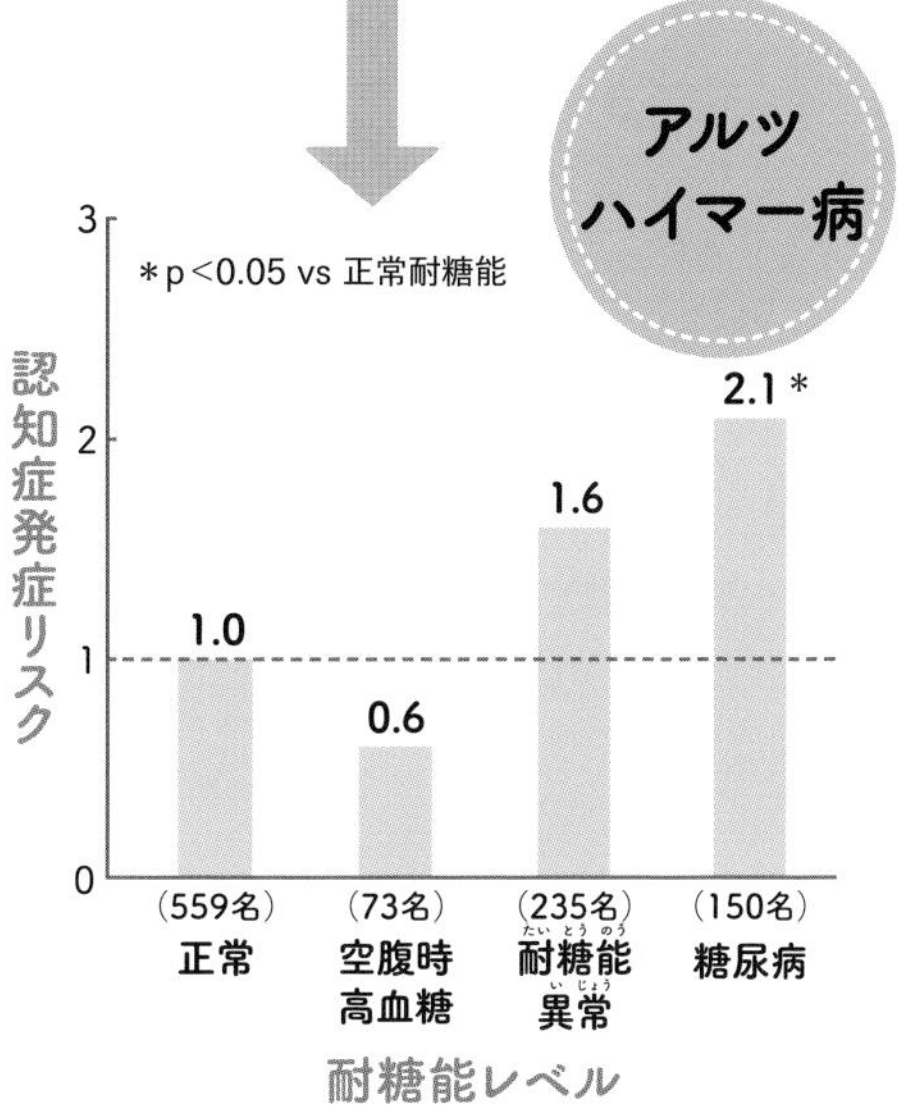

血糖の処理能力が低いほど、発症リスクが高い。糖尿病の人の危険度は、正常な人の2.1倍。

（「Glucose tolerance status and risk of dementia in the community：the Hisayama study.」Ohara T et al., Neurology vol.77(12)：1126-1134, 2011より作成）

致死的な病気もまねくため、年齢を問わず治療は必須

糖尿病をほうっておくと、全身の血管がダメージを受けます。血管が硬くなり、しなやかに収縮・拡張できなくなる「動脈硬化《どうみゃくこうか》」が進んでいきます。**そのため脳血管が詰まる「脳梗塞《のうこうそく》」をきたしやすく、血管性認知症のリスクが高まります。**

現在、糖尿病が強く疑われる人は、全国で約１０００万人もいます（厚生労働省、２０１８）。しかし、４人に１人は未治療という報告も。検査も治療も受けず、血糖値が高いままにしておくのは危険です。**認知症はもちろん、脳血管障害や心血管病で命を落としかねません。**中年期からが理想的ですが、高齢になってからでも、必ず治療を受けましょう。

インスリン抵抗性が「糖尿病性認知症」を引き起こす

糖尿病歴が長く コントロール不良な人に多い

なぜ糖尿病だと認知症のリスクが高まるのか、まだわかっていないこともあります。ただ、アルツハイマー病や血管性認知症とは異なり、糖代謝異常が発症に深くかかわるタイプの認知症があるとわかっており、「糖尿病性認知症」とよばれることもあります。

糖尿病性認知症には、「糖尿病歴が長い」「血糖コントロールが不良である」「低血糖発作が多い」といった特徴があります。

アルツハイマー病とも血管性認知症とも異なる、〝第三の認知症〟

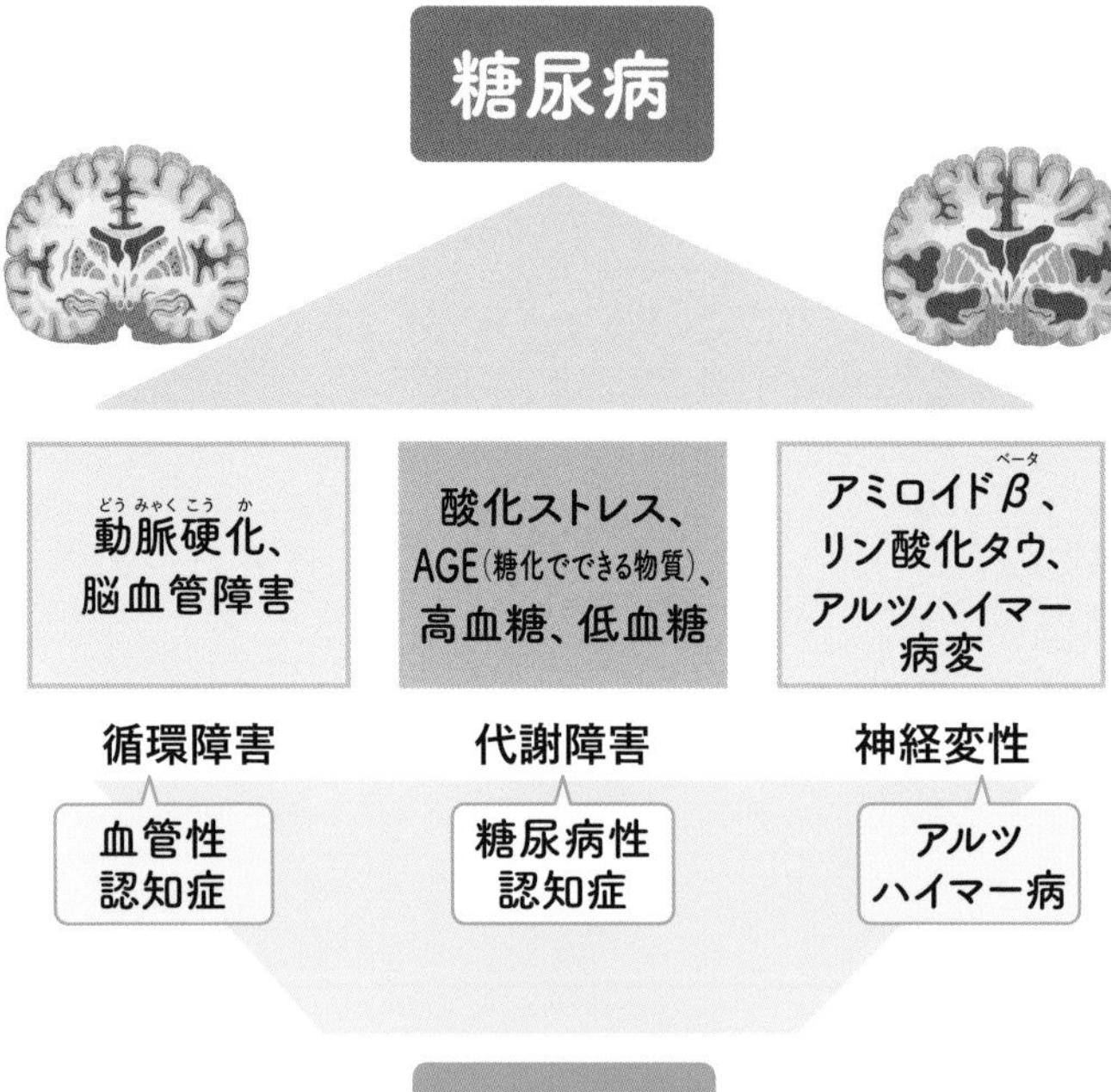

（「もの忘れ外来における認知症と糖尿病」羽生春夫, 老年精神医学雑誌 vol.30（9）: 1006-1013, 2019より作成）

糖尿病があることで、神経変性や循環障害に代謝異常が加わり、〝あわせ技〟として認知症を発症させる。

記憶障害より、注意障害などがめだつ

症状も進行も、画像検査結果も、アルツハイマー病とは違いがある。

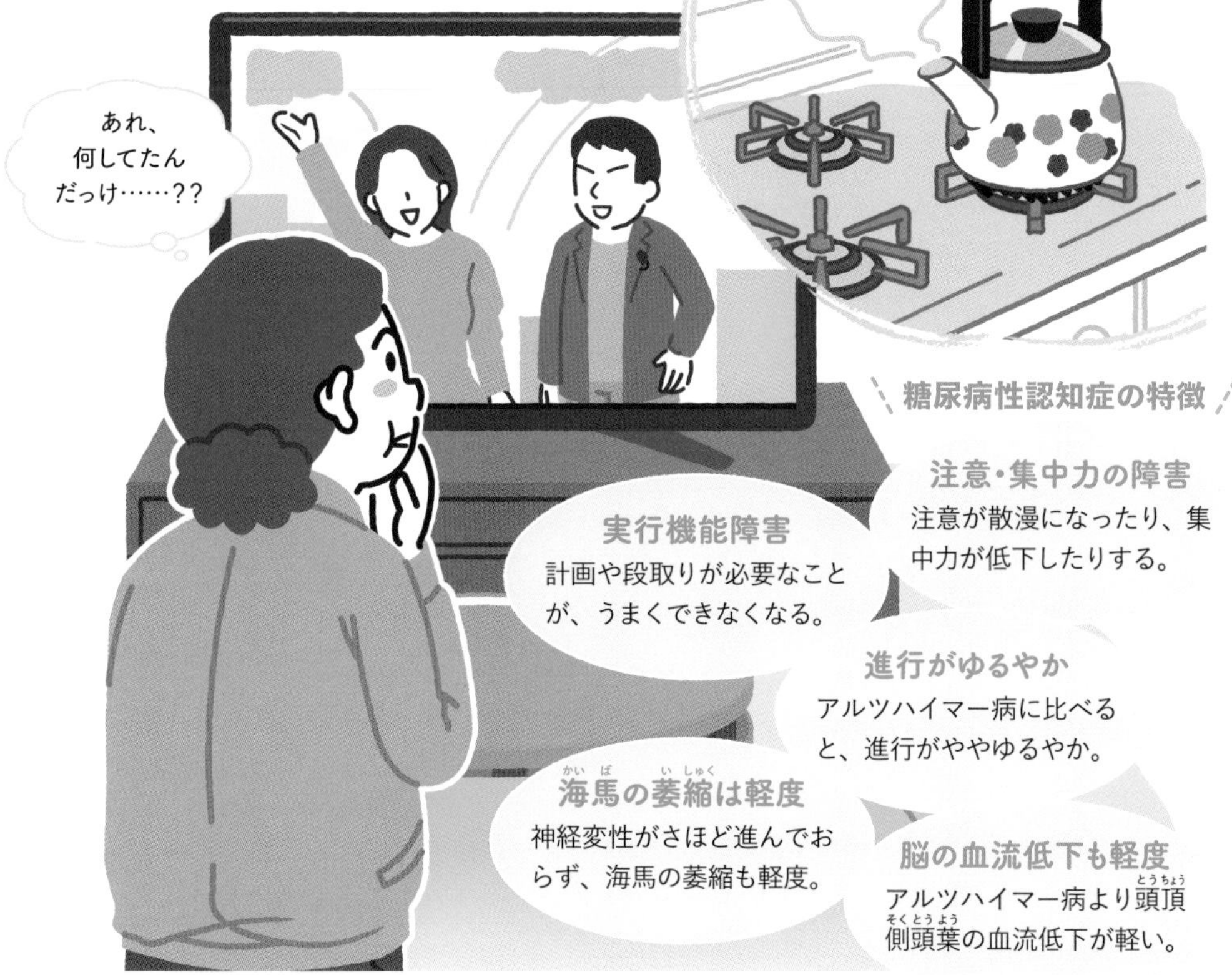
あれ、
何してたん
だっけ……??
糖尿病性認知症の特徴
注意・集中力の障害
注意が散漫になったり、集中力が低下したりする。
実行機能障害
計画や段取りが必要なことが、うまくできなくなる。
進行がゆるやか
アルツハイマー病に比べると、進行がややゆるやか。
海馬《かいば》の萎縮《いしゅく》は軽度
神経変性がさほど進んでおらず、海馬の萎縮も軽度。
脳の血流低下も軽度
アルツハイマー病より頭頂《とうちょう》側頭葉《そくとうよう》の血流低下が軽い。

アルツハイマー病とは症状も進行も少し違う

糖尿病性認知症は、アルツハイマー病とは異なる特徴をもっています。**症状では、記憶障害よりも、注意機能や実行機能の障害がめだちます。**記憶にかかわる海馬《かいば》も、さほど萎縮《いしゅく》していません。そして進行は、アルツハイマー病よりもややゆるやかです。画像検査の結果にも違いがあります。大脳は萎縮していても、記憶にかかわる海馬はさほど萎縮していないのが特徴です。

治療も、糖尿病性認知症の特徴にあわせて進めます。**まず優先されるのは、血糖値の適切なコントロールです。それによって注意や実行機能などの認知機能が、一時的に改善することもあります。**

糖尿病
［中年期］

食事・運動・薬で血糖値を確実に下げる

食事改善はとくに有効。"一生続ける"ことを前提に

糖尿病の治療は、食事・運動・薬物治療が柱です。とくに有効なのは食事療法。最初は食事療法と運動療法を2～3か月続けます。十分に血糖値をコントロールできなければ、薬物治療が必要です。**まずはHbA1c《ヘモグロビンエーワンシー》7.0％未満を目標に。正常値の6.0％未満まで下げられれば理想的です。**血糖値は一時的に下げても意味がありません。認知症のほか、心血管病を防ぐためにも継続が重要です。

肥満解消も含め、正常値をめざして積極的に治療

中年期の治療は、将来のためにも血糖値をしっかり下げる。

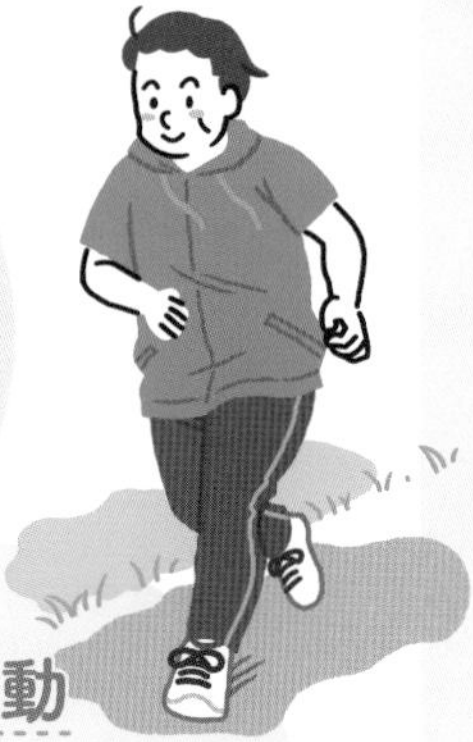

食事

摂取エネルギーを適正にするのが基本。体重が減るとインスリンの効きがよくなり、血糖値が下がりやすい。

薬物治療

インスリンの分泌を高めるDPP-4阻《そ》害《がい》薬《やく》、糖排泄を促すSGLT-2阻害薬、肥満の人に適したGLP-1受《じゅ》容《よう》体《たい》作《さ》動《どう》薬《やく》など。

運動

ジョギング、速歩などの有酸素運動が有効。レジスタンストレーニング（筋トレ）も組み合わせるとより効果的。

血糖正常化のための目標：**HbA1c《ヘモグロビンエー ワン シー》6.0％未満**
合併症予防のための目標：**HbA1c7.0％未満**
治療強化が困難なときの目標：**HbA1c8.0％未満**

糖尿病
［老年期］

低血糖をきたしにくい薬で治療する

いまの認知機能&生活機能で血糖値の目標を決める

血糖コントロール目標

3つのカテゴリーに分け、それぞれの目標を決めて治療する。

Ⅰ

認知機能が正常
かつ
ADL（日常生活動作）自立

HbA1c7.0%未満が目標

合併症を防ぐには7.0%未満が理想。副作用がなければ6.0%未満が目標。

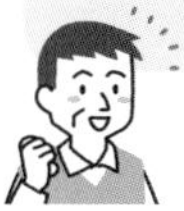

Ⅱ

MCI《エムシーアイ》～軽度認知症
または
手段的ADL低下、基本的ADL自立

HbA1c7.0%未満が目標

7.0%未満にし、認知機能とADLをできるだけ保つ。

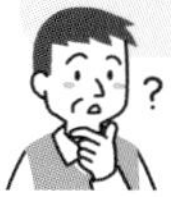

Ⅲ

中等度以上の認知症
または
基本的ADL低下
または
多くの持病や機能障害

HbA1c8.0%未満が目標

低血糖を起こさないことを重視して、目標値を高めに。

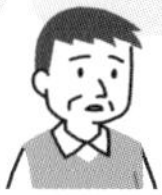

治療薬

DPP-4阻害薬
インスリン分泌を促し食後高血糖を改善。低血糖になりにくい。

GLP-1受容体作動薬
インスリン分泌を促し、食欲を抑制する作用もあわせもつ。

めまいなどの副作用に注意しながら使用

低血糖は危険！ようすを見ながら治療する

高齢者の糖尿病治療では、低血糖に注意する必要があります。とくに重要なのが薬の選択で、ほかの血糖降下薬に比べて低血糖を起こしにくい「DPP-4阻害薬《そがいやく》」を第一選択薬とします。それでも十分にコントロールできない場合は、「GLP-1受容体作動薬《じゅようたいさどうやく》」を使います。**どの薬を服用する場合も、低血糖の症状である動悸《どうき》、発汗、めまいなどに注意しましょう。**とくに飲み始めは注意が必要です。

肥満

中年期に太っていると認知症リスクが1・8倍に

中年期の肥満のほか、サルコペニア肥満も危険！

中年期の肥満は、高齢期の認知症につながります。**調査研究の蓄積から、中年期に肥満していた人は、正常体重の人に比べ、1・88倍も認知症になりやすいと判明。**アルツハイマー病にかぎらず、全認知症のリスクが高まります。

高齢者に関しては、BMIとの関係は明確ではありません。ただ、肥満していて筋肉量が少ない「サルコペニア肥満」では、リスクが6倍以上とされています（左図参照）。

肥満は大きなリスク因子。脳の萎縮も見られる

肥満は心血管病などだけでなく、認知症のリスクにもなる。

肥満

BMI（kg/m²）		判定
25～30未満	→	肥満1度
30～35未満	→	肥満2度
35～40未満	→	肥満3度
40以上	→	肥満4度

肥満＆肥満症

肥満の基準はBMI25以上。女性では減少傾向だが、男性では増加の一途をたどっている。

肥満症

- BMI ≧25で肥満と判定され、以下のいずれかの健康障害がある
  - 耐糖能異常《たいとうのういじょう》（高血糖）
  - 脂質異常症
  - 高血圧
  - 高尿酸血症《こうにょうさんけっしょう》＆痛風
  - 冠動脈疾患《かんどうみゃくしっかん》
  - 脳梗塞《のうこうそく》
  - 脂肪肝
  - 月経異常
  - 睡眠時無呼吸＆肥満低換気症候群
  - 運動器疾患（ひざや股関節《こかんせつ》などの病気）
  - 肥満関連腎臓病
- 腹部CT検査で、内臓脂肪型肥満と診断

肥満による健康障害もあれば、医学的な「肥満症」。認知症のリスクはさらに高まる。

認知症のリスク上昇

30年以上に及ぶスウェーデンでの追跡調査結果。肥満していて活動量が少ない人は危険。

(「Physical activity,weight status,diabetes and dementia：A 34-year follow-up of the population study of women in Gothenburg.」Mehlig K et al., Neuroepidemiology vol.42(4)：252-259, 2014より引用)

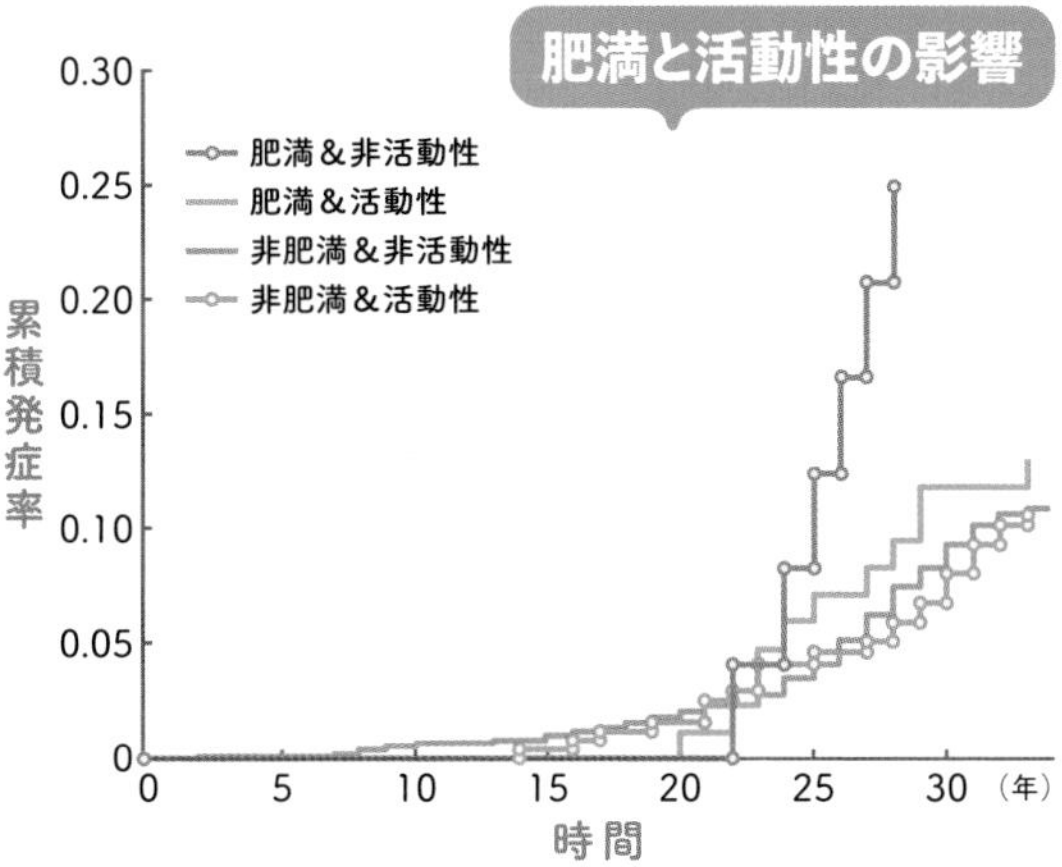

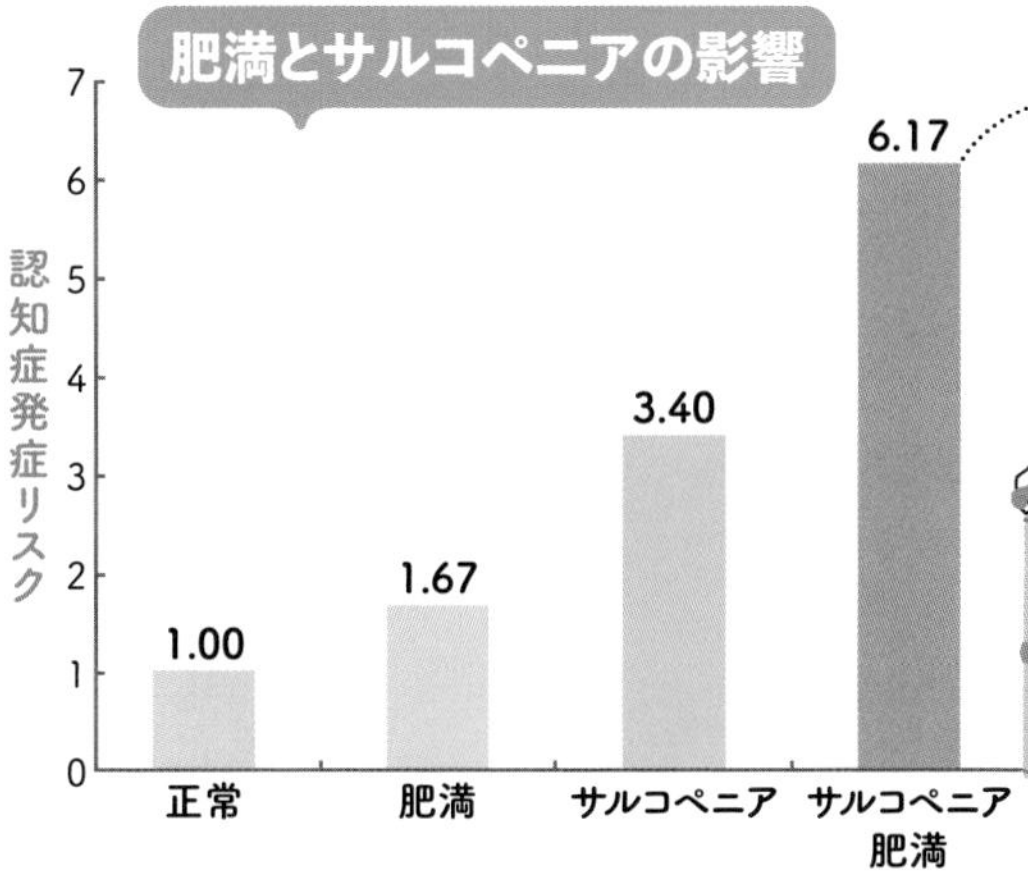

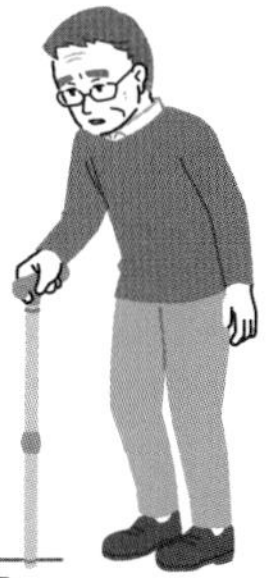

日本での調査結果。サルコペニア肥満では、リスクが約6倍以上。

(「Sarcopenic obesity is associated with cognitive impairment in community-dwelling older adults：The Bunkyo Health Study.」Someya Y et al., Clinical Nutrition vol.41(5)：1046-1051, 2022より引用)

脳の萎縮

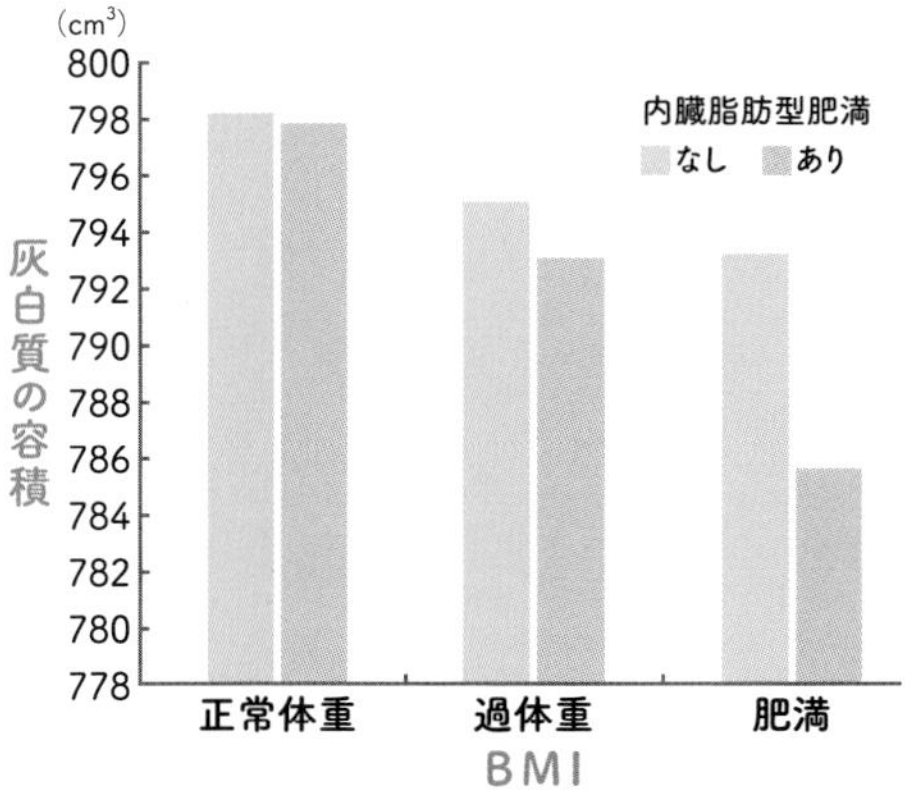

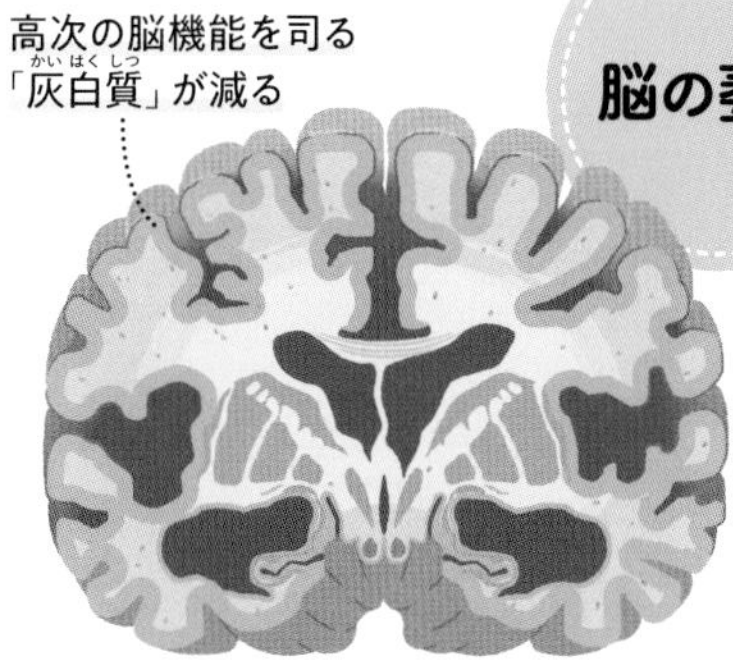

肥満している人ほど、高次脳機能にかかわる大脳の灰白質が萎《い》縮《しゅく》し、容積が減少していた。

(「Association of body mass index and waist-to-hip ratio with brain structure：UK Biobank study.」Hamer M＆Batty GD, Neurology vol.92(6)：e594-e600, 2019より引用)

肥満

運動でやせたほうが、認知症予防効果が高い

肥満による認知機能低下には〝可逆性〟がある

肥満によって認知機能が低下しやすくなりますが、このような認知機能低下は可逆的とわかっています。認知機能がいったん低下しても、体重を減らせば、認知機能も改善してくるのです。

もっとも勧められるのは、食事療法と運動療法の組み合わせ。複数の臨床研究の解析結果では、**食事と運動療法で体重を減らすと、記憶力、注意力、言語能力が有意に改善する**と報告されています。

運動療法は、食事療法以上に効果的

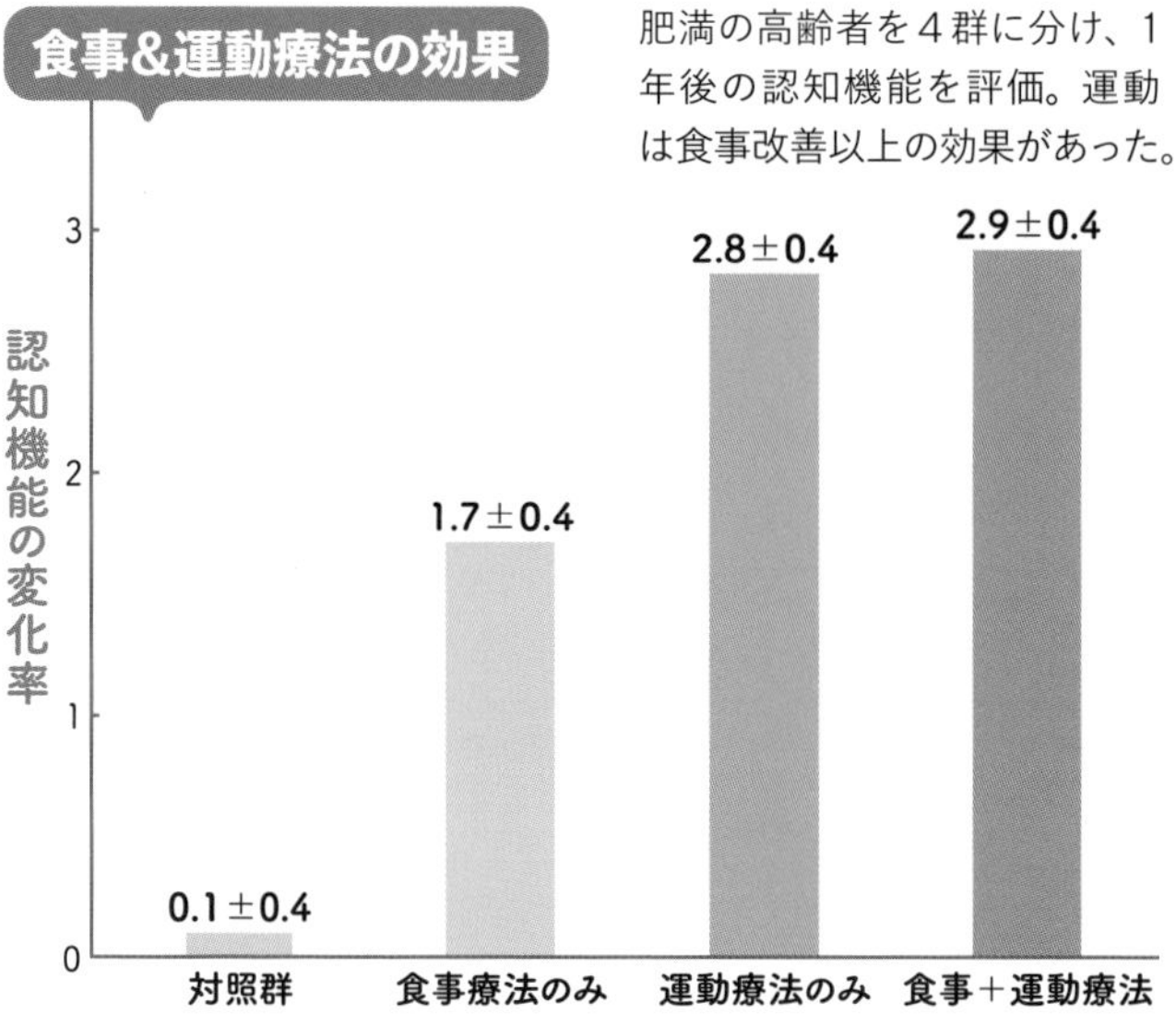

肥満の高齢者を４群に分け、1年後の認知機能を評価。運動は食事改善以上の効果があった。

(「Effect of weight loss, exercise, or both on cognition and quality of life in obese older adults.」Napoli N et al., The American Journal of Clinical Nutrition vol.100(1)：189-198, 2014より作成)

1年後の認知機能改善率は運動療法でとくに高かった！

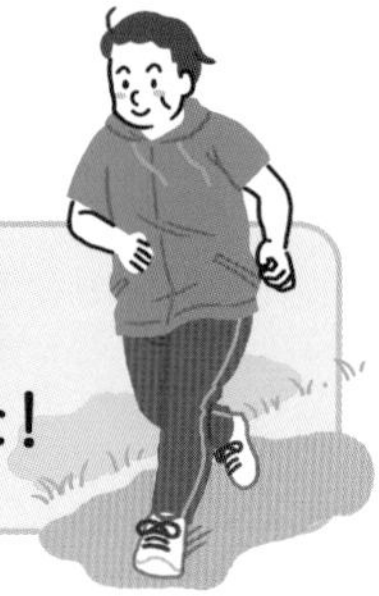

認知症予防には、筋力をつけることも大事

食事を減らすだけでは、減量できても筋力不足になる。筋力をつけて認知症を防ごう。

シカゴの高齢者1121人を対象とした研究。初期測定で筋力がもっとも高かった人たちは、もっとも低かった人たちに比べ、6年後のアルツハイマー病発症率が61%も低かった。

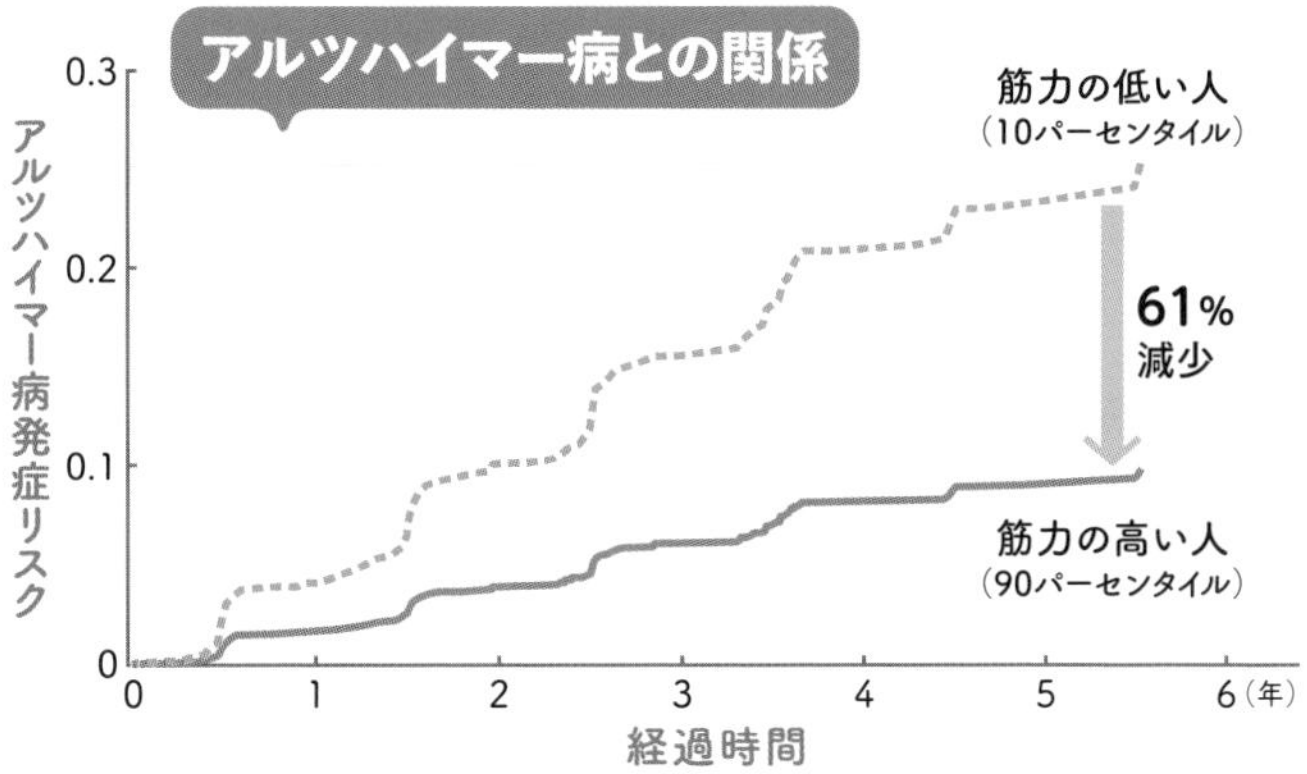

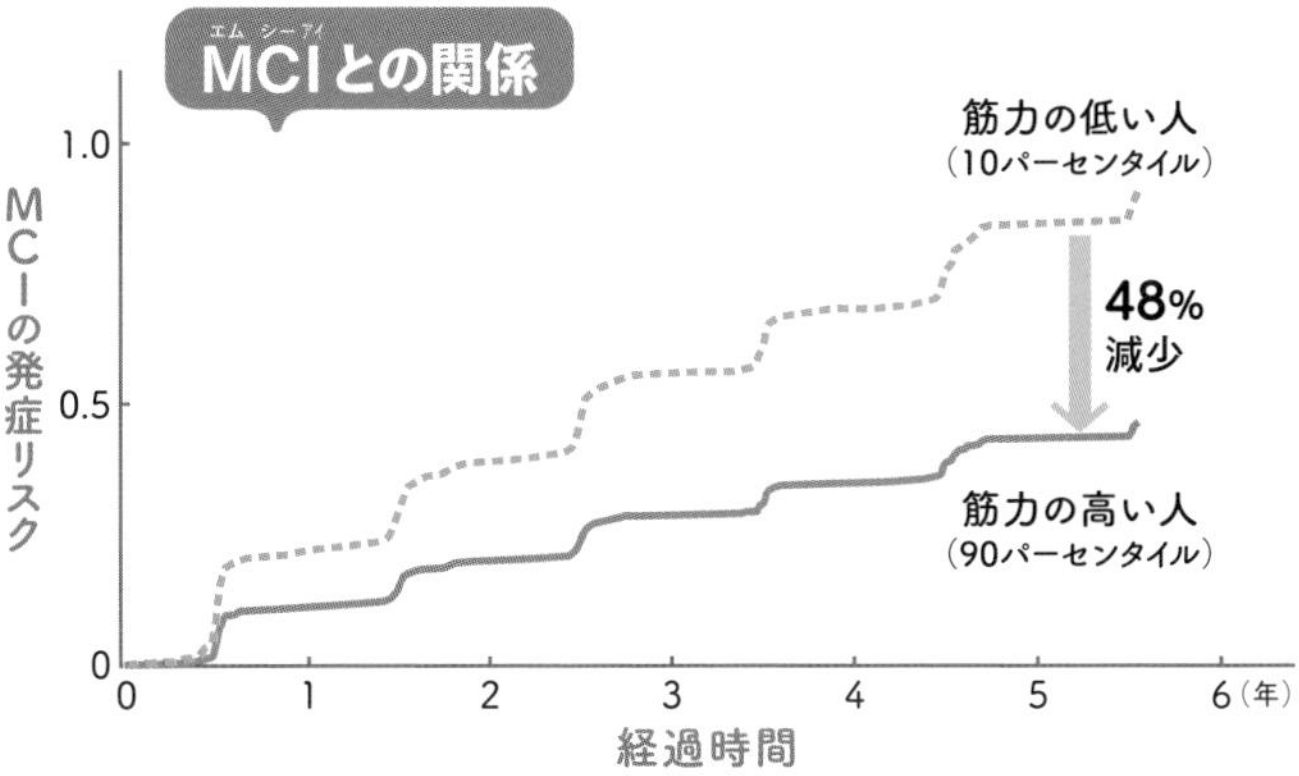

同じ研究でMCIとの関係を見たもの。筋力がもっとも高いグループは、もっとも低いグループに比べ、6年後のMCI発症率が48%低かった。

（「Association of muscle strength with the risk of Alzheimer disease and the rate of cognitive decline in community-dwelling older persons.」Boyle PA et al., Archives of neurology vol.66（11）：1339-1344, 2009より引用）

ただやせるだけでなく、身体活動を増やすことが大事

短期的に体重を減らすには、食事量や炭水化物を減らすのがいちばん簡単。しかし認知症予防により効果が高いのは、運動療法です。**体重減少率に比例して予防効果が出るのではなく、体を動かすこと自体に、意味があるのです。**

ドイツの研究では、運動不足で肥満の人に8週間の運動をさせたところ、体重は期待ほど減らなかったものの、認知機能は改善したという報告もあります。**食事制限で体重を減らすだけでなく、運動を積極的にとり入れましょう。**正常体型の人にも、運動は有効です。

ただし肥満は、心血管病などの大きなリスク。その意味では運動に加え、食事も見直すべきです。

肥満
［中年期］

生活習慣を見直して、しっかり減量

いま減量しておけば老年病全般の予防になる！

中年期で肥満している人は、食事療法と運動療法で、目標体重までしっかりと減量しましょう。**認知症だけでなく、心血管病、脳血管障害などの老年病の予防にもなります。**自己流ではなく、医療機関で相談し、必要に応じて栄養士にも支援してもらうと確実です。

おすすめはジョギング、速歩、エアロバイクなどの有酸素運動です。消費エネルギーが多く、効率よく減量できます。

現体重から、3～10％の減量を目標に

いまのBMIに応じて、治療上の減量目標が定められている。

肥満症の場合

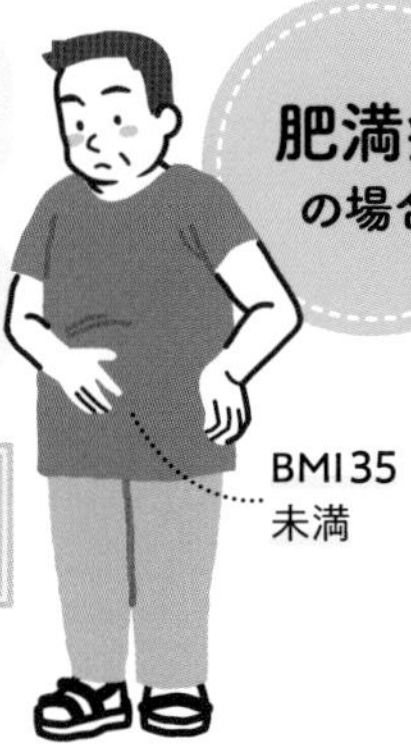

肥満症治療食
（25kcal×標準体重（kg）/日以下）

＋

運動療法の導入
（ジョギングなどの有酸素運動）

↓

現体重の3％以上の減量達成！

BMI35未満の人は、3％以上の体重減で健康上のリスクを減らせる。

高度肥満症の場合

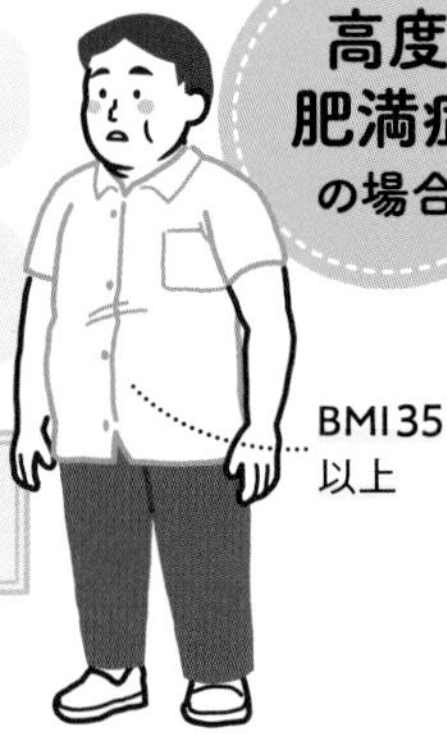

肥満症治療食
（20～25kcal×標準体重（kg）/日以下）

＋

運動療法の導入
（速歩などの有酸素運動）

↓

現体重の5～10％の減量を達成！
（合併する健康障害に応じて設定する）

BMI35以上の高度肥満では、5～10％の体重減が必要となる。

肥満
［老年期］

カロリーは減らさず、たんぱく質を増やす

体重だけを基準にせず、筋肉量も考えて減量

高齢になると、体重は増えずＢＭＩは変わらないのに、腹囲だけ増える人が多くなります。筋肉が減ってくるのが原因です。**これが進んでサルコペニア肥満になると、認知症のリスクが高まります。**

高齢者にとって大切なのは、筋肉量を減らさないこと。**食事のカロリーは減らさず、たんぱく質を増やすようにします。**運動は、有酸素運動とレジスタンストレーニングを組み合わせておこないます。

筋肉量を保つ食事&運動を心がける

体重計だけ見ていてはダメ。筋肉量を減らさないことが大事。

食事

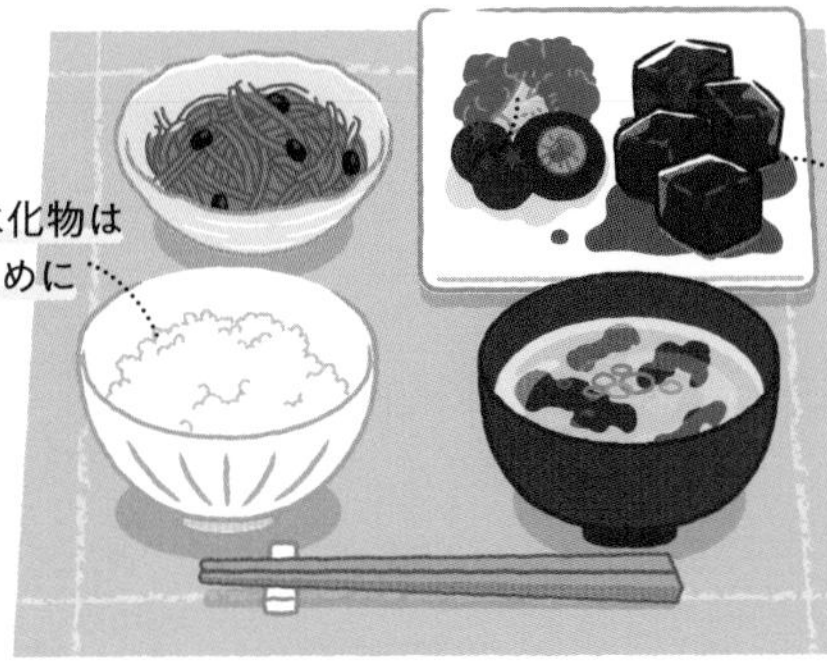
炭水化物は控えめに
肉か魚でたんぱく質を補給

肉や魚を毎日食べ、筋肉の材料となるたんぱく質はしっかり補給する。

運動

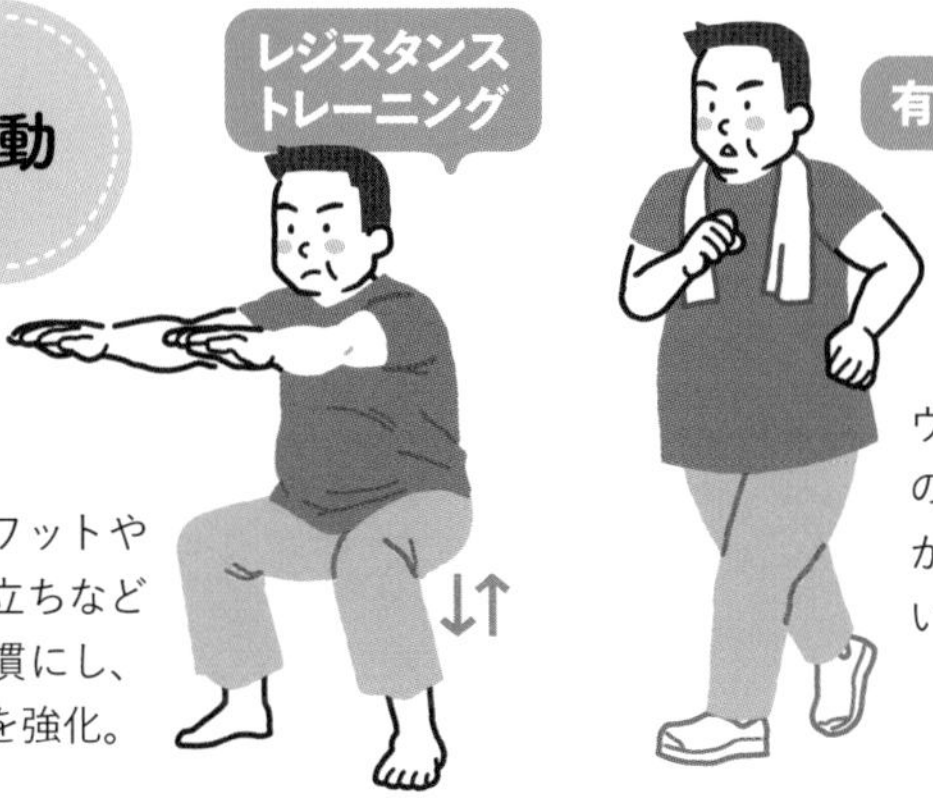
レジスタンストレーニング
有酸素運動

スクワットや片脚立ちなどを習慣にし、筋力を強化。

ウォーキングの場合も、息がはずむくらいをめやすに。

高血圧

血管性認知症のリスクも アルツハイマー病のリスクも高まる

血圧を十分に下げて、心血管病＆認知症を予防

アメリカの大規模研究で、厳格な降圧が有効と明確になった。

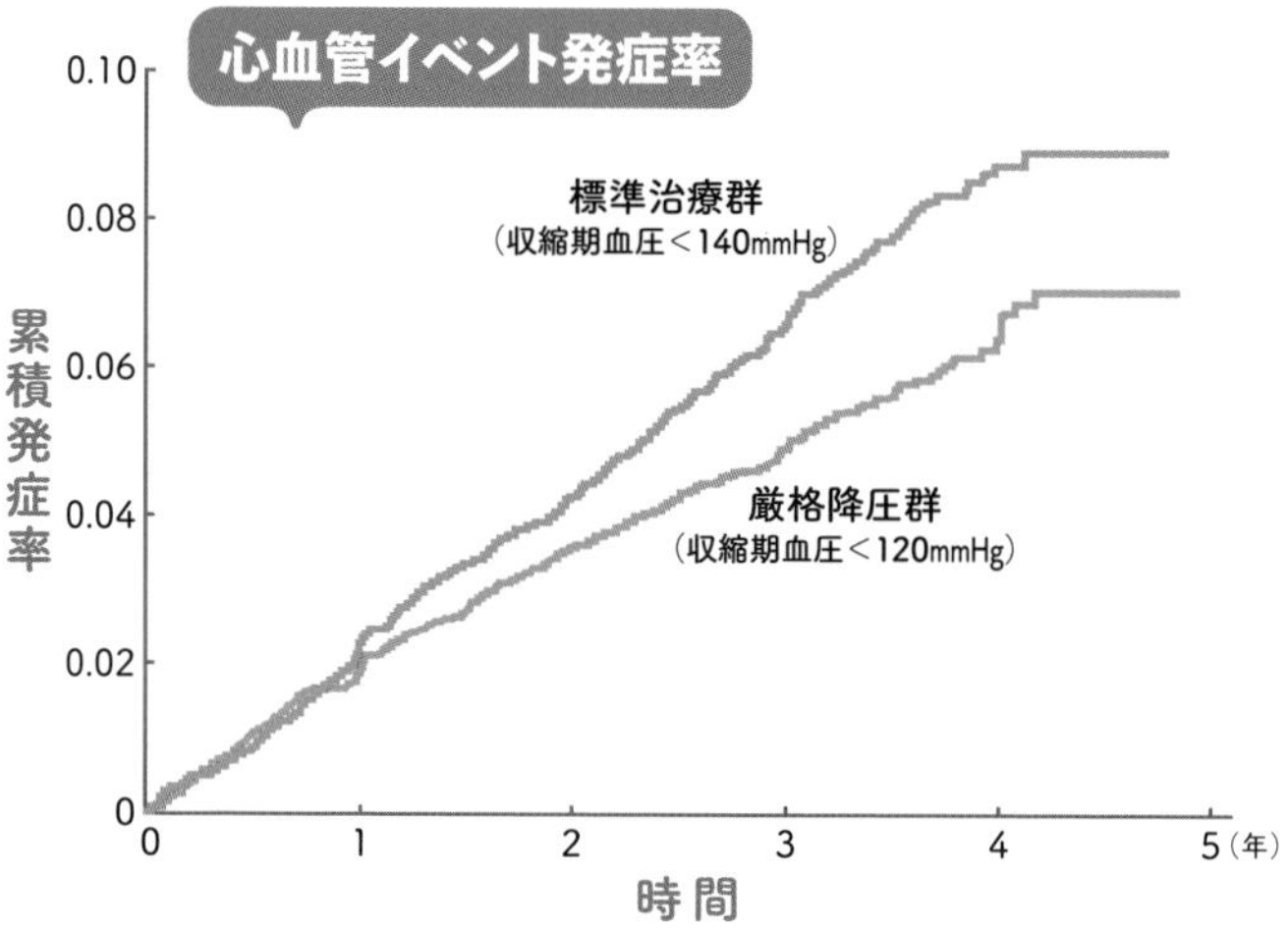

（「A randomized trial of intensive versus standard blood-pressure control.」The SPRINT Research Group, The New England Journal of Medicine vol.373 (22):2103-2116, 2015より引用）

収縮期血圧120mmHg未満まで下げた人たちは、標準的な降圧治療群に比べ、心血管病があきらかに少なくなった。

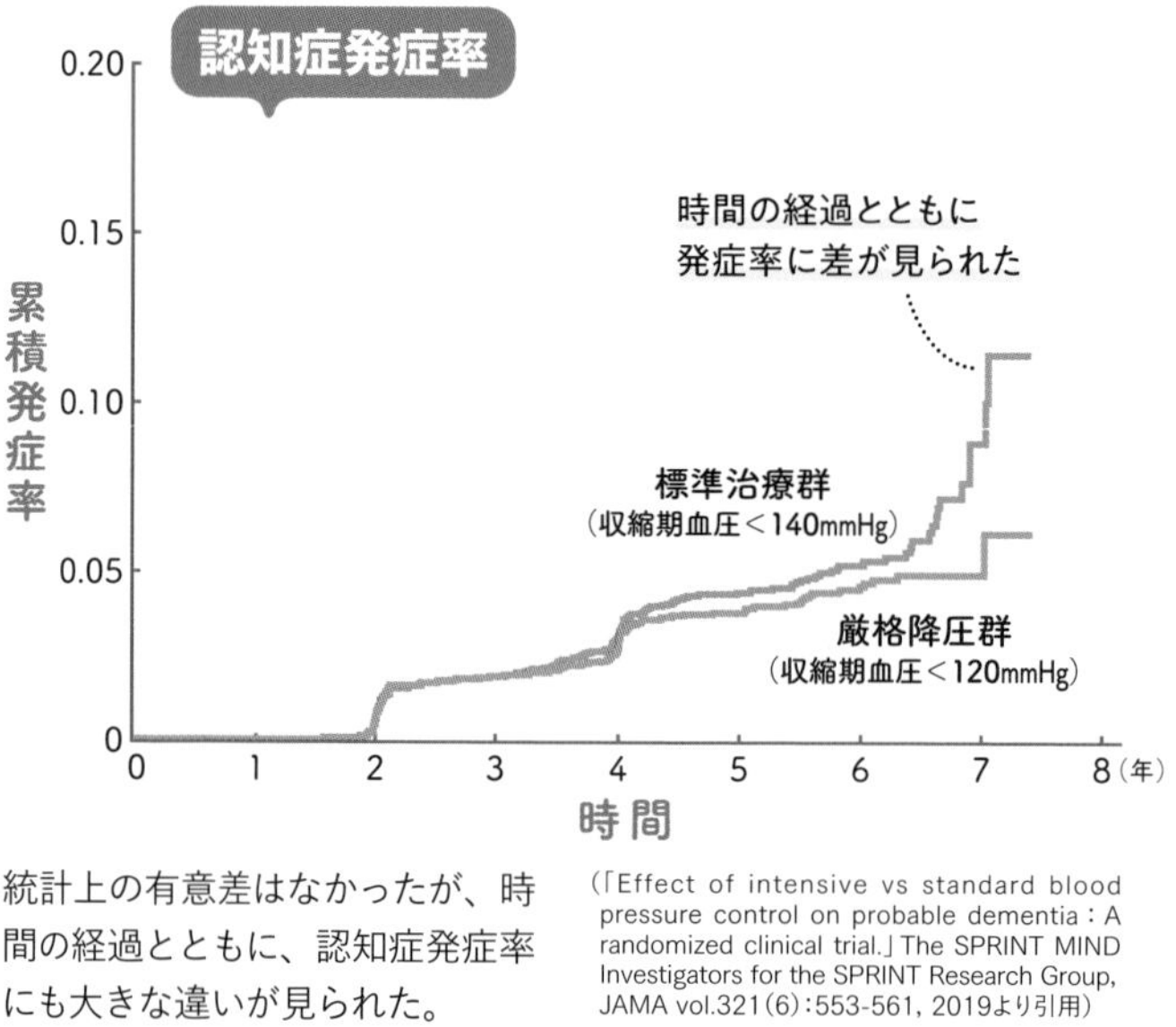

統計上の有意差はなかったが、時間の経過とともに、認知症発症率にも大きな違いが見られた。

（「Effect of intensive vs standard blood pressure control on probable dementia：A randomized clinical trial.」The SPRINT MIND Investigators for the SPRINT Research Group, JAMA vol.321(6)：553-561, 2019より引用）

高血圧で動脈硬化が進み、認知症の誘因に

血管性認知症とアルツハイマー病のリスクが増加。両者の合併も多い。

高血圧

診察室 140/90mmHg以上　**家庭** 135/85mmHg以上

診察室での測定値で140/90mmHg以上、家庭血圧で135/85mmHg以上なら高血圧。より優先されるのは家庭血圧の値。

動《どう》脈《みゃく》硬《こう》化《か》

高血圧状態が続くと動脈壁が硬くなり、血管の内腔《ないくう》もせまくなって、血流が阻害《そがい》される。

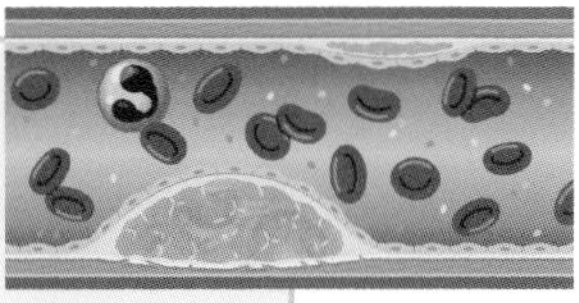

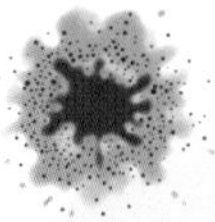

神経細胞の障害

血管に病変があると、脳の神経細胞にアミロイドβ《ベータ》がたまりやすい。

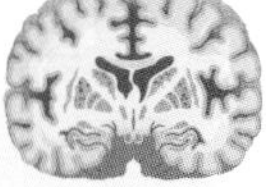

脳血管障害

動脈硬化で血栓《けっせん》ができるなどして、脳梗塞《のうこうそく》などの脳血管障害を発症。

アルツハイマー病

アミロイドβの蓄積によって神経細胞の変性・脱落が起こり、認知機能が低下する。

＋

血管性認知症

脳血管が詰まるなどして神経細胞に栄養が届かなくなり、一部が死滅。認知機能が低下する。

症状が何もなくても ほうっておくと危険!!

高血圧が心血管病のリスクを高めることはよく知られていますが、同時に認知症の重要なリスク因子でもあります。

高血圧は脳血管障害を引き起こすため、血管性認知症のリスクとなるのは当然でしょう。**しかしそれだけでなく、アルツハイマー病に関しても、直接的なリスク因子なのです。**高血圧で動脈硬化《どうみゃくこうか》が進行することが背景となり、脳の神経細胞にアミロイドβ《ベータ》が蓄積しやすくなると考えられています。

たとえ現在は何も症状がなくても、高血圧を放置しておくのは危険です。生活改善や薬できちんと治療し、それを継続するようにしましょう。

高血圧

運動で血圧を下げると認知症になりにくい

運動の効果

週3回以上の運動習慣で血圧を下げ、認知症を防ぐ

運動の血圧を下げる効果も、認知症予防効果も、証明されている。

降圧効果

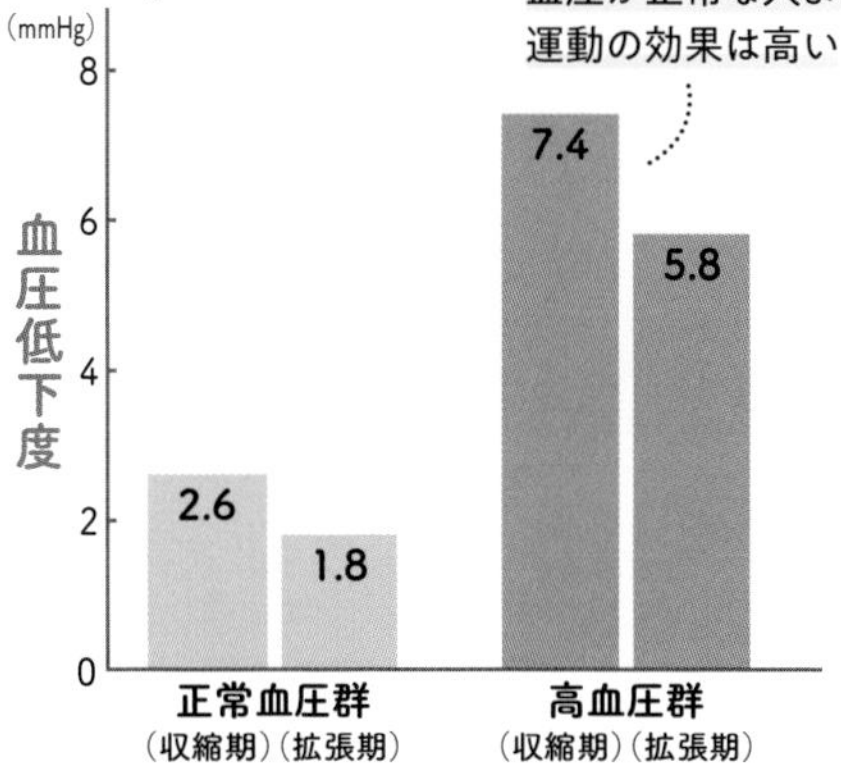
血圧が正常な人より、運動の効果は高い

計44の調査研究の解析結果。運動の降圧効果は、正常血圧より高血圧の人で強く認められた。

(「Effect of aerobic exercise on blood pressure：A meta-analysis of randomized, controlled trials.」Whelton SP et al., Annals of Internal Medicine vol.136(7)：493-503, 2002より作成)

認知症予防効果

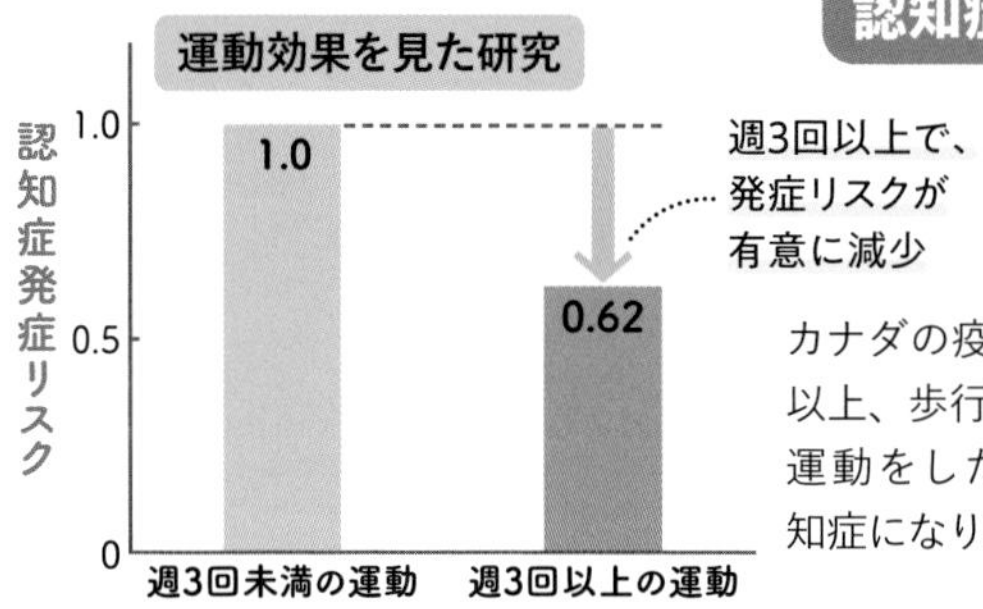

カナダの疫学調査。週3回以上、歩行より負荷の高い運動をした高齢者は、認知症になりにくかった。

(「Exercise is associated with reduced risk for incident dementia among persons 65 years of age and older.」Larson EB et al., Annals of Internal Medicine vol.144(2)：73-81, 2006より引用)

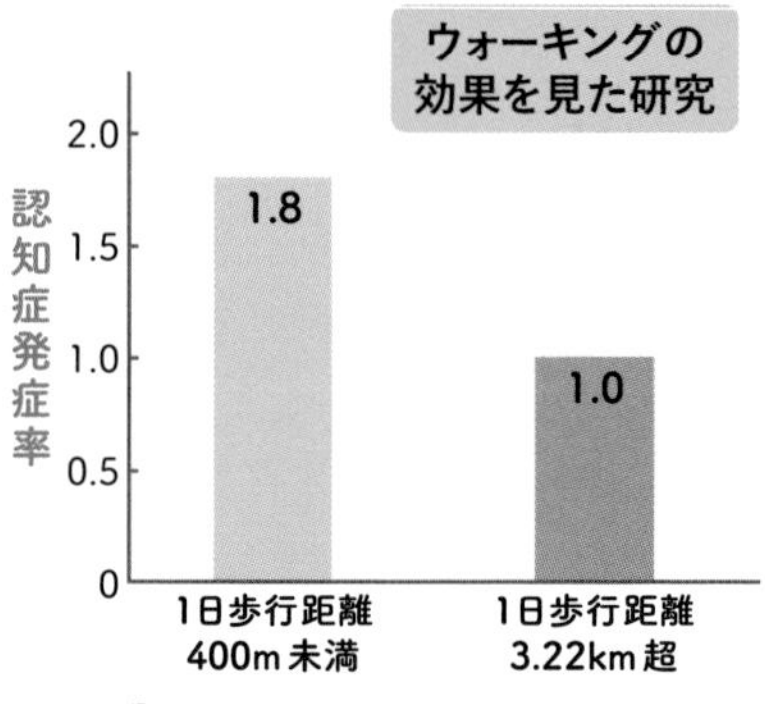

2000人以上を対象とした追跡調査。歩行距離が1日400m未満の人たちは、3.22km超の人たちに比べ、認知症発症率が1.8倍だった。

(「Walking and dementia in physically capable elderly men.」Abbott RD et al., JAMA vol.292(12)：1447-1453, 2004より引用)

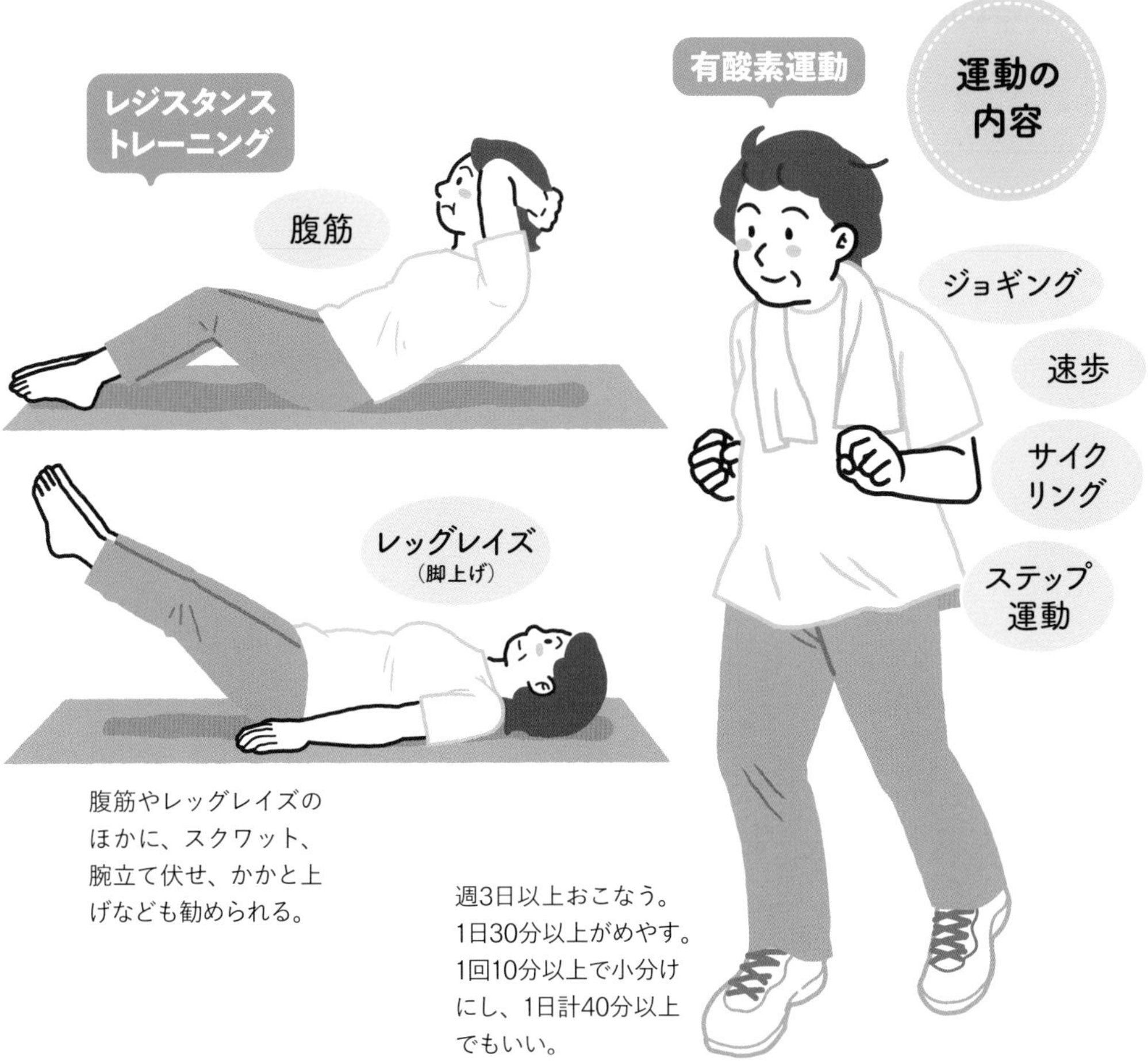

腹筋やレッグレイズのほかに、スクワット、腕立て伏せ、かかと上げなども勧められる。

週3日以上おこなう。1日30分以上がめやす。1回10分以上で小分けにし、1日計40分以上でもいい。

認知症を防ぐうえ、将来の介護予防にも有効

高血圧の最大の問題は、心血管病や脳血管障害を発症しやすいことです。ある日突然、胸の痛みや頭痛が生じ、救急車で運ばれることに。命を落とす危険があり、脳血管障害では麻痺《まひ》などの後遺症が残る人も多くいます。いずれも要介護原因の上位に入る病気です。

そのため高血圧の人は、必要に応じて降圧薬を使い、血圧を十分にコントロールしなくてはなりません。**そのとき必ずとり入れたいのが運動。**右ページの図のように、**高血圧の人ほど、運動による降圧効果が得られます。**肥満、糖尿病、脂質異常症改善にも有効です。運動習慣自体が認知症予防に役立つので、相乗効果が期待できます。

高血圧
［中年期］

生活改善に加え、臓器保護作用のある薬を使う

確実に下げることで認知症などのリスクを低減

　中年期で高血圧の人は、血圧を下げることで認知症のリスクが低下します。**生活改善は重要ですが、血圧が目標値まで下がらなければ、降圧薬も飲みましょう。**

　第一選択薬となるのは、ARB《エーアールビー》やカルシウム拮抗薬《きっこうやく》など。長期的な老年病予防には、心臓や腎臓の保護作用があるARBが適しています。**心機能が悪化して心不全に陥ると、認知症にもなりやすく、心保護作用はとりわけ重要です。**

偏った食事や運動不足など、見直すべき習慣は多い

生活改善と薬物治療の2本立てで、血圧を目標値まで下げる。

生活改善

野菜を多くとり、体を動かす習慣を
食事改善は重要だが、運動習慣をつけ、それを継続することで効率よく血圧を下げられる。

- 食事の見直し（野菜を多くとるなど）
- 減塩（1日6g未満）
- 節酒
- 禁煙
- 運動習慣
- 適正体重の維持（BMI＜25）

＋

薬物治療

ARB《エーアールビー》には、臓器保護作用が期待できる
心機能や腎機能を低下させないためには、臓器保護作用が期待できるARBが適する。

利尿薬《りにょうやく》	カルシウム拮抗薬《きっこうやく》	ARB
体液量を減らして血圧を下げる。ARBなどに少量で併用する。	血管を拡張させ、血圧を確実に下げる。ARBとの合剤もある。	腎血流や交感神経、血中ナトリウム濃度にかかわる内分泌系に作用。

目標

- 診察室 → 130/80mmHg未満を達成
- 家庭 → 125/75mmHg未満を達成

高血圧
［老年期］

塩分に気をつけながら、薬を適切に使用

高齢者は、漬物などで塩分過剰になりやすい

高齢者の場合、血圧のコントロールと同時に、降圧薬の副作用に注意しなくてはなりません。**血圧調節機能低下により、起立性低血圧が起きやすく、転倒・骨折の危険があるためです。**少量から始め、低血圧に注意しながら使います。

また高齢者の高血圧は、過剰な塩分からくることも多いもの。「漬物は1日1回まで」「野菜でナトリウムを排泄する」など、無理なく習慣化できる減塩の工夫をします。

薬による低血圧、ふらつき、転倒にも注意！

起立性低血圧を起こすのはこんなとき。本人も家族も注意を。

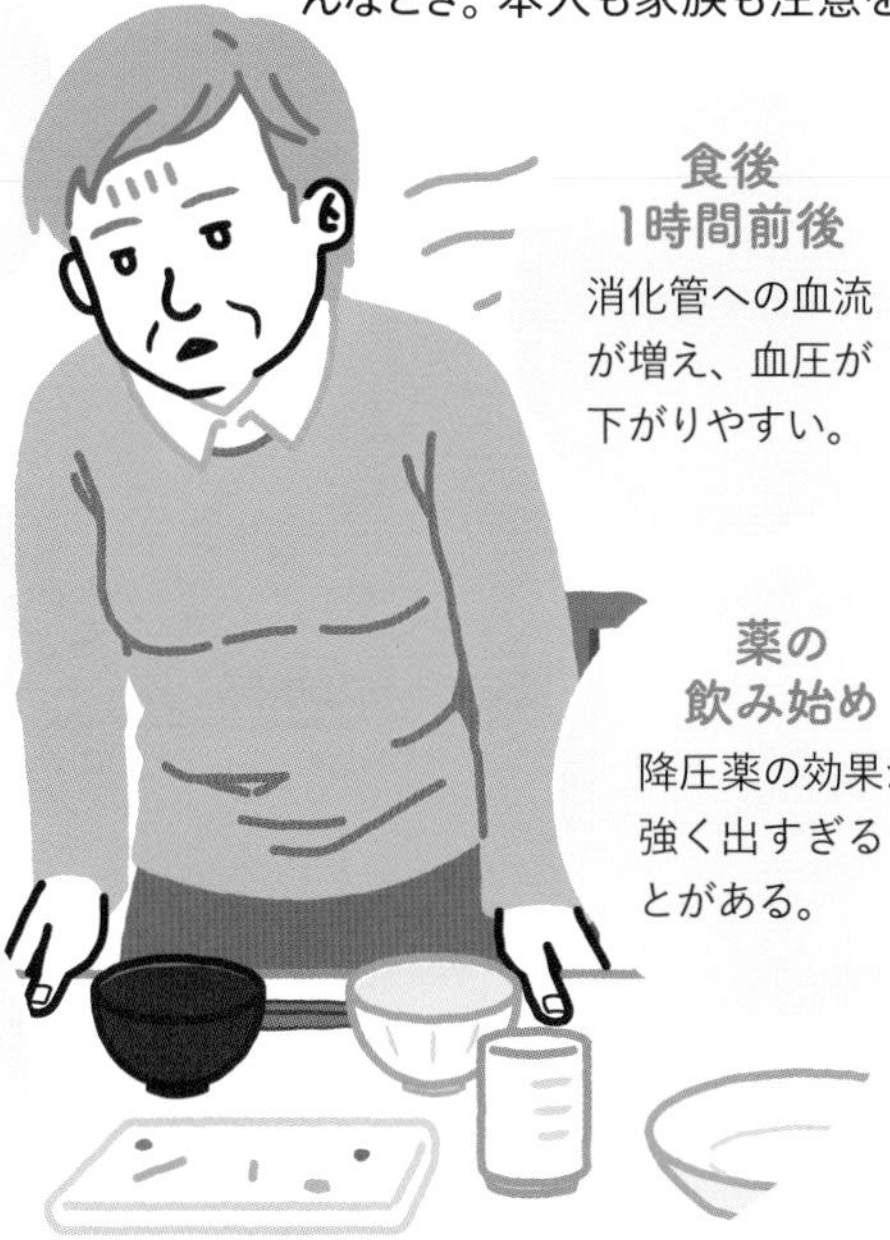

急な起立時
急に立ち上がると、めまいやふらつきを起こす。

食後1時間前後
消化管への血流が増え、血圧が下がりやすい。

夏季などの脱水時
体を循環する水分量が減り、血圧が低下する。

薬の飲み始め
降圧薬の効果が、強く出すぎることがある。

体位変換の直後
脚のほうに血液が集まるなどして、血圧が変動。

目標
副作用に十分注意しながら、降圧を
診察室 140/90mmHg未満　家庭 135/85mmHg未満

脂質
異常症

総コレステロール251以上で、リスクが1・9倍に

肥満や高血圧と同じくらい、認知症のリスクになる

血液中の脂質の量が、認知症の発症に関係している。

脂質異常症の基準

LDLコレステロール

140mg/dL 以上 → 高LDLコレステロール血症

120〜139mg/dL → 境界域高LDLコレステロール血症

HDLコレステロール

40mg/dL 未満 → 低LDLコレステロール血症

トリグリセライド

150mg/dL 以上(空腹時採血)
175mg/dL 以上(随時採血) → 高トリグリセライド血症

Non-HDLコレステロール

170mg/dL 以上 → 高non-HDLコレステロール血症

150〜169mg/dL → 境界域高non-HDLコレステロール血症

脂質の値が左記にひとつでもあてはまれば、脂質異常症。

メタボリック・シンドロームの基準

必須項目		(内臓脂肪蓄積) ウエスト周囲径	男性≧85cm 女性≧90cm
		内臓脂肪面積 男女ともに≧100cm^{2}に相当	
選択項目 3項目のうち 2項目以上	1	高トリグリセライド血症 かつ／または 低HDLコレステロール血症	≧150mg/dL <40mg/dL
	2	収縮期(最大)血圧 かつ／または 拡張期(最小)血圧	≧130mmHg ≧85mmHg
	3	空腹時高血糖	≧110mg/dL

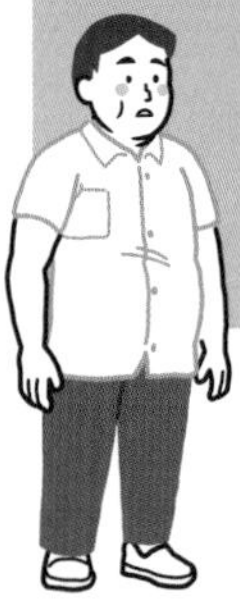

必須項目ひとつと、選択項目の3項目中2項目以上が揃っている場合に、メタボと診断される。

認知症との関係

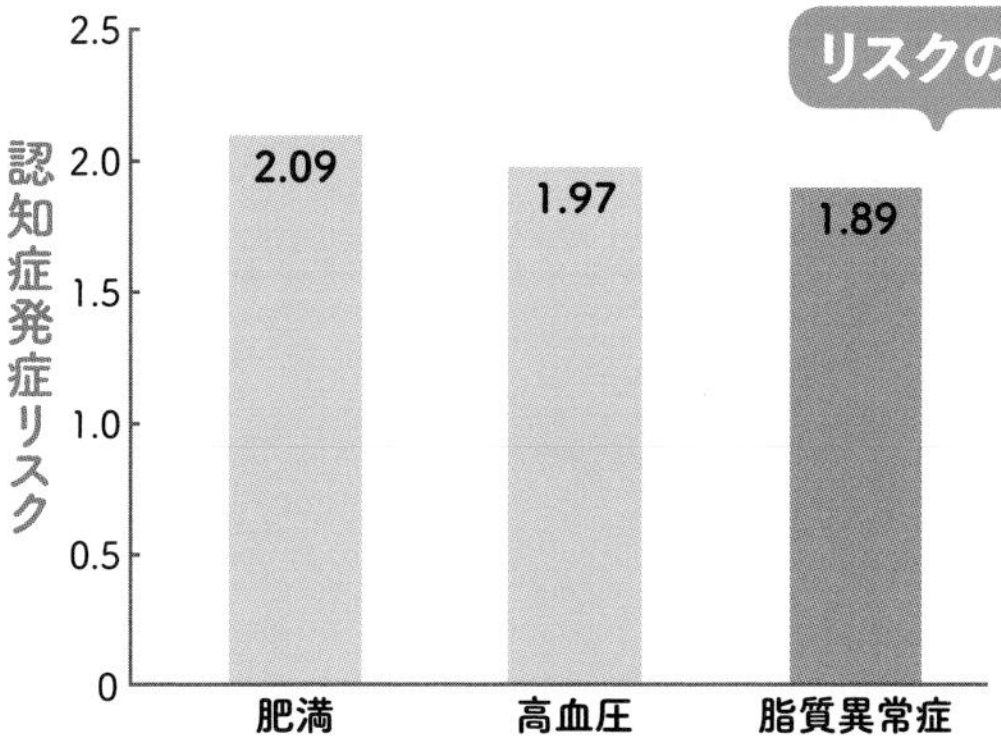

総コレステロール値251mg/dL以上の人は、認知症の発症リスクが健康な人の1.89倍。

（「Obesity and vascular risk factors at midlife and the risk of dementia and Alzheimer disease.」Kivipelto M et al., Archives of neurology vol.62 (10):1556-60, 2005より作成）

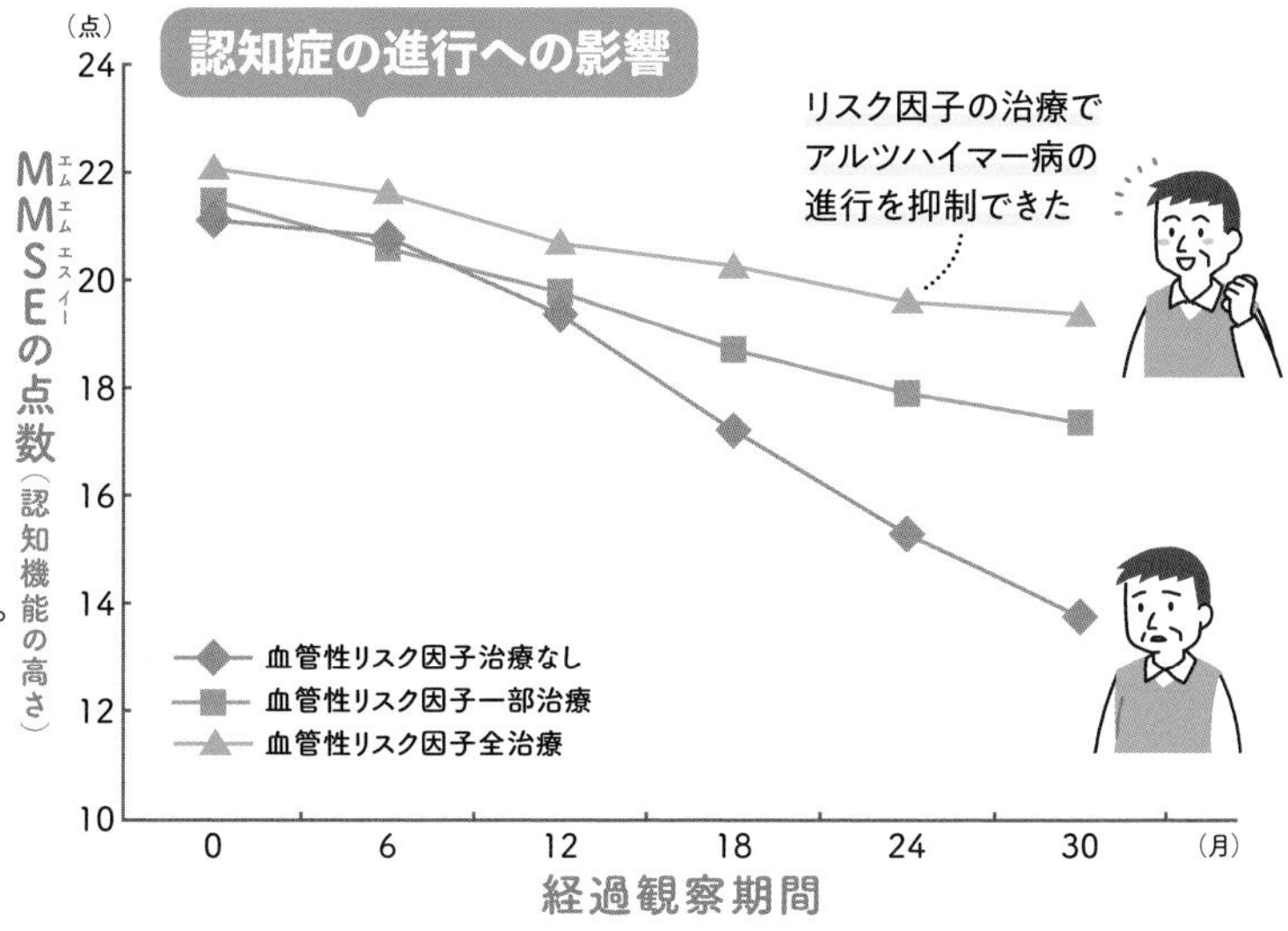

血管性リスク因子（高血圧・糖尿病・脂質異常症）をしっかり治療すると、認知機能を高く保てる。

（「Treatment of vascular risk factors is associated with slower decline in Alzheimer disease.」Deschaintre Y et al., Neurology vol.73 (9)：674-680, 2009／「脂質異常症と認知症予防」櫻井博文・羽生春夫, 臨床精神医学 vol.49 (5):611-615, 2020より引用）

血管性認知症のリスクが高く、アルツハイマー病にも影響

脂質異常症は動脈硬化《どうみゃくこうか》や脳血管障害の原因でもあり、血管性認知症の大きなリスク因子です。**メタボリック・シンドロームの人は複数のリスク因子をもつため、より危険です。**日系人の大規模調査「ホノルルアジア老化研究」でも、「血糖」「血圧」「BMI」「皮下脂肪の厚さ」「脂質異常」などの合計スコアが高い人は、血管性認知症が起きやすい傾向にありました。

脂質異常症はアルツハイマー病にも深くかかわっています。とくに関係するのは、中年期の脂質異常症。脂質異常症の薬（スタチン）を飲むと、認知症リスクを軽減できる可能性も、多くの疫学研究の解析から報告されています。

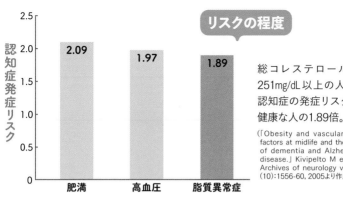

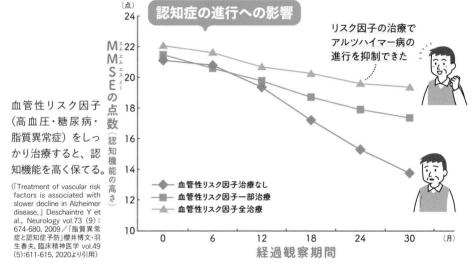

脂質異常症

心血管病のリスクが高いなら、老年期も治療を

LDLコレステロール100未満をめざし、食事・運動・薬で治療

食生活改善、運動だけで下がらないなら、薬も使って確実に下げる。

食生活の改善

高LDLコレステロール血症

油の量以上に、「質」を見直す

トランス脂肪酸やバターは避け、オリーブオイルなどの一価不飽和脂肪酸（→P92）をとる。

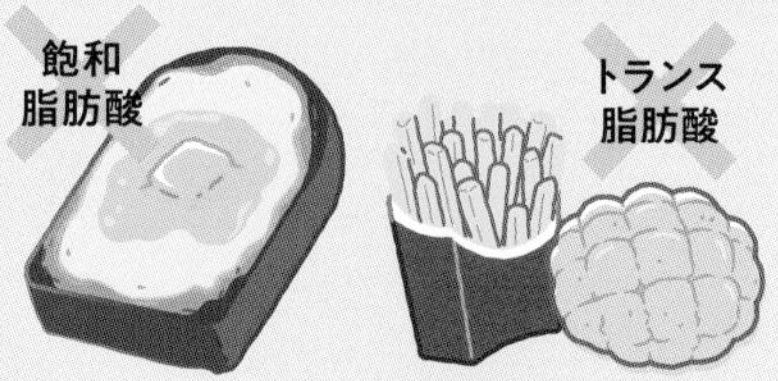

低HDLコレステロール血症

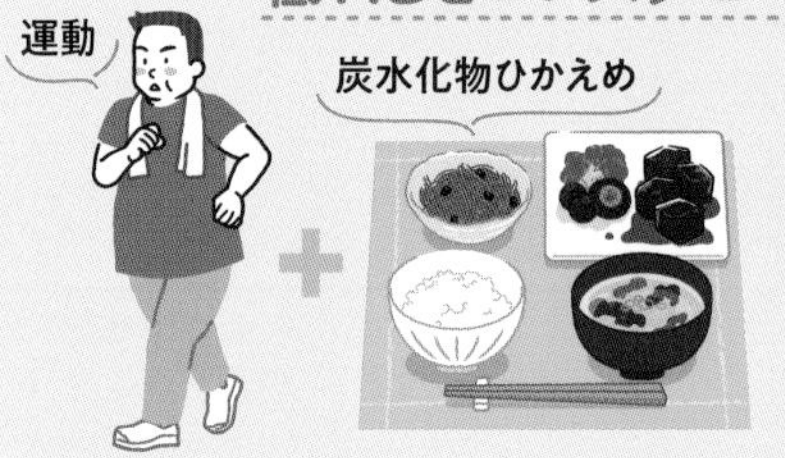
運動
炭水化物ひかえめ

主食のごはんを減らし、赤身肉や魚を増やす

主食を減らして全体のエネルギー量を抑え、適正体重を維持する。同時に運動習慣もつける。

高トリグリセライド血症

ごはんやめん類、アルコールのとりすぎに注意

食事全体における炭水化物の比率を低くし、アルコールの摂取量も制限。果物もとりすぎに注意。

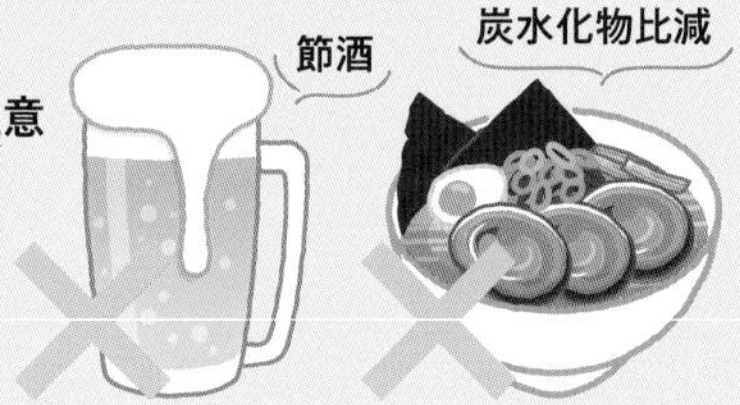
節酒
炭水化物比減

メタボリック・シンドローム

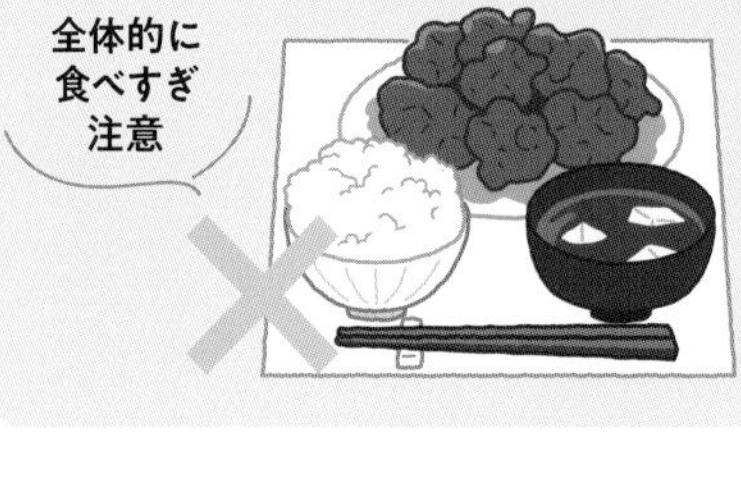
全体的に食べすぎ注意

減量目標を決めて、食事量をコントロール

まずはエネルギー量を適正にし、体重を減らす。たんぱく質、ビタミン、ミネラルは多めにとる。

運動

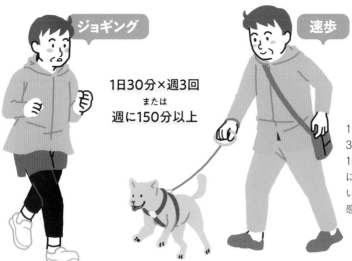

1日30分の運動を週3回以上、または週150分以上をめやすに。ウォーキングもいいが、少しきつく感じる速さで。

薬物治療

心血管病のその他のリスクは？

- 急性《きゅうせい》冠症候群《かんしょうこうぐん》（心筋梗塞《しんきんこうそく》など）の既往
- 家族性高コレステロール血症
- 糖尿病
- アテローム血栓性脳梗塞《けっせんせいのうこうそく》

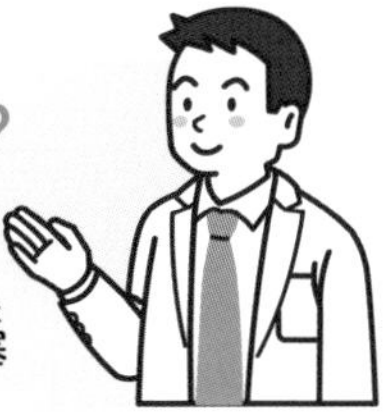

1つ以上に該当

目標 **LDLコレステロール＜70mg/dL**

すでに心筋梗塞などを起こしている人、リスク因子をもつ人では、厳格な目標値まで下げる。

1つも該当しない

目標 **LDLコレステロール＜100mg/dL**

心血管病のリスクがほかになければ、LDLコレステロール100mg/dL未満まで下げればよい。

中高年では万全に治療。高齢者では総合的に判断する

中年期で脂質異常症がある場合には、認知症予防のためにも、脂質の値を目標値までしっかりとコントロールします。**目標値はLDLコレステロール100mg／dL未満が基本。**必要ならスタチン（H《エイチ》M《エム》G《ジー》-Co《コー》A《エー》還元《かんげん》酵素《こうそ》阻害《そがい》薬《やく》）という薬も飲みます。

老年期については、脂質が高くてもいいか下げるべきか、いまだ明確になっていません。**ただし、家族性高コレステロール血症の人、糖尿病などで心血管病のリスクが高い人は別です。**中年期と同様に、スタチンを飲んで厳格にコントロールします。すでに要介護状態に陥っている人などでは、全身状態を考えて総合的に判断します。

「歳のせい」と放置せず、集音器や補聴器を使う

年齢が上がるほど、高音が聞こえにくくなる

対策しないと、コミュニケーション障害から認知症になりやすい。

年代別の聴力

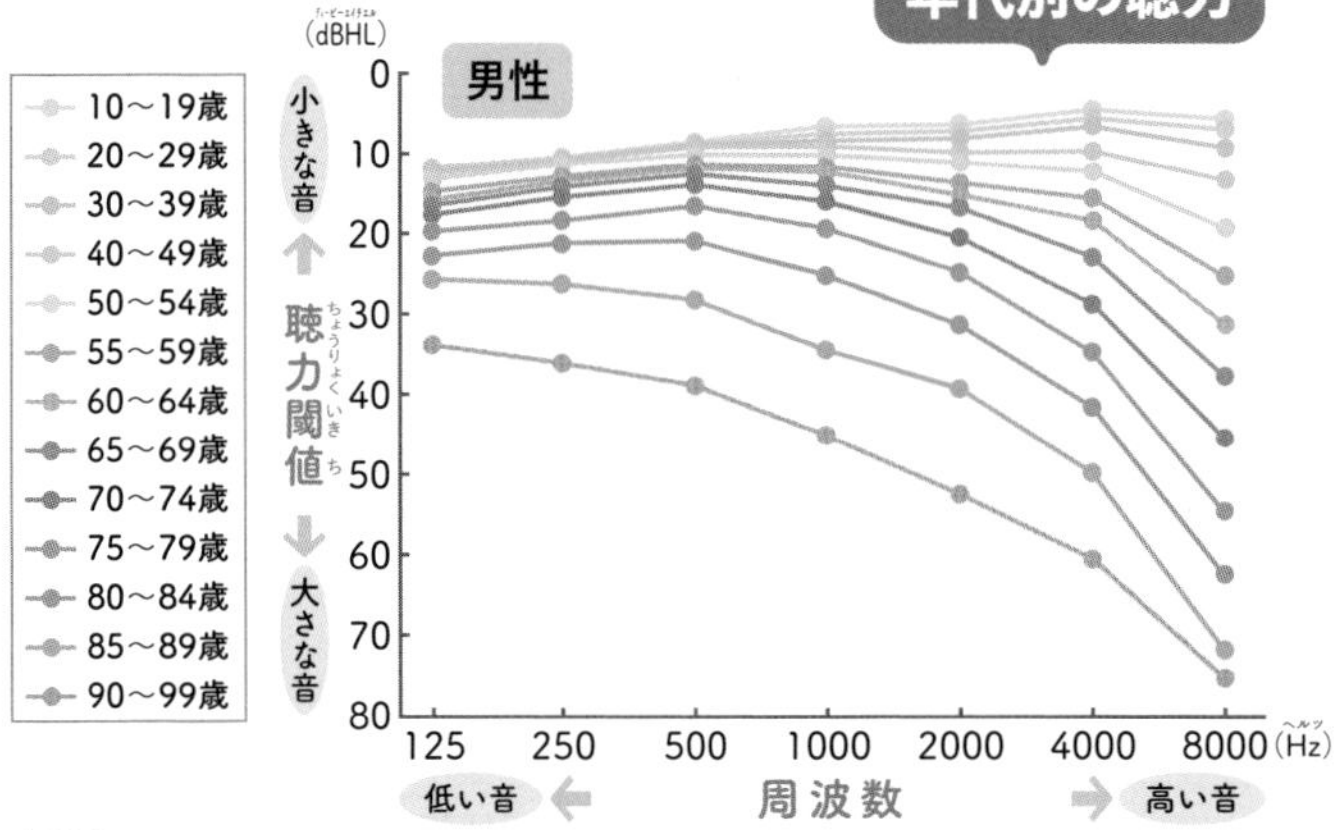

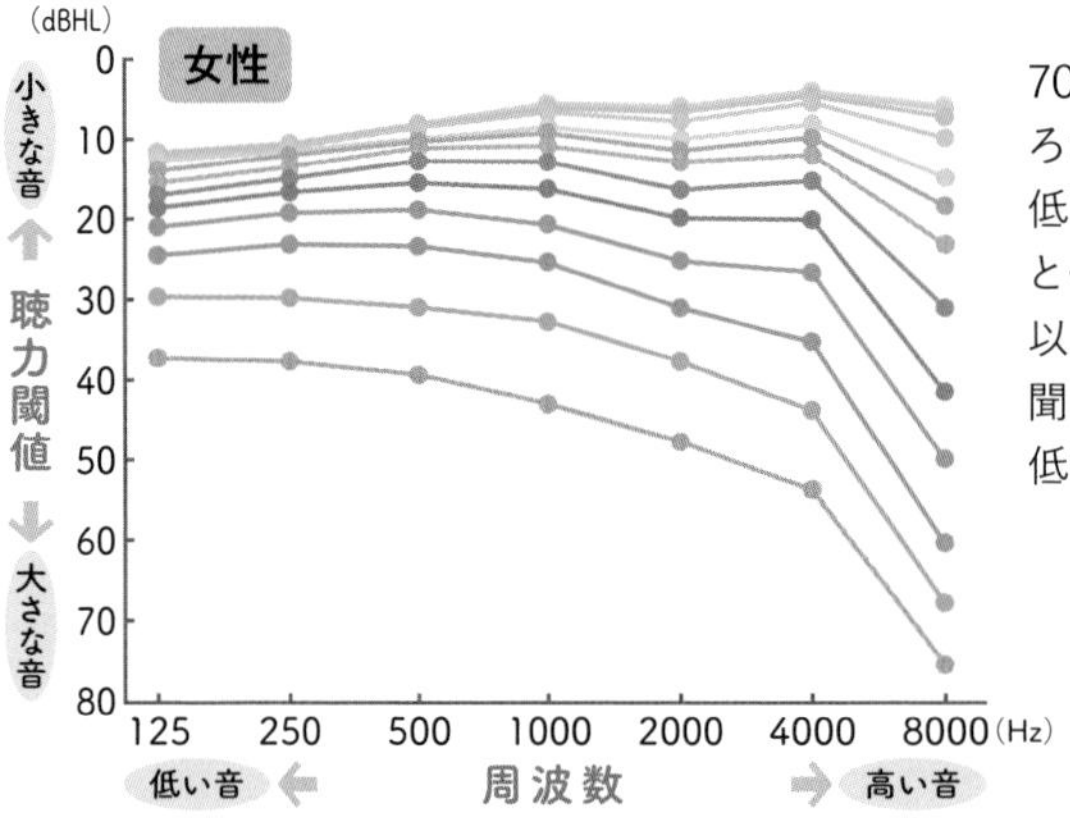

70代になるころから聴力の低下が顕著に。とくに3000Hz以上の高音を聞きとる力が低下する。

(東京医療センター・慶應義塾大学医学部
2021年3月25日プレスリリースより引用)

聞こえにくさを感じたら、集音器や補聴器を早めに使う

補聴器は小型になり、性能が向上している。調整しながら使い、不快感を減らすことが大事。
抵抗がある人は、集音器を日常的に使う。

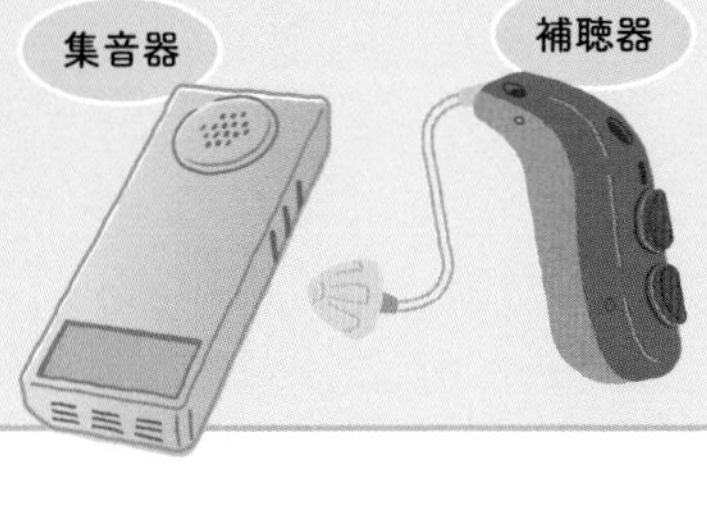

見えにくくなったら、白内障・緑内障を疑って受診

もっとも多いのは白内障。緑内障も高齢者に多く、失明の危険がある。

白内障《はくないしょう》

水晶体がにごって
ものが見えにくくなる

視力低下の最大原因。レンズの役割をする水晶体が白くにごり、ものがかすんで見えるようになる。80代ではほとんどの人が罹患《りかん》している。

↓

手術治療
（眼内《がんない》レンズを入れる）

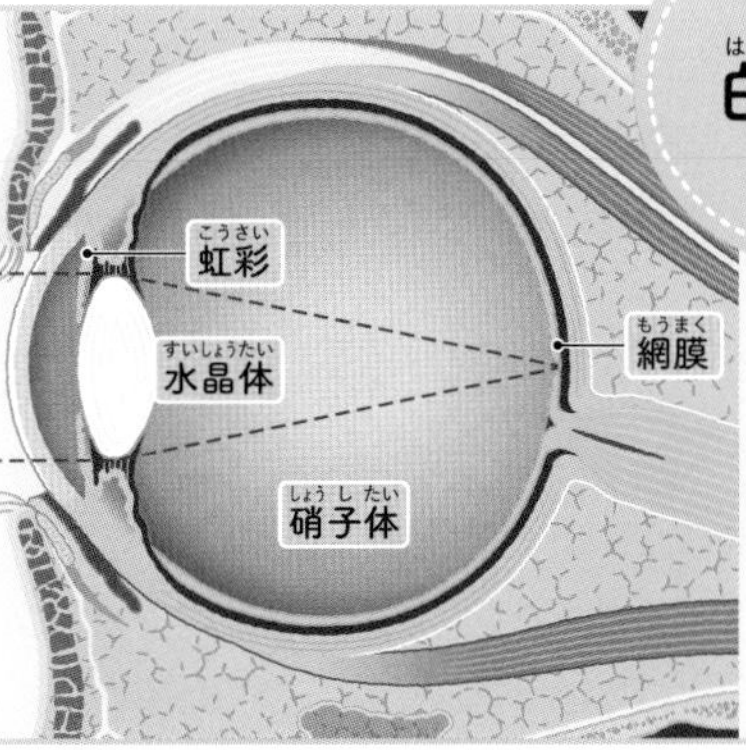

緑内障《りょくないしょう》

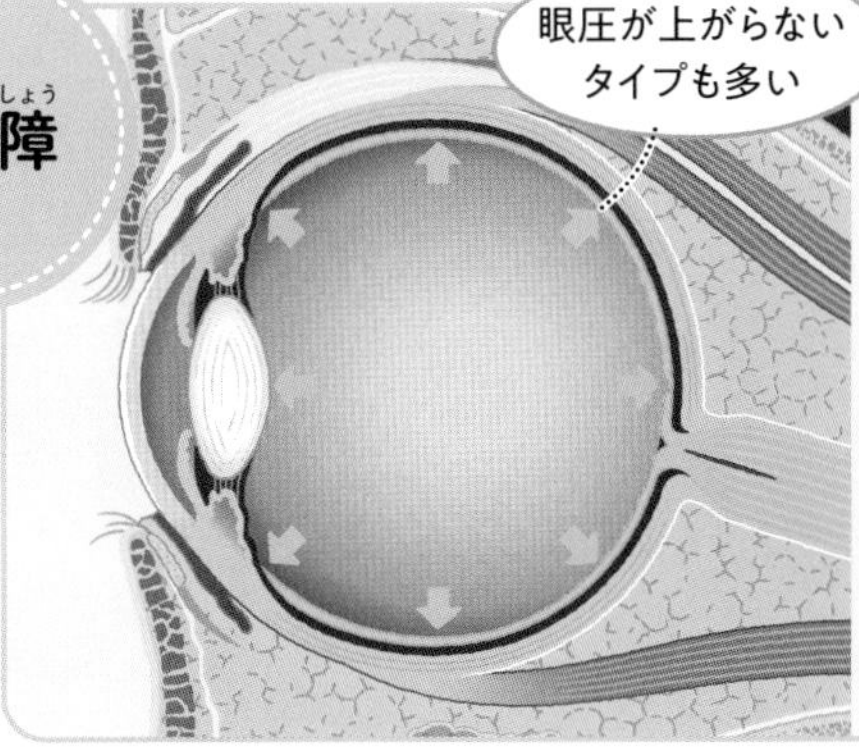

視野が障害される病気。
中途失明の原因トップ

眼圧で網膜の視神経が障害される病気。「視野がせばまる」「視野が欠ける」が代表的な症状。失明を防ぐため、すぐに受診し、治療を受ける。

↓

点眼薬
レーザー治療

コミュニケーションがとれず、孤立するのも大きな要因

難聴と認知症の密接な関係が知られるようになってきました。

難聴の程度と認知機能について調べた研究では、聴力が低下している人ほど認知機能が低く、将来の認知機能も低下しやすいという結果が出ています。海外の研究では、脳の容積まで小さくなるという報告もあります。**視力低下についても、視力が低下しているほど、認知症のリスクが高まります。**

人とコミュニケーションがとれず孤立すると、認知機能はますます低下してしまいます（→P72）。

予防には、原因となっている病気の治療を。治療が困難な老人性難聴では、補聴器や集音器をつねに使うようにします。

感覚機能障害

嗅覚の低下も、認知機能と関係している

嗅覚と認知機能は、脳の領域として近い

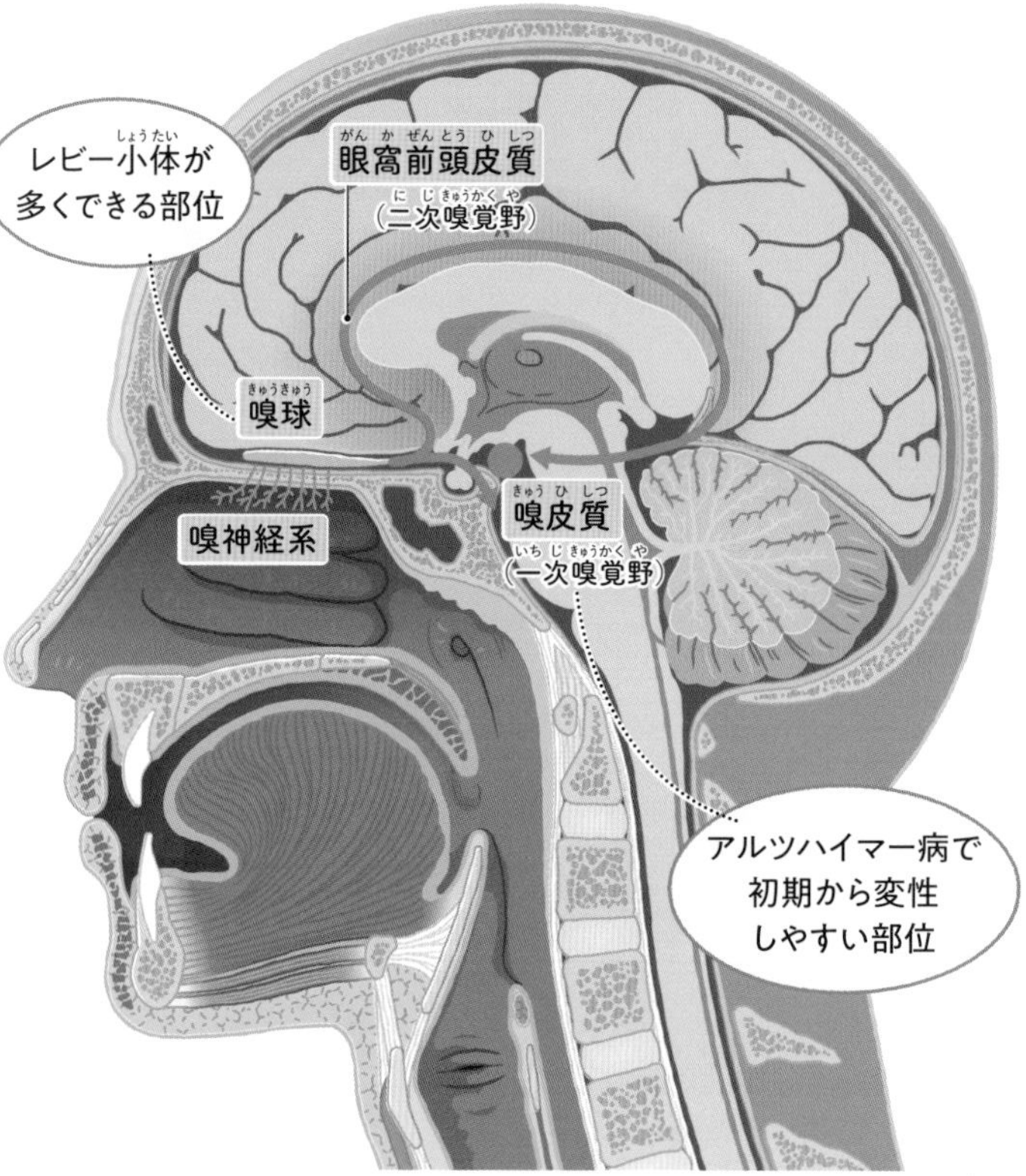

においの情報は、嗅球→嗅皮質→眼窩前頭皮質と送られる。レビー小《しょう》体《たい》型《がた》認《にん》知《ち》症《しょう》やアルツハイマー病の異常部位と重なるか、とても近い。

においを感じにくいのは、認知症のサイン!?

高齢になると嗅覚が低下し、嗅覚障害のレベルまで低下する人もいます。多くの場合、本人はそれに気づいていません。

しかし、嗅覚障害は認知症と関係していることがあり、嗅覚の変化は重要なサイン。**アルツハイマー病やレビー小《しょう》体《たい》型《がた》認《にん》知《ち》症《しょう》のような神経変性疾患では、認知機能の低下より先に、嗅覚障害が現れてくることがあるのです。**レビー小体型ではその傾向が顕著です。

認知症と嗅覚低下は「ニワトリ⇄卵」の関係

嗅覚障害は認知症の結果でもあり、
引き金でもある。

認知症の進行

レビー小体型認知症やアルツハイマー病が進む

嗅覚障害があっても、初期には認知機能の低下が現れていないこともある。いずれ認知症の症状が現れるようになり、進行していく。

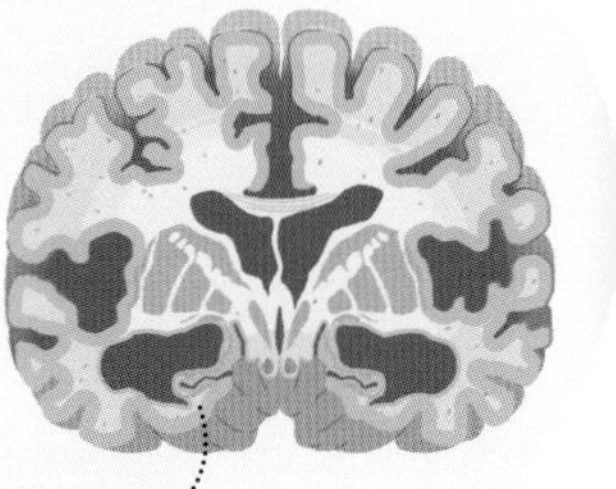
神経変性による
認知症が、嗅覚と関係

嗅覚障害

食べもののにおいのほか、ガスもれにも気づけない

ガス、腐敗食品、焦げたにおいに気づきにくく、生活面での心配も。
食欲を誘う食事の香り、感情を動かす花や緑の香りなどにも鈍感になる。

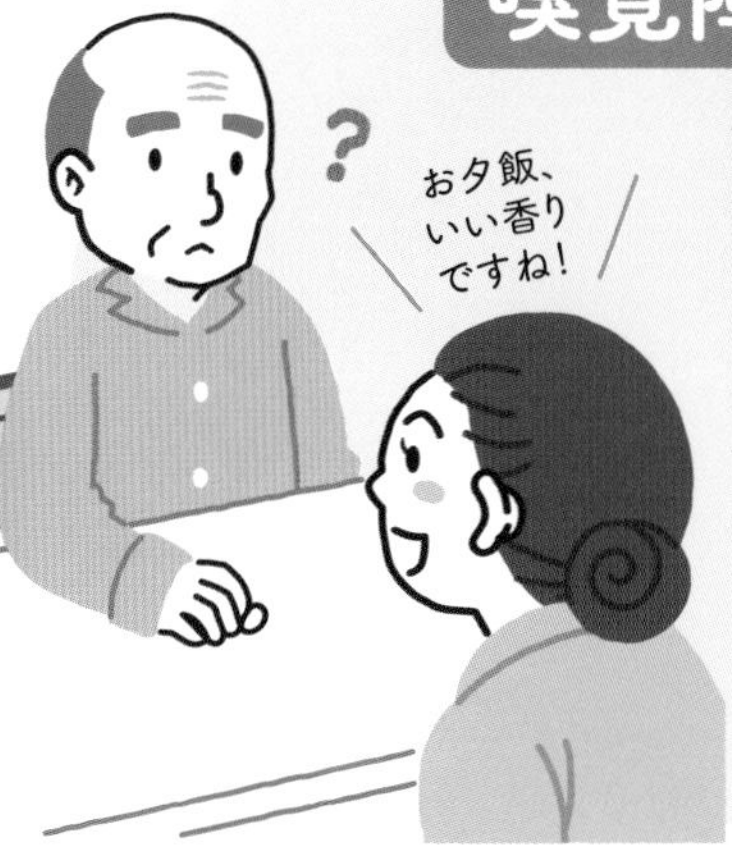
?
お夕飯、
いい香り
ですね!

カレーやアロマでの刺激がリハビリになる可能性も

アルツハイマー病やレビー小体型認知症で神経変性が起こる部位は、脳の嗅覚関連部位と重複、近接します。そのため認知症と嗅覚障害はセットで起こります。また、嗅覚障害は、認知機能低下のリスクであることもわかっています。

発症後の嗅覚障害に対しては、アロマオイルなどを活用したリハビリテーションが注目されています。嗅覚障害を専門的に扱う耳鼻咽喉科などで受けることができます。

また、嗅覚障害の人も、スパイスなどの香りは感じやすいことがわかっています。**認知症で嗅覚が低下している人にも、カレーの香りなどは感じとりやすく、食欲増進に役立ちます。**

うつと孤立

「MCI＋うつ」で認知症リスクが倍増する

高齢者の4人に1人が、うつ状態にある

高齢者のうつには、以下のような心理的要因が密接にかかわる。

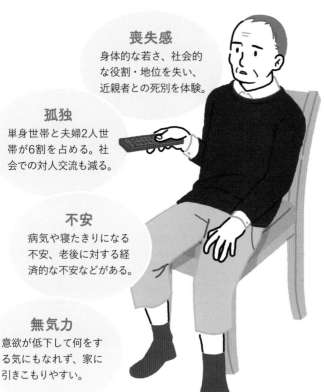

喪失感
身体的な若さ、社会的な役割・地位を失い、近親者との死別を体験。

孤独
単身世帯と夫婦2人世帯が6割を占める。社会での対人交流も減る。

不安
病気や寝たきりになる不安、老後に対する経済的な不安などがある。

無気力
意欲が低下して何をする気にもなれず、家に引きこもりやすい。

喪失感や孤独感からうつ病→認知症へ

高齢者のうつは「老年期うつ」といって、発症率の高い病気です。「喪失感」「孤独」「不安」「無気力」など、老年期に多い心理的要因が深くかかわっています。

高齢者がうつを発症すると、M《エム》C《シー》I《アイ》や認知症のリスクを高めます。**高血圧、糖尿病、肥満などが認知症のリスク因子であるように、うつもリスク因子のひとつなのです。**

認知症予防には、うつに気づき、早めに対策することが大切です。

MCIの発症率、認知症への移行率も高まる

うつ症状の有無で、MCI《エム シーアイ》の発症率、認知症への移行率が大きく異なる。

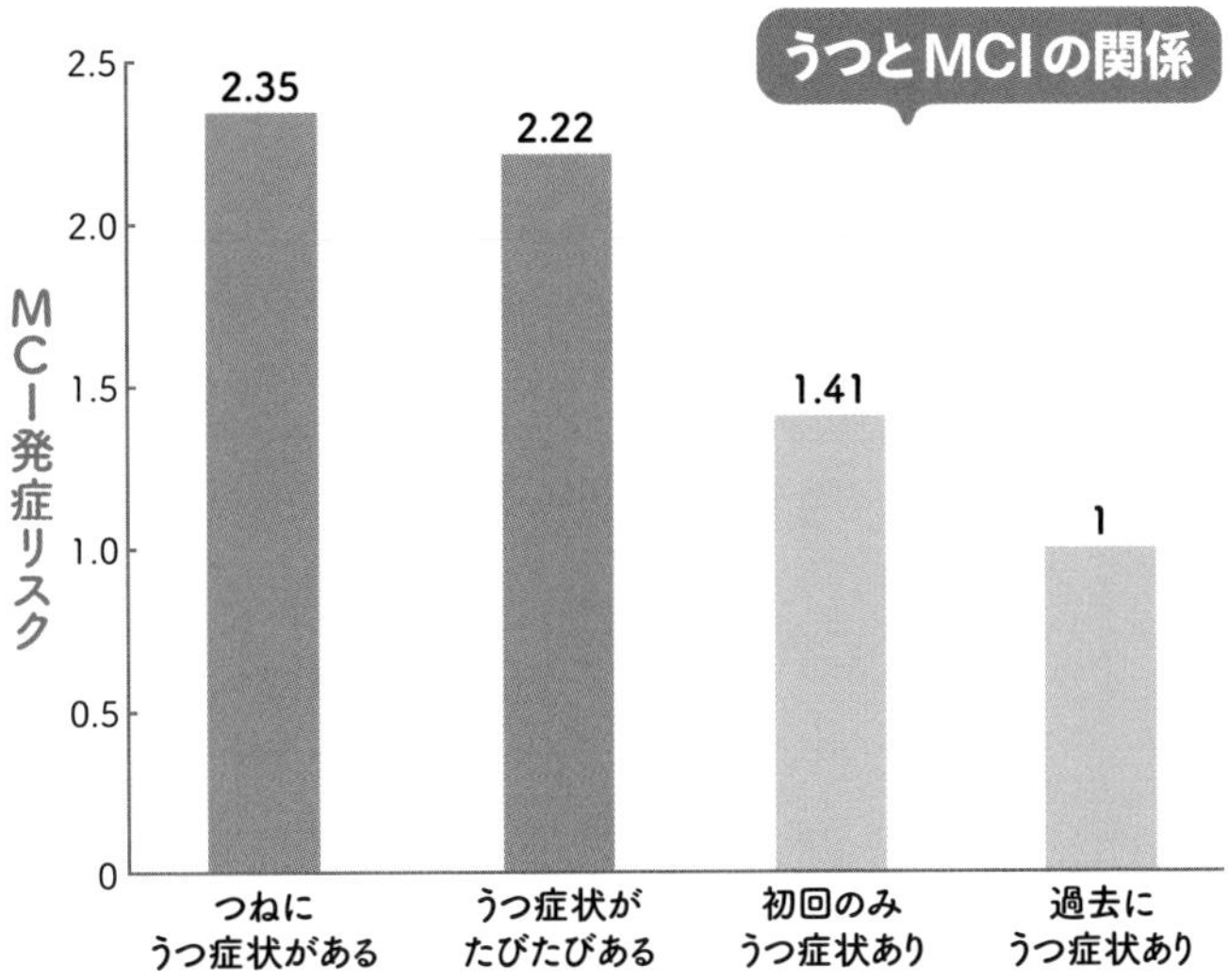

5607人の高齢者を対象とした追跡調査研究では、過去の病歴でなく、現在のうつ症状がMCI発症に関係していた。

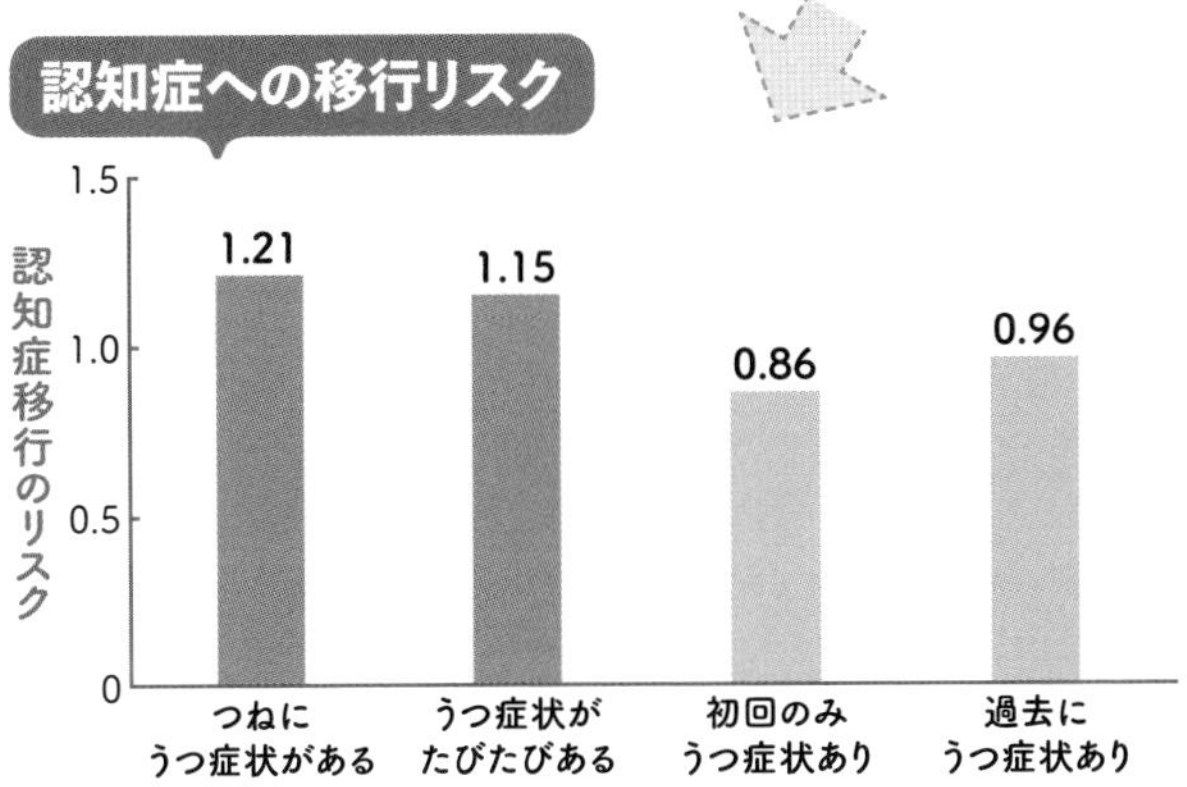

その後の認知症移行率にも、現在のうつ症状が関係。症状があるなら早めの治療が必要。

(「Late-life depression as a risk factor for mild cognitive impairment or Alzheimer's disease in 30 US Alzheimer's disease centers.」 Steenland K et al., Journal of Alzheimer's Disease vol.31(2):265-275, 2012より作成)

認知症の、抑うつ症状併発率

過去の研究から見た併発率。重症度には比例しない。

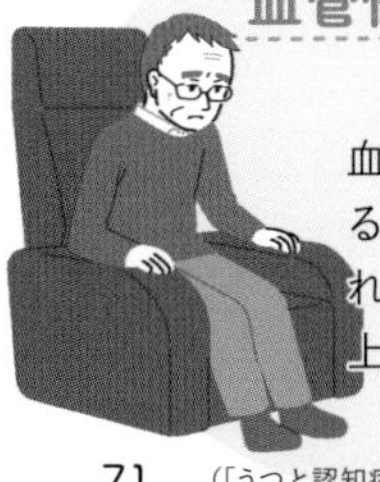

血管性認知症

40%以上

血管障害が関係する。うつ病と診断される人が40%以上と、非常に多い。

レビー小《しょう》体《たい》型《がた》認《にん》知《ち》症《しょう》

60%程度

うつ状態の併発率。認知機能障害より先に、うつ状態に陥る人も多い。

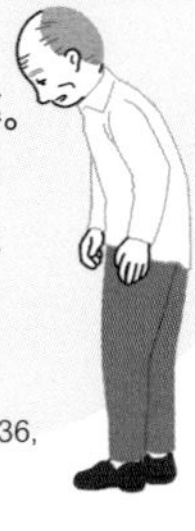

アルツハイマー病

30〜50%

認知症初期にうつ状態が見られる人の割合。前駆症状の可能性もある。

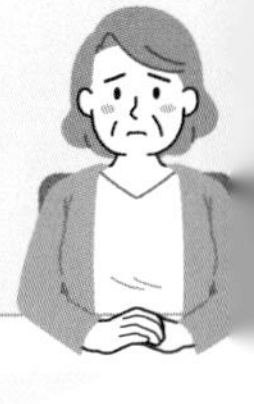

(「うつと認知症予防」下田健吾・木村真人, 臨床精神医学 vol.49(5):629-636, 2020より作成)

うつと孤立

老年期こそ、友人関係が大事。社会的孤立を防ぐ

人とつながり、社会に多くの居場所をつくる

　高齢になるに従って、社会関係は縮小していく傾向にあります。退職し、子どもが独立し、親族や知人を失うことなどで、社会的に孤立した生活になってしまう可能性もあります。こうして人とのつながりが失われることで、認知症発症のリスクが高まります。

　認知症を予防するためには、社会関係の縮小をできるだけ先送りし、人との関係を保てる居場所をもち続けることが大切です。

社会関係が乏しいと、認知症になりやすい

海外の研究でも、社会関係と認知症の関係があきらかに。

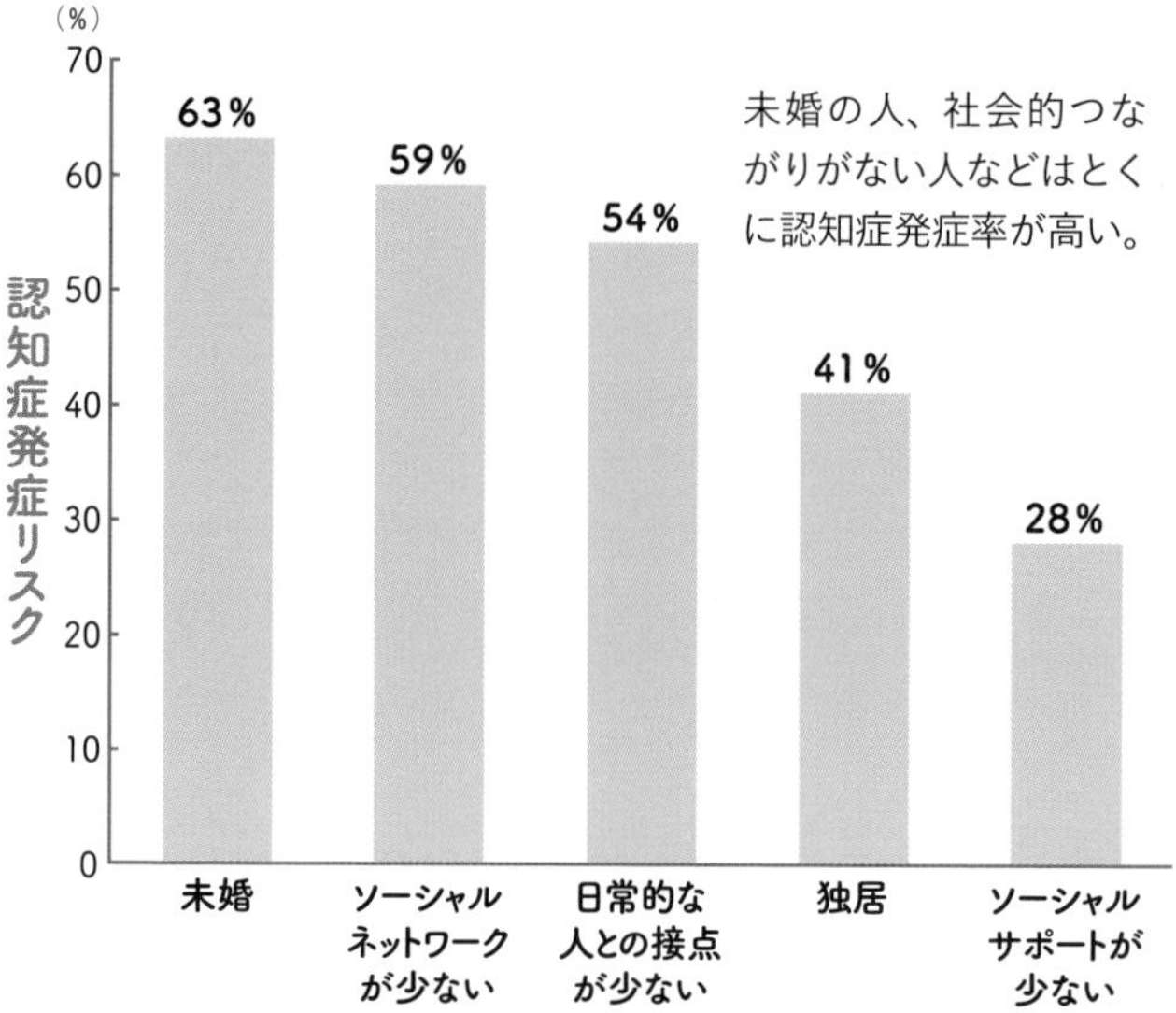

(「The association between social engagement, loneliness, and risk of dementia：A systematic review and meta-analysis.」Penninkilampi R et al., Journal of Alzheimer's Disease vol.66(4)：1619-1633, 2018より作成)

変えられる部分だけでも変えて、認知症を予防!

未婚などは変えにくいが、人間関係は変えられる。外に出て人との関係をもつようにしたい。

友人・知人、地域社会のつながりを増やそう

社会関係は3つに大別でき、それぞれが認知症予防に重要。

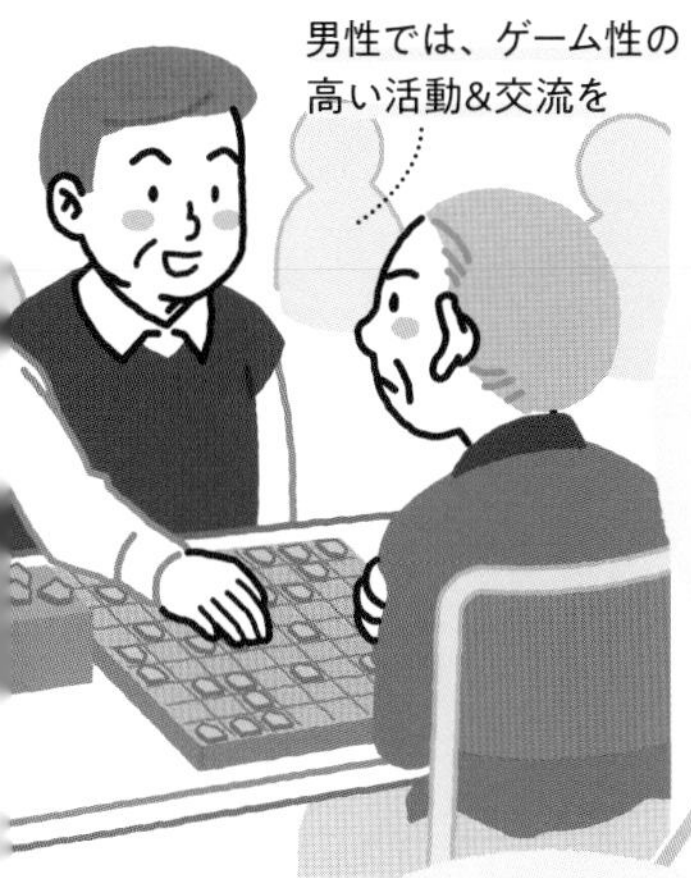
男性では、ゲーム性の高い活動&交流を

社会関係の維持

ソーシャルネットワーク

人とのつながりを「大きく」「太く」しておく

知り合いが何人いるか、知り合いに異なる職業の人がどれだけいるか、結婚しているか、同居家族は何人いるか、といった要素。地域活動への参加なども大事。

ソーシャルキャピタル

デイケアなどの福祉も含め、「使える資源」を多くする

デイケアやデイサービス、地域のスポーツクラブや趣味の会、自治体がおこなう各種市民活動や市民講座など、社会のなかで個人が使える資源を増やす。

ソーシャルサポート

助けてくれたり、共感しあえる関係をつくる

共感・同情するなどの情緒的サポートのほか、手助けする・ものを貸すなどの手段的サポート、情報や知識を与える情報的サポートなどをしあう関係を築く。

落ち込みや食欲不振が続くなら、早めに受診する

高齢者のうつは認知症の発症のリスクでもあるので、うつをできるだけ予防することが大切です。**人との関係をもち続け、社会的孤立を防ぎましょう。**新たな友人をつくれると、なお理想的です。

また、「うつかな？」と思ったら、早い段階で対処を。**気分の落ち込みなどの精神症状が中心ですが、高齢者のうつでは、食欲不振、疲労感などの身体症状がめだつこともよくあります。**つらい気分、意欲低下などが2週間以上続くなら、早めに受診しましょう。治療では、SSRI（選択的セロトニン再取り込み阻《そ》害《がい》薬《やく》）やSNRI（セロトニン・ノルアドレナリン再取り込み阻害薬）を使います。

睡眠時間5時間以下だと認知症になりやすい

短すぎる睡眠のほか、長すぎる睡眠にも注意

日本の疫学研究「久山町研究」でも睡眠の影響があきらかに。

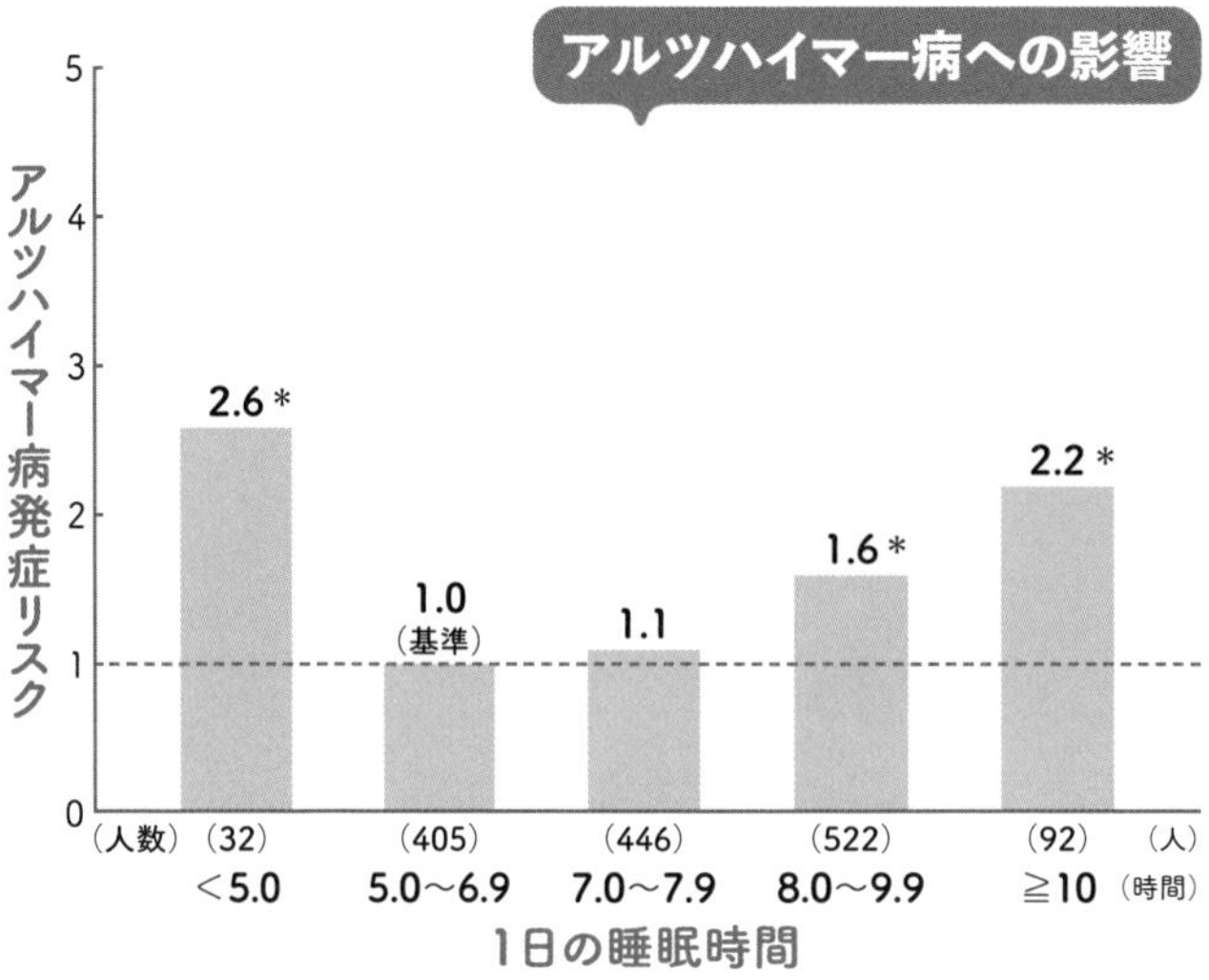

有意に発症リスクが高かったのは、睡眠時間5時間未満と8時間以上の人たちだった。

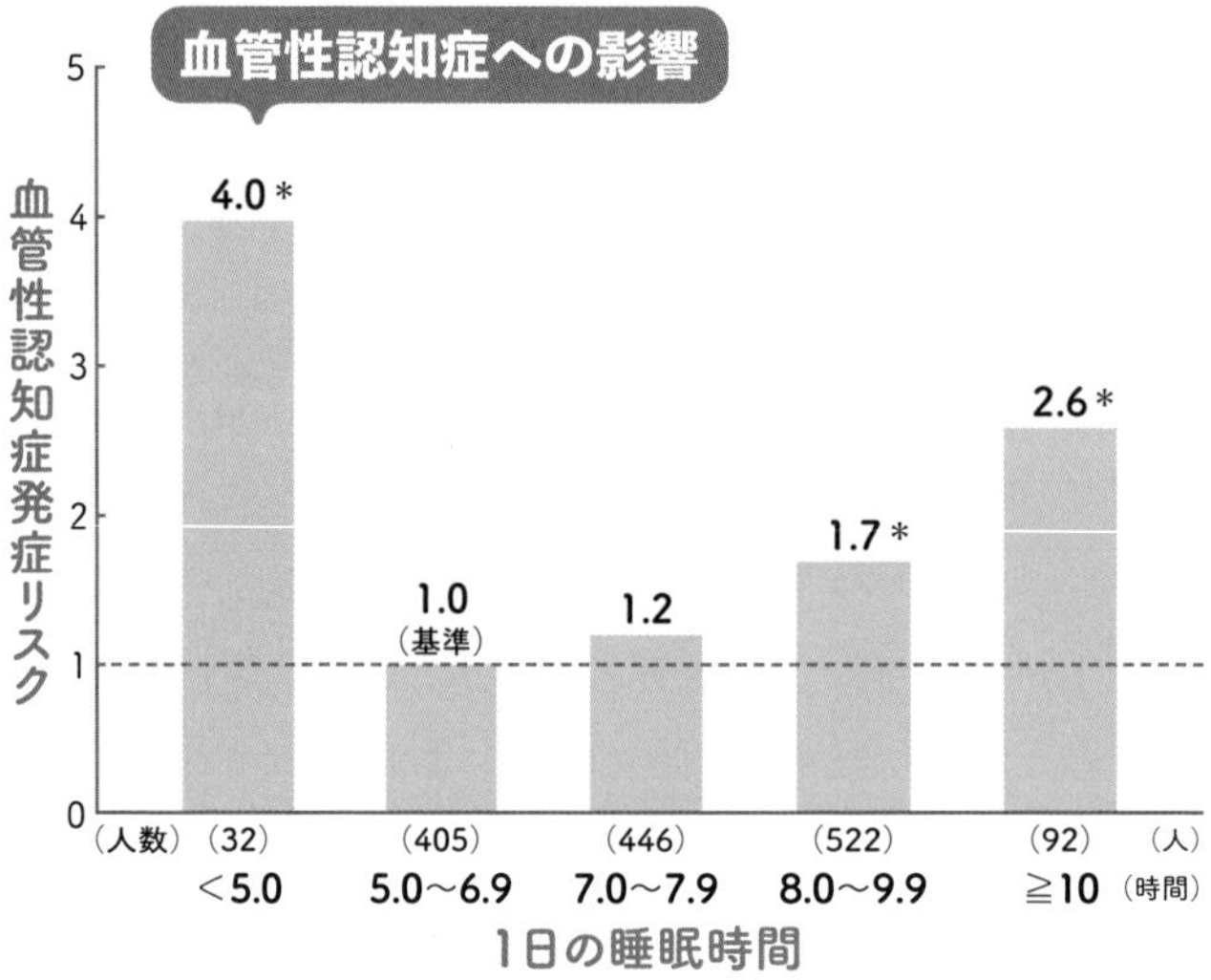

（「Association between daily sleep duration and risk of dementia and mortality in a Japanese community.」Ohara T et al., Journal of the American Geriatrics Society vol.66(10):1911-1918, 2018／「認知症コホート研究から(1)：久山町研究」小原知之・二宮利治, 日本内科学会雑誌 vol.108 (9):1737-1742, 2019より引用）

アルツハイマー病と似た結果で、とくに短時間睡眠でリスクが高かった。

睡眠時無呼吸は放っておかず、すぐ治療する

睡眠時無呼吸症候群も、認知症の大きなリスクであるとわかっている。

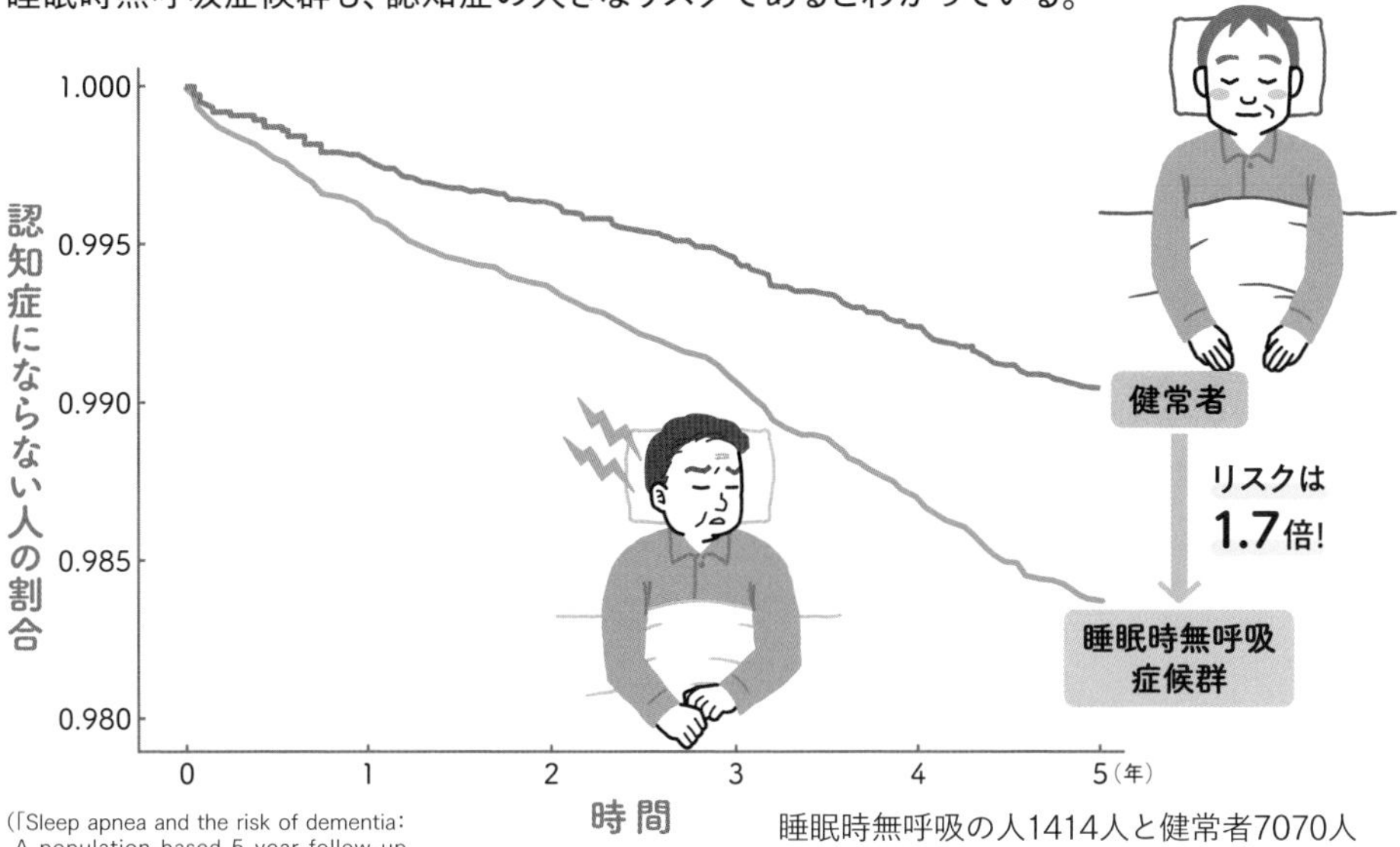

（「Sleep apnea and the risk of dementia: A population-based 5-year follow-up study in Taiwan.」Chang WP et al., PLoS One vol.8（10）：e78655, 2013より引用）

睡眠時無呼吸の人1414人と健常者7070人の追跡調査。前者のリスクは約1.7倍。

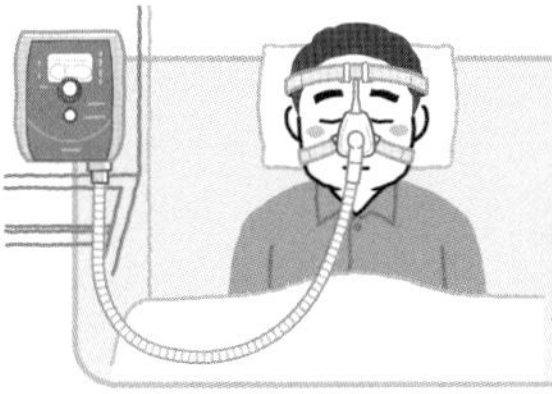

自宅用の呼吸器などで、酸素不足を防ぐ

中等症以上ではCPAP《シーパップ》（持続陽圧呼吸療法）も選択肢。圧をかけた空気を送ることで気道を開き、十分な酸素をとりこめるようにする。

生活習慣病と同じくらい、睡眠の影響は大きい

睡眠障害は認知症の発症にかかわっていて、高血圧、糖尿病、喫煙などと並ぶ重要なリスク因子です。

脳のアミロイドβ《ベータ》は睡眠中に排泄されるため、短時間睡眠だとアミロイドβが蓄積しやすいと考えられています。長時間睡眠も認知症発症と関係しますが、これにはフレイル（→P82）などによる身体的・精神的・社会的な活動性低下が関係しているかもしれません。

一時的な無呼吸と大きないびきをくり返す「睡眠時無呼吸症候群」も認知症の発症に関係します。**死亡率も上昇させる危険な症状なので、必ず治療を。**夜間の低酸素状態を改善し、脳に酸素を届けることが脳の機能維持につながります。

睡眠障害

薬を使う場合は、ベンゾジアゼピン系以外に

睡眠障害も、よくある老年症候群のひとつ

高齢になると不眠を訴える人が多くなります。しかし、「何度も目が覚めてよく眠れなかった」と訴える高齢者が、睡眠障害であるとはかぎりません。高齢者は加齢による生理的変化で長く深く眠れなくなりますが、それを「不眠だ」と感じる人が多いのです。

長く眠れないことは自然な現象。床につく時刻を遅くし、早く起きるようにして、寝床で過ごす時間を短くするとつらさが軽減します。

熟眠感はないが、時間は足りていることも多い

中年期までとは睡眠のありかたが変わってくることを理解しておきたい。

若年成人の睡眠

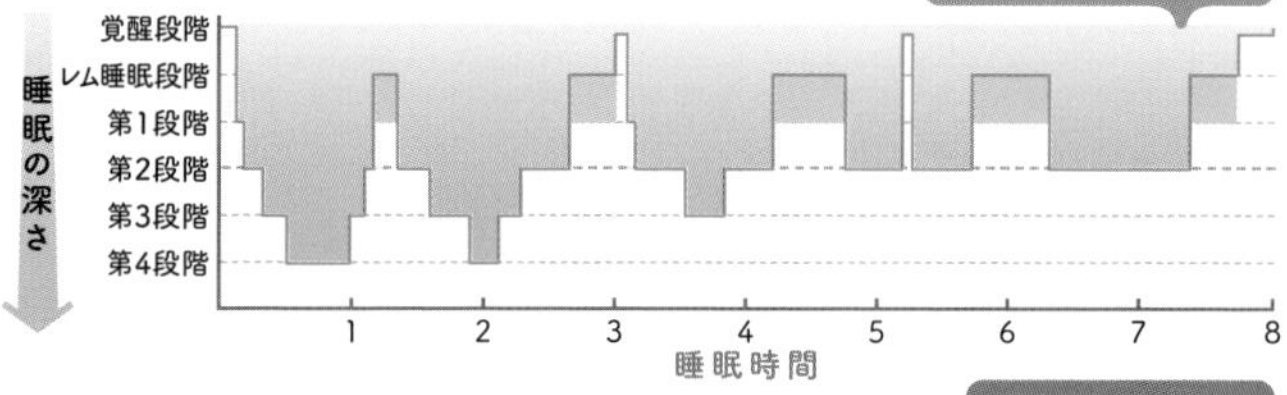

高齢者の睡眠

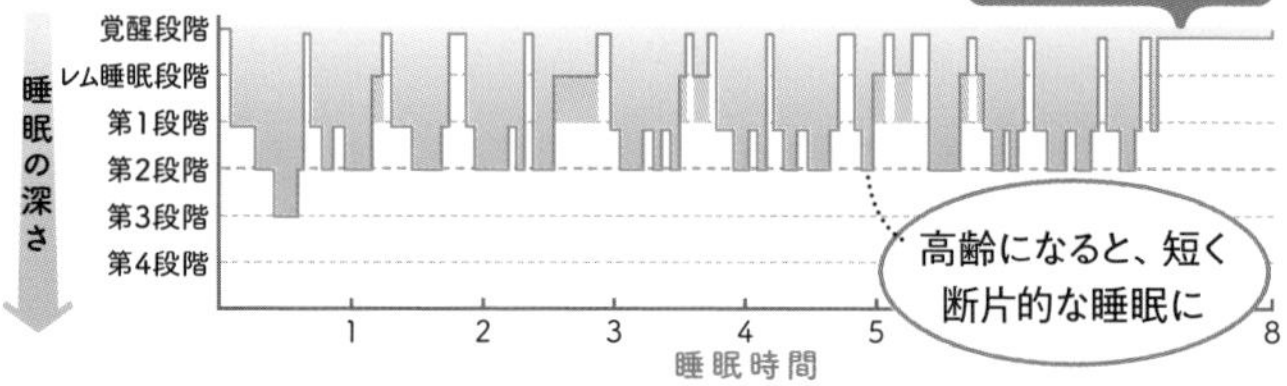

若年成人に比べ、高齢者の睡眠は細切れで、深く長い睡眠がとりにくいのが特徴。

(「認知症の早期徴候とリスク要因としての睡眠問題」三島和夫, BRAIN and NERVE vol.68(7):779-791, 2016より引用)

実際の総睡眠時間

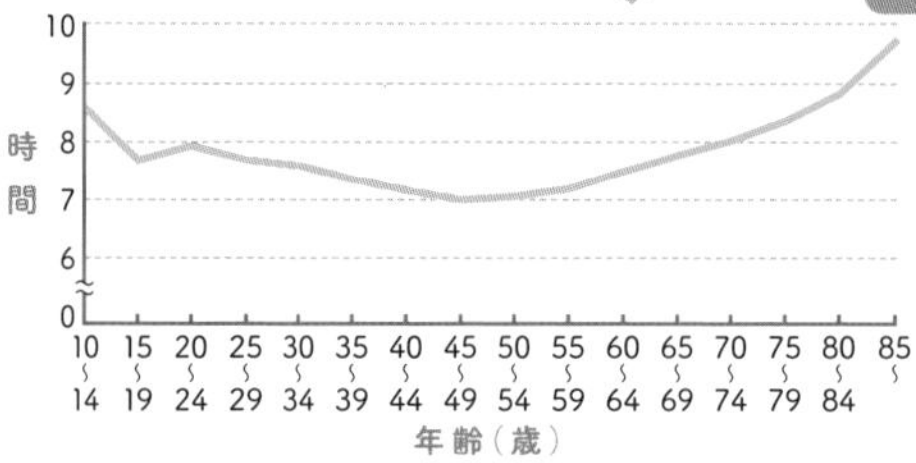

一方で、就寝時間の合計は8時間以上。若年世代より長い傾向に。

(「平成23年社会生活基本調査 生活時間に関する結果」総務省統計局、2012より引用)

薬を使うときは、日中に効果が残らないものを

副作用が出にくい薬を使い、翌日のふらつきなどには十分に注意。

高齢者には、日中に薬の影響が残りにくく、副作用も少ないメラトニン受容体作動薬、オレキシン受容体拮抗薬が望ましい。

睡眠薬ごとの特徴

分類		一般名	商品名	作用時間別分類	半減期（時間）	用量（mg）
メラトニン受容体作動薬		ラメルテオン	ロゼレム	超短時間作用型	1	8
オレキシン受容体拮抗薬《じゅようたいきっこうやく》		スボレキサント	ベルソムラ	短時間作用型	12.5	15～20
		レンボレキサント	デエビゴ	長時間作用型	47.4	5～10
GABA-A《ギャバエー》受容体作動薬（ベンゾジアゼピン受容体作動薬）	非ベンゾジアゼピン系（Z-Drug）	ゾルピデム	マイスリー	超短時間作用型	2	5～10
		ゾピクロン	アモバン		4	7.5～10
		エスゾピクロン	ルネスタ		5～6(8)	1～2

（『よくある疑問にエキスパートが答える　高齢者診療 Standard Collection32』大内尉義監修、藤村昭夫編、じほう、2020より引用、一部改変）

＼ここに注意！／

せん妄《もう》などの発症
精神的な緊張をとく薬の場合、意識レベルが過度に低下し、意識障害の一種であるせん妄の原因になることがある。

認知機能低下
薬によっては脳の働きを抑制し、認知機能低下を起こすことも。認知症がある人、MCI《エムシーアイ》の人は長期使用を避ける。

ふらつき、転倒
筋弛緩《きんしかん》作用のある薬では、ふらついたり、転倒したりすることも。夜間、トイレに起きたときの転倒事故に注意。

日中の活動に支障があれば、薬を使って対処

睡眠習慣を見直してもよくならず、日中の活動にまで支障が出るなら、薬物治療を検討します。また、高齢者では昼夜逆転などの睡眠障害が起きることもあり、この場合も薬物治療が効果的です。

睡眠薬にはいくつも種類がありますが、高齢者にはベンゾジアゼピン系は勧められません。認知機能低下などのおそれがあります。日中に効果が残ることで、ふらつき、転倒の危険も。最近はこうした副作用が起きにくい新しい薬が出ているので、これらを使いましょう。**ベンゾジアゼピン系の薬を、睡眠薬や抗不安薬として中年期から習慣的に使っている人は、医師と相談して見直します。**

脳梗塞

再発で認知機能が悪化。抗血栓薬は必ず続けて

脳梗塞後は、認知機能が急速に低下しやすい

認知機能を維持するためには、脳梗塞予防がきわめて重要。

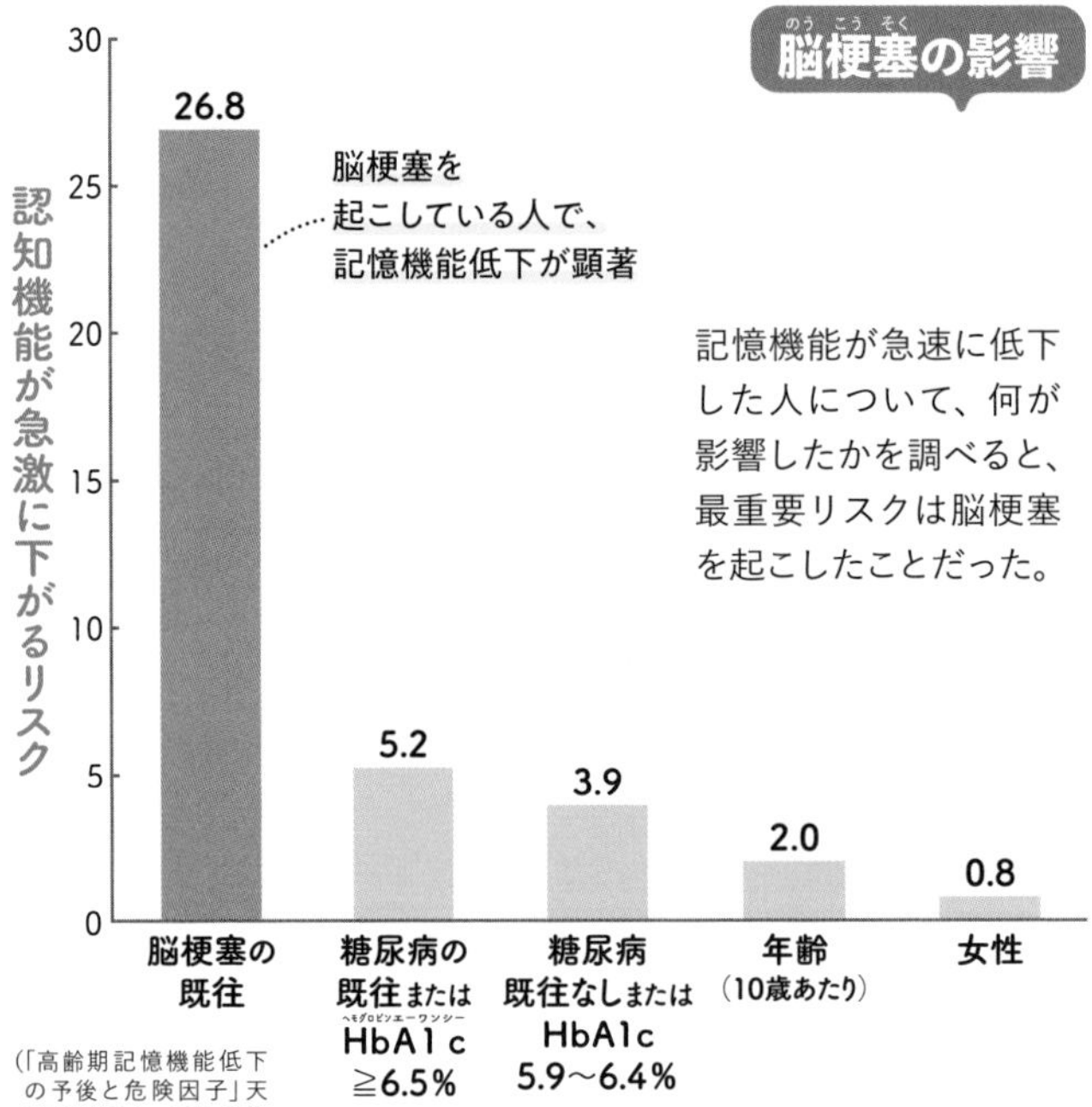

（「高齢期記憶機能低下の予後と危険因子」天野秀紀ほか, 厚生の指標 vol.60（13）：7-14, 2013より作成）

さらに再発をくり返すと……

血管性認知症では、脳梗塞の再発が起きることで、認知機能が階段状に低下していくこともある。

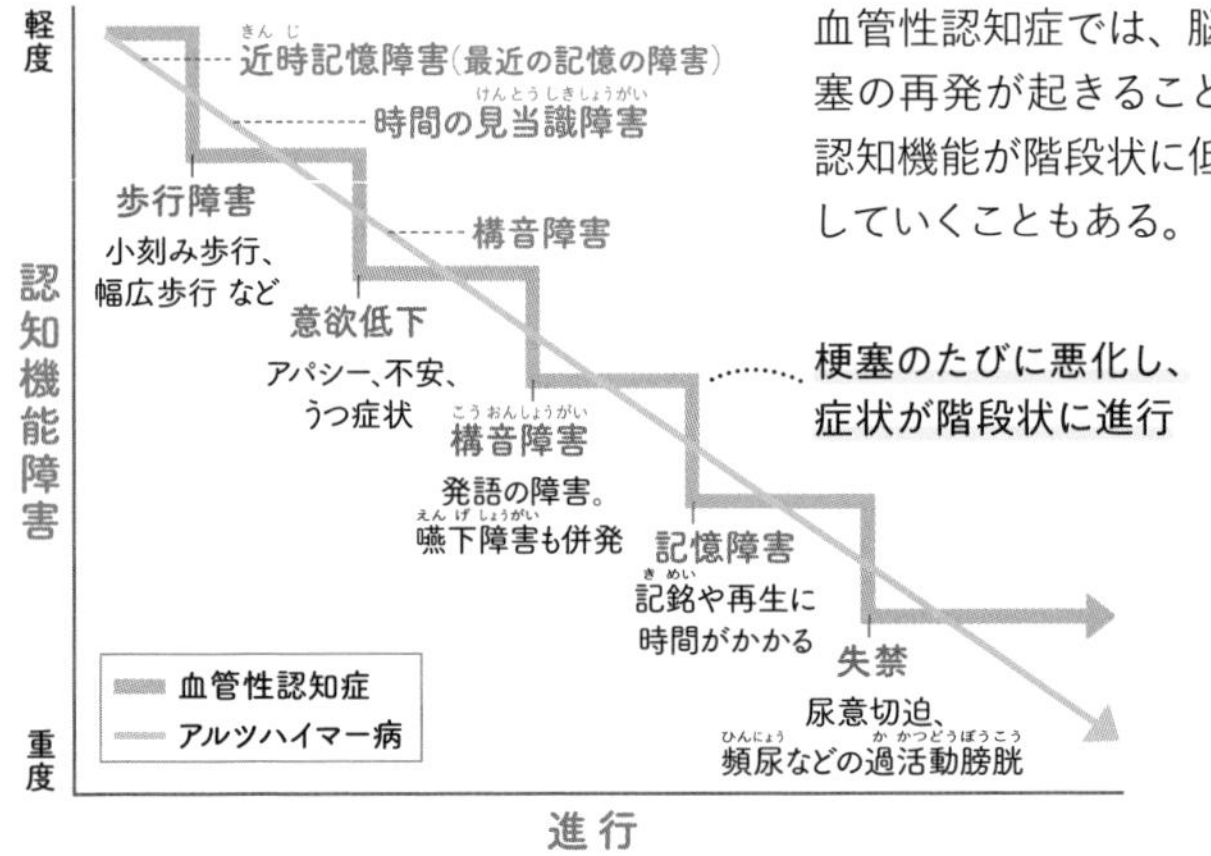

（『精神科専門医のための プラクティカル精神医学』山内俊雄総編集、岡崎祐士・神庭重信・小山 司・武田雅俊編、中山書店、2009より作成）

血管性認知症に至る前に、リスクを少しでも減らす

高血圧などから血管性認知性への一連の流れ。なるべく早くくい止めたい。

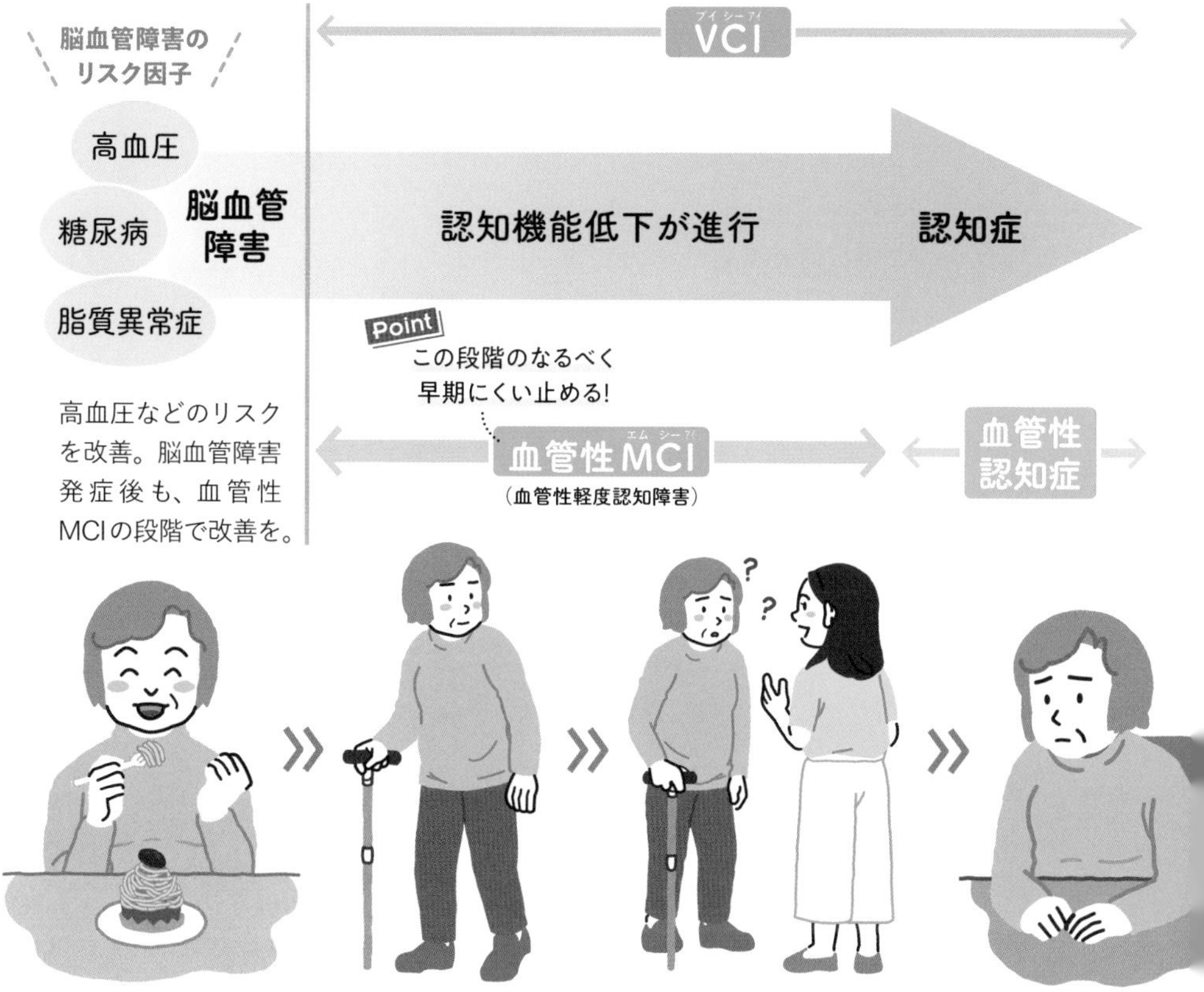

脳梗塞後の認知機能障害は「VCI」ともよばれる

血管性認知症は、脳血管障害が原因で起こる認知症です。脳血管障害の発症後に、血管性MCI《エムシーアイ》（軽度認知障害）を経て、血管性認知症へと進行します。最近ではこの一連を総称し、VCI《ブイシーアイ》（Vascular Cognitive Impairment：血管性認知障害）とよぶことがあります。

大切なのはより早期に介入し、血管性認知症を防ぐことです。高血圧、糖尿病、脂質異常症などを確実にコントロールします。

それでも脳血管障害を起こしてしまったら、再発を防ぐ治療を確実におこないましょう。**抗血栓薬《こうけっせんやく》は途中で勝手にやめたりせず、使い続けます。**これにより、認知機能のさらなる悪化も予防できます。

抗血小板薬は、アルツハイマー病予防にも有効

心臓由来の血栓かどうかで治療薬が異なる

脳梗塞《のうこうそく》の再発予防に欠かせないのが、抗血栓療法《こうけっせんりょうほう》です。薬は脳梗塞の種類によって異なります。アテローム血栓性脳梗塞やラクナ梗塞のような「非心原性脳梗塞」では、抗血小板薬《こうけっしょうばんやく》を服用します。**この薬にはアルツハイマー病を予防する効果も期待できます。**

心臓でできた血栓が脳血管を詰まらせる「心原性脳梗塞」の場合は、DOAC《ドアック》（直接経口抗凝固薬《ちょくせつけいこうこうぎょうこやく》）が使われます。

薬を途中でやめないことが、いちばん大事

脳梗塞《のうこうそく》の再発を起こさないよう、血栓を
できにくくする薬を飲む。

血栓《けっせん》の予防

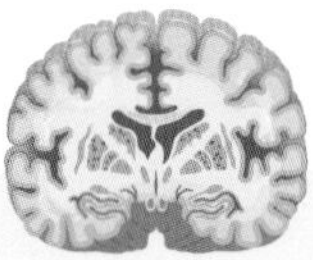

非心原性脳梗塞の再発予防（抗血小板療法《こうけっしょうばんりょうほう》）

アスピリン
定番の薬だが、出血性合併症、胃潰瘍《いかいよう》のおそれがある。

クロピドグレル
血小板活性を抑える。とくにハイリスク例で効果が高い。

シロスタゾール
血小板活性を抑える。アスピリンと併用することもある。

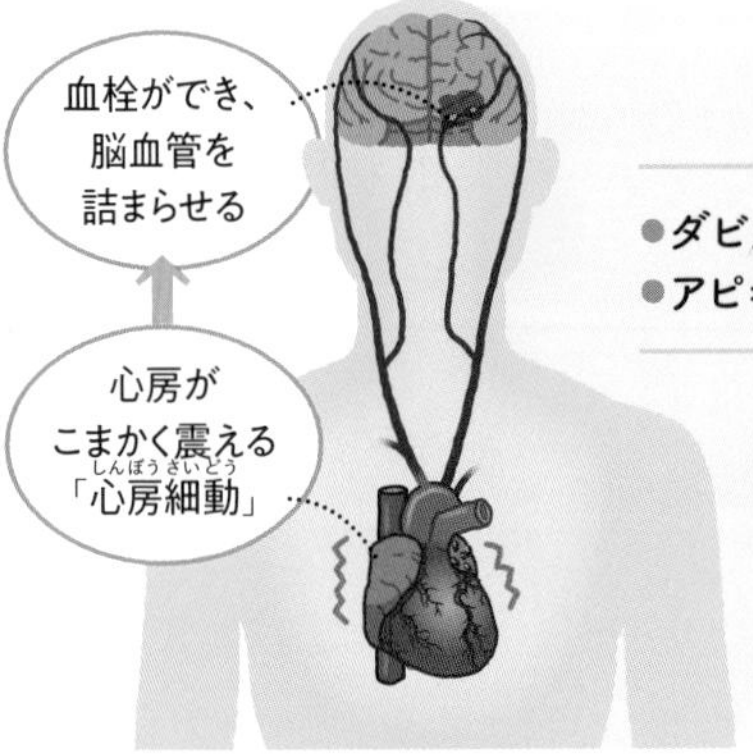

心原性脳梗塞の再発予防（抗凝固療法）

DOAC《ドアック》

- ダビガトラン
- リバーロキサバン
- アピキサバン
- エドキサバン

＋

心房細動の治療

DOAC（直接経口抗凝固薬《ちょくせつけいこうこうぎょうこやく》）を服用。原因である不整脈（心房細動）の治療も確実に。

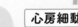

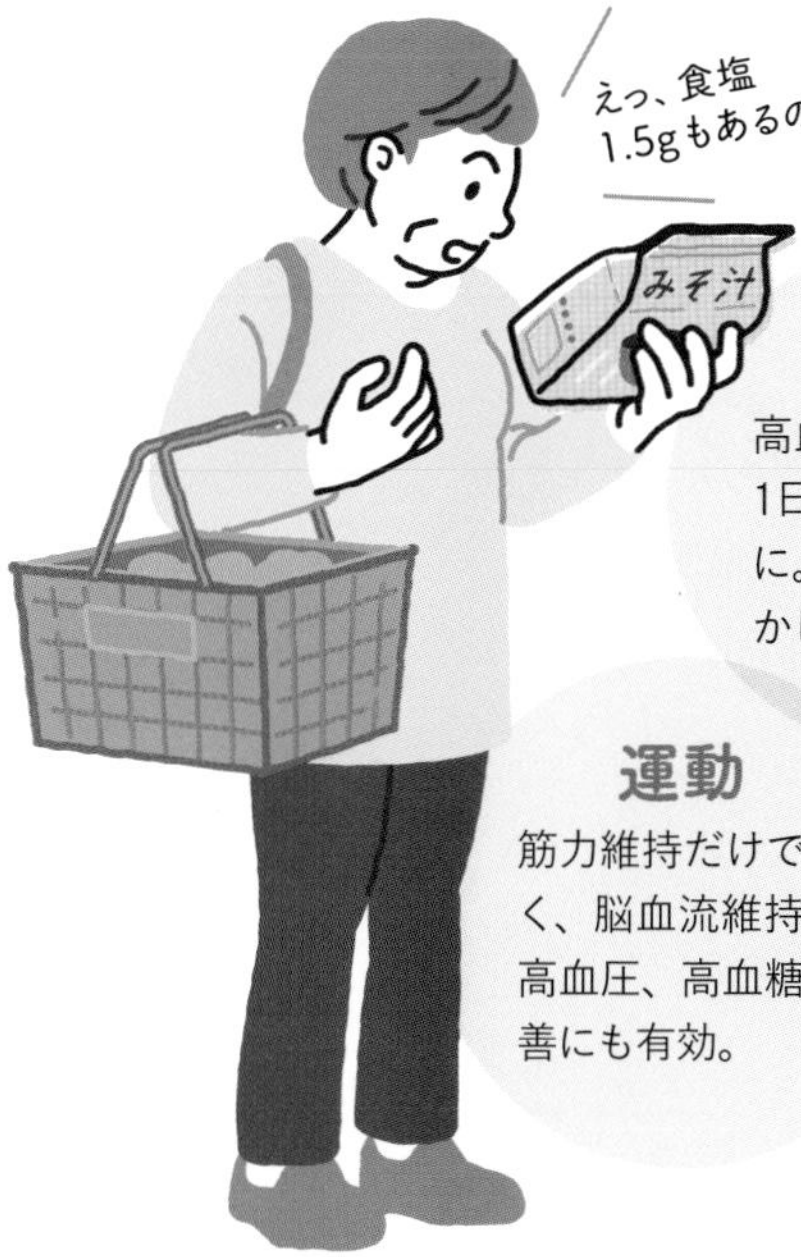
えっ、食塩
1.5gもあるの……？
みそ汁

リスク因子の治療

生活習慣の管理

減塩
高血圧改善のため、1日6g未満を目標に。素材の味をいかして調理する。

減量
約4kgの減量で、血圧を3.2～4.5mmHg下げることができる。

運動
筋力維持だけでなく、脳血流維持や高血圧、高血糖改善にも有効。

禁煙
喫煙歴が長くても、一定期間禁煙すればリスクを確実に減らせる。

節酒
男性は日本酒1日1合、ビール500mL缶1本以下に。女性はその半分。

＋

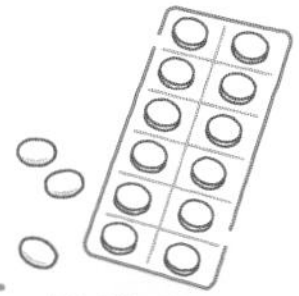

生活習慣病の管理

脂質異常症の治療
非心原性ではLDLコレステロール120mg/dL未満、心原性では100mg/dL未満にコントロール。

糖尿病の治療
脳梗塞の再発予防のため、Hb《ヘモグロビン》A1c《エーワンシー》を7%未満に、高齢者では8%未満を目標に管理する。

高血圧の治療
75歳未満は130/80mmHg未満、75歳以上は140/90mmHg未満に血圧をコントロールする。

生活改善は必須。高齢者はとくに塩分に注意

脳梗塞の再発を防ぐには、リスク因子となる生活習慣の改善や、生活習慣病の管理も大切です。

とくに注意したいのは、血圧と密接な関係がある塩分です。高齢者には塩分過多の人が多いので、漬物などを減らしましょう。肥満の解消も重要ですが、高齢者はやせすぎに気をつけ、BMI22～25程度に。禁煙、節酒も再発予防に欠かせません。**運動は脳梗塞の再発予防にも、認知機能の維持にも役立ちます。**後遺症がある場合はリハビリを続けてください。

高血圧、糖尿病、脂質異常症といった生活習慣病の管理では、目標値を達成し、それをしっかり継続していく必要があります。

Column

最近、歩くのが遅い……　もしかして認知症の前ぶれ？

高齢になると、筋肉量が減ったり、ひざや股《こ》関節《かんせつ》に痛みが出るなどして、歩くのが遅くなりがちです。でも、「歳だから」とあきらめてはいけません。筋肉量と筋力が減少・低下した状態を「サルコペニア」といい、ほうっておくと進行します。転倒・骨折もしやすく、やがては、要介護の前段階「フレイル」に陥ります。心身の機能が衰え、脆弱になった状態です。

　歩行機能の低下はフレイルの中核的要因で、認知機能の低下にも関係しています。歩くのが遅く、かつもの忘れが気になる状態を「認知的フレイル」といい、その後、認知症に至る可能性が高いのです。

　関節の痛みなどは治療で改善し、いままでと同じ歩行速度をなるべく保てるようにしましょう。

全身のさまざまな機能低下が、歩行速度の低下やもの忘れの要因に。結果として、健康な人の2.49倍も認知症を発症しやすい。

「遅い歩行＋もの忘れ」は認知症に進みやすい

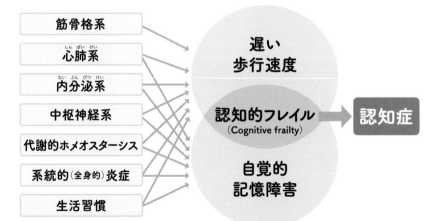

（「Motoric cognitive risk syndrome and the risk dementia.」Verghese J et al., The Journals of Gerontology：SeriesA vol.68(4)：412-418, 2013より作成）

Part 3

認知症リスクを予防する

早期から始める食事と運動、認知機能トレーニング

偏った食生活や運動不足も、じつは認知症の大きなリスクです。
持病のある人もない人も、ビタミンやたんぱく質豊富なバランスのよい食事、
週3回以上のウォーキング、筋トレなどの運動を習慣にしましょう。

食生活

地中海食をとり入れて、和洋折衷メニューに

認知症予防食としてもっとも効果が高い

アルツハイマー病などの認知症は、新型の生活習慣病ともいわれます。食生活を変えるだけでも、発症を遅らせる効果が期待できます。

現時点で、高い科学的根拠が示されているのが「地中海食」。ギリシャやイタリアなどの伝統的な食事スタイルです。特徴は、野菜や果物、オリーブオイルなどを積極的にとること。認知症だけでなく、生活習慣病による心血管病や、脳血管障害の予防にもなる健康長寿食です。

野菜、オリーブオイル、ナッツなど抗酸化食材を頻繁にとる

何をどれだけ食べたらいいかを示した「地中海食ピラミッド」。これを意識して食材を選ぶだけでも、効果が期待できる。

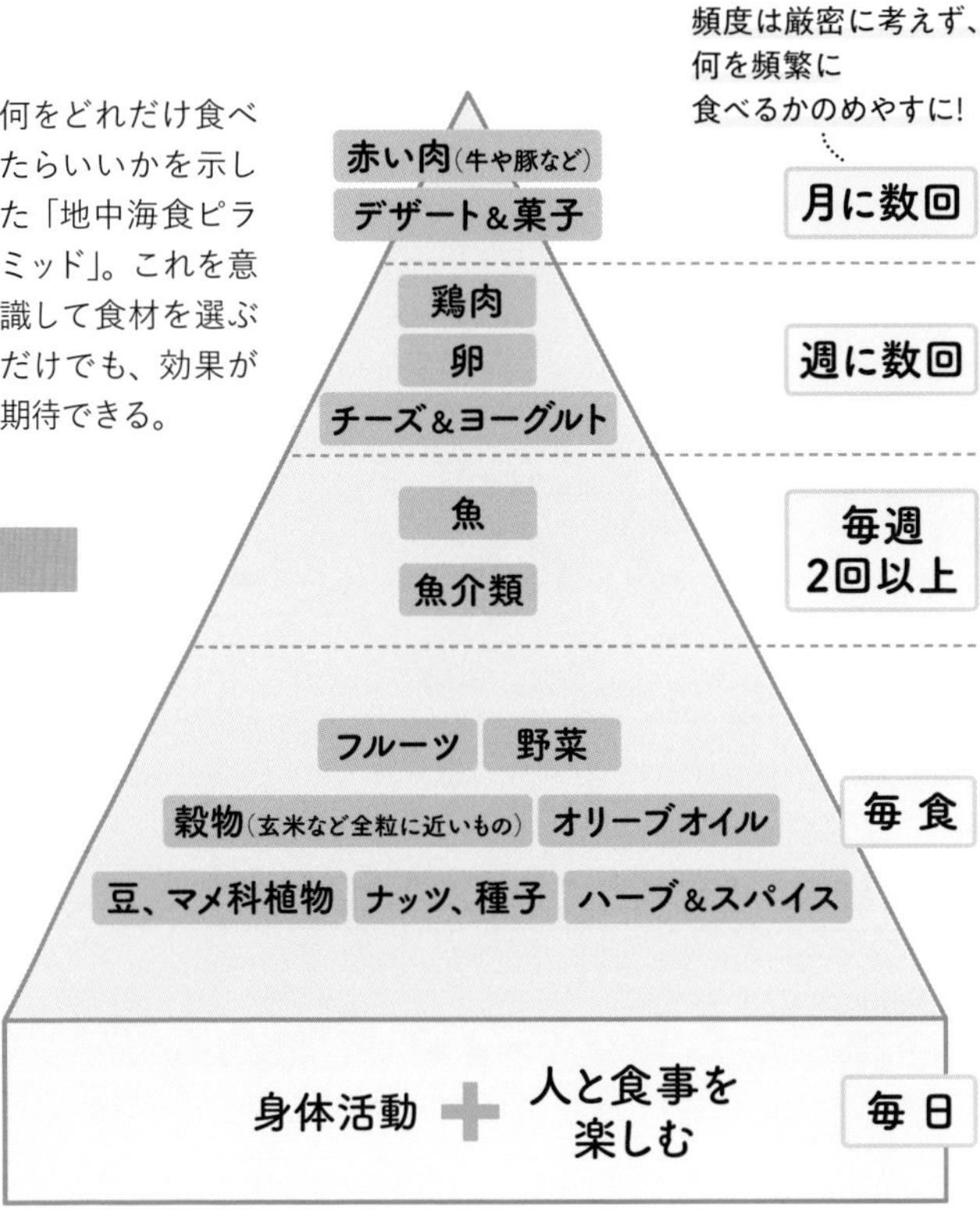

(「Mediterranean Diet Pyramid.」Oldways Preservation and Exchange Trust, 2009より作成)

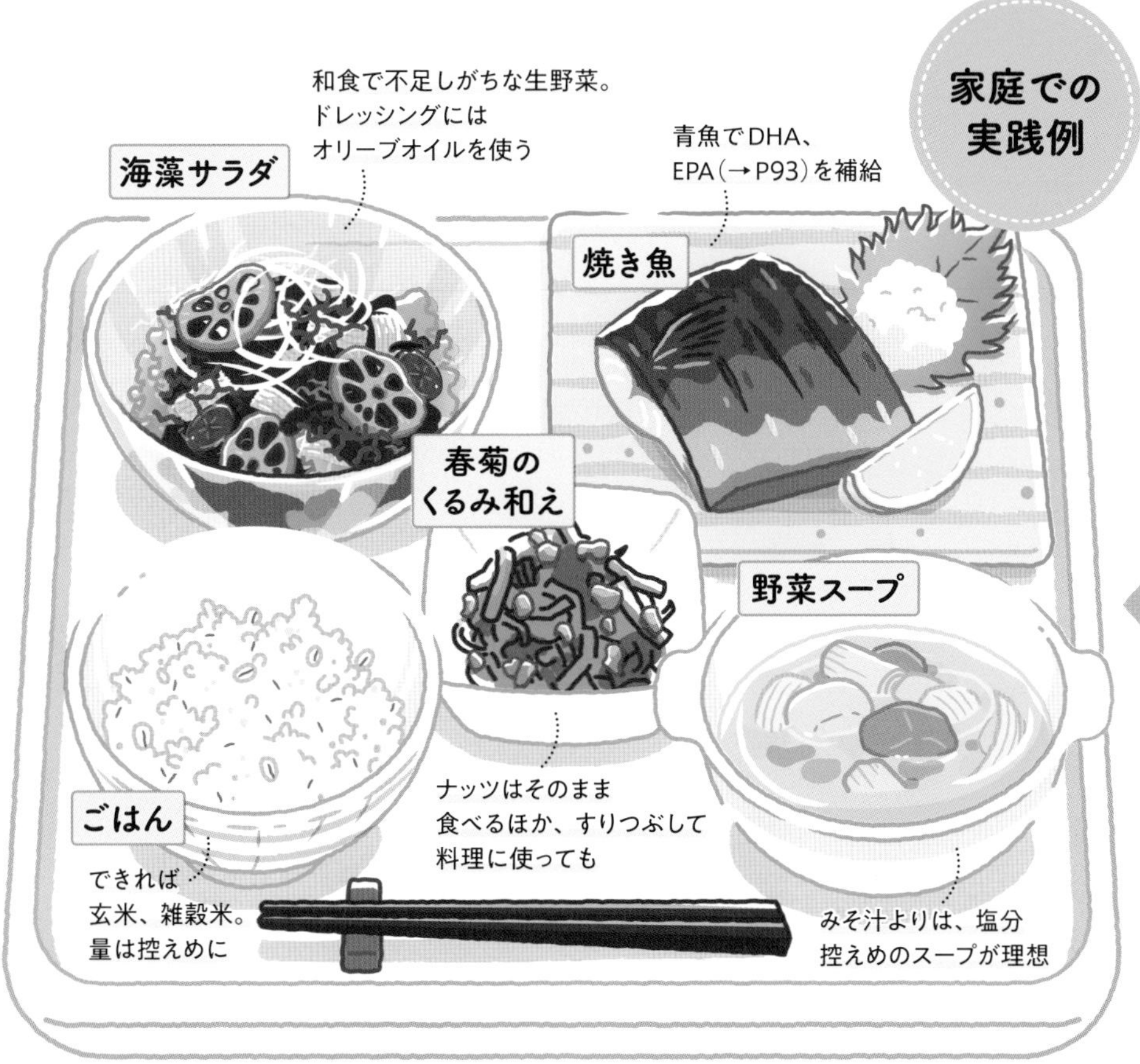
家庭での実践例
和食で不足しがちな生野菜。ドレッシングにはオリーブオイルを使う
海藻サラダ
青魚でDHA、EPA（→P93）を補給
焼き魚
春菊のくるみ和え
野菜スープ
ナッツはそのまま食べるほか、すりつぶして料理に使っても
ごはん
できれば玄米、雑穀米。量は控えめに
みそ汁よりは、塩分控えめのスープが理想

日本の家庭でのとり入れかたの例。和食をベースに、野菜、魚介類を多くとる。主食のごはんは玄米や雑穀米が理想。

長寿の秘訣は〝和洋折衷〟。食材レベルでとり入れる

地中海食がいいといっても、そのまま真似る必要はありません。**地中海食の考えかたをもとに、普段の食事を調整すれば十分です。**

そもそも、日本人がこれほど長寿になった秘訣は、和洋折衷の食事にあります。伝統的な日本食は一見ヘルシーですが、塩分過剰になりやすく、生野菜が足りないといった問題もありました。そこに、「漬物でなくサラダを食べる」などの習慣が加わり、より健康的になったのです。

地中海食も、この感覚で活用を。**和洋折衷を基本に、「多種類の野菜を毎日」「ごはんは玄米や雑穀米に」「サラダにはオリーブオイルを使う」などの工夫をしてみましょう。**

食生活

肉も魚も1日1回。赤身肉で「かむ力」を高める

たんぱく質メインで、3食の献立を考える

肉、魚、乳製品、大豆製品などをメインのおかずにし、3食でバランスよくとる。

メニュー例

朝食

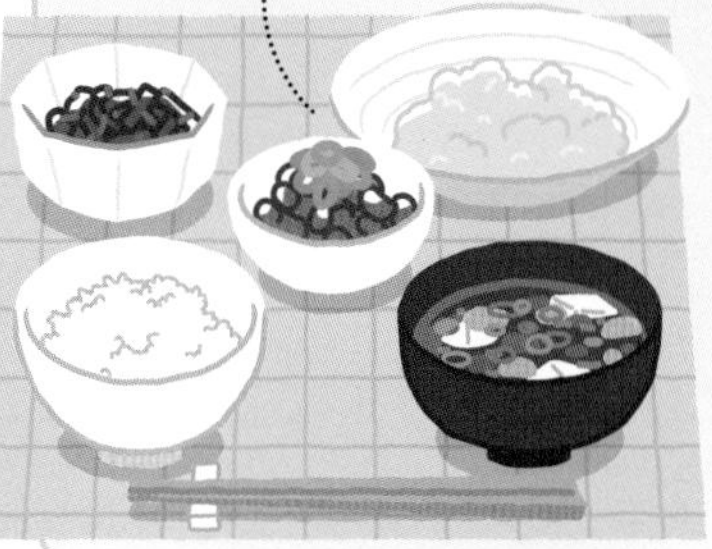
卵や納豆を
積極的にとる

朝のたんぱく質の「質」が認知機能と関係

必須アミノ酸の多い朝食が認知症予防に役立つ可能性が、国立長寿医療研究センターの研究で報告されている。肉、魚、卵、大豆製品、乳製品のどれかを必ずとる。

昼食

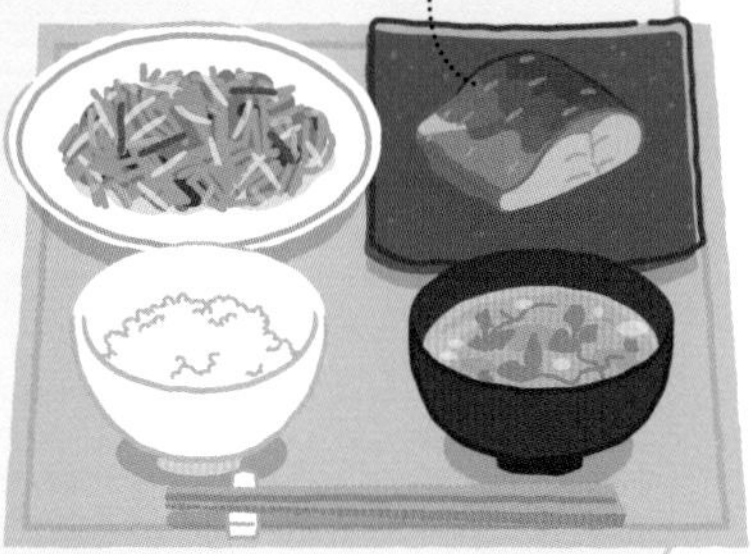
サバの味噌煮の
缶詰などでもOK

DHA、EPAを含む魚、その他の魚も毎日とりたい

サバやイワシなどの青魚には、DHAやEPAが豊富なので積極的にとろう。
その他の魚介類も含め、刺身、煮魚など幅広いメニューで、1日1回は食べる。

夕食

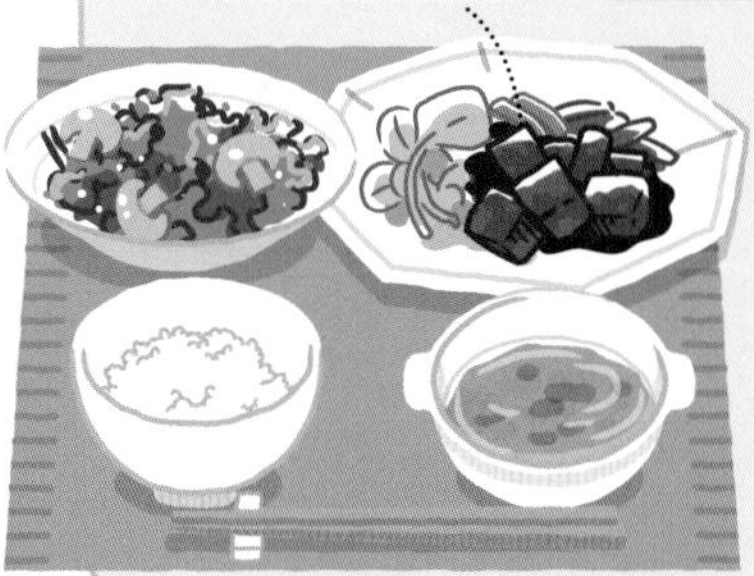
霜降りより、
手ごろな赤身肉を

昼が魚なら肉を、昼が肉なら魚を食べる

たんぱく質をしっかりとるため、肉も1日1回はとる。牛肉や豚肉なら赤身肉を選ぶ。たんぱく質が豊富で、動物性の脂肪をとりすぎずにすむ。

かむ力が高いと、認知症になりにくい

咀嚼《そしゃく》機能《きのう》低下は認知症発症につながる。入れ歯の使用が予防に役立つ。

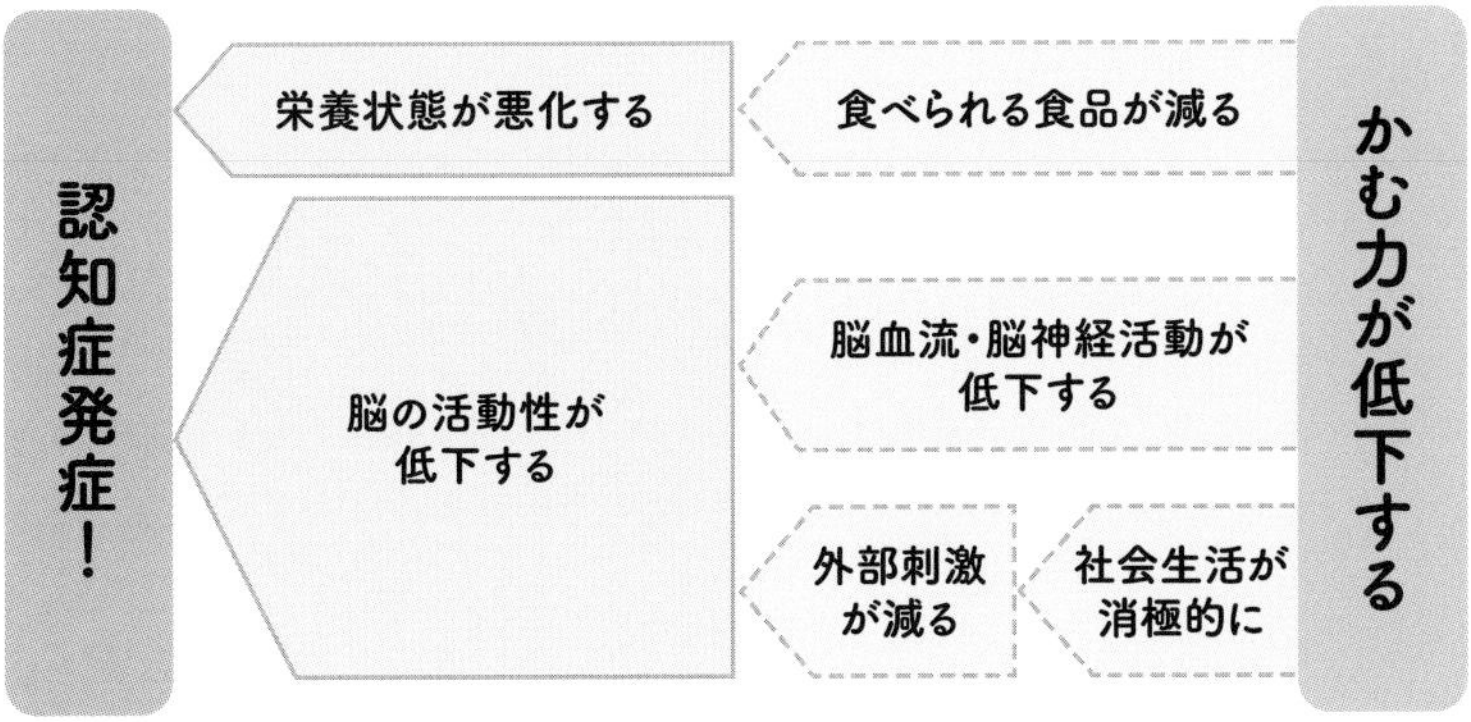

「かむ力」の効果

何でも食べられるほうが、栄養状態を保てる。脳の刺激にもなり、認知症予防につながる。

（「口腔機能を『測る』」馬場一美・三田 稔・楠本友里子, 日本補綴歯科学会誌 vol.13(2)：109-116, 2021より作成）

入れ歯の効果

抜けた歯が多い人は認知症になりやすいが、入れ歯をきちんと使えば、認知機能を保てる。

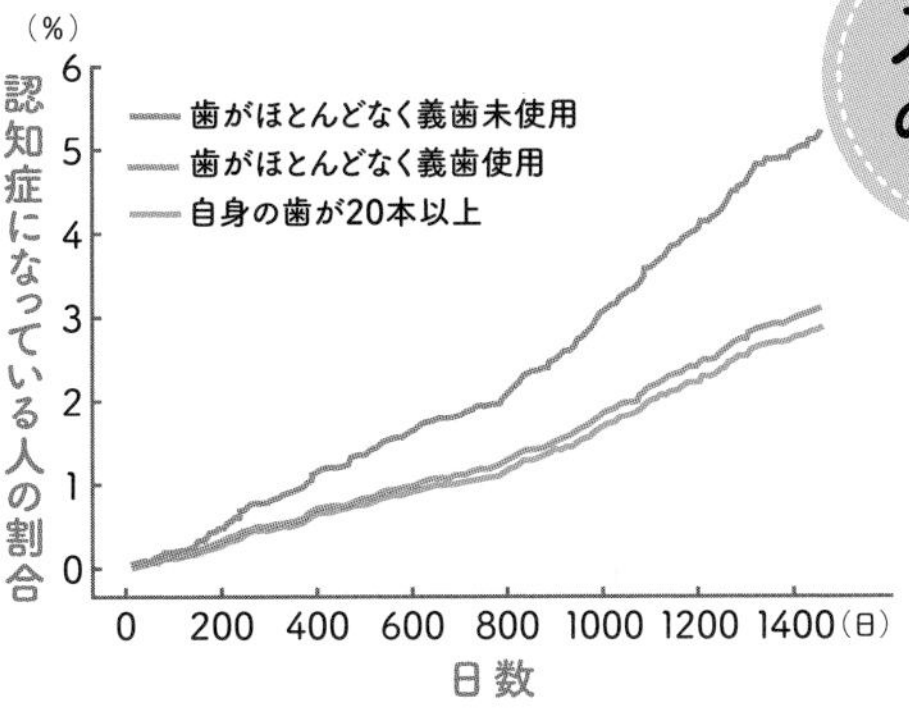

（「Association between self-reported dental health status and onset of dementia：A 4-year prospective cohort study of older Japanese adults from the Aichi Gerontological Evaluation Study(AGES)Project.」Yamamoto T et al., Psychosomatic Medicine vol.74(3):241-248, 2012より引用）

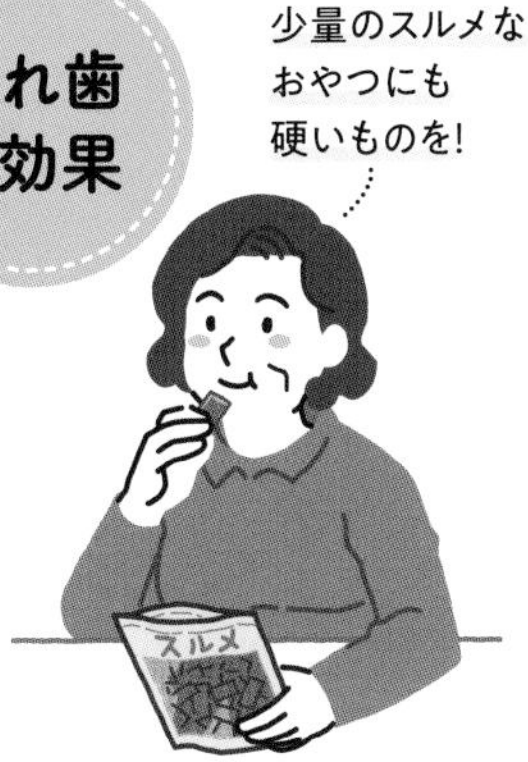
少量のスルメなおやつにも硬いものを！
スルメ

高齢になるほど、たんぱく質を十分とりたい

認知症予防に関するFINGER《フィンガー》研究（→P４）では、食事全体のエネルギー量の10～20％をたんぱく質でとるよう勧められています。とくに体内で合成できない必須アミノ酸を多く含む〝質の高い〟たんぱく質が必要です。**肉、魚、大豆製品、乳製品を毎日の食事に組み込み、肉と魚はどちらも１日１回とるようにしましょう。**

認知症予防には咀嚼《そしゃく》機能《きのう》も重要です。かみごたえのある食品も積極的にとり入れてください。**肉はとろけるような霜降り肉でなく、硬めの赤身肉を選びます。**

「歯が悪いから」と敬遠している人は、義歯（入れ歯）の作成や調整で、かむ力をとり戻しましょう。

食生活

炭水化物はほどほどに。食事の中心にしない

炭水化物比が高いと、認知症になりやすい

炭水化物中心の食事の、認知機能への悪影響があきらかに。

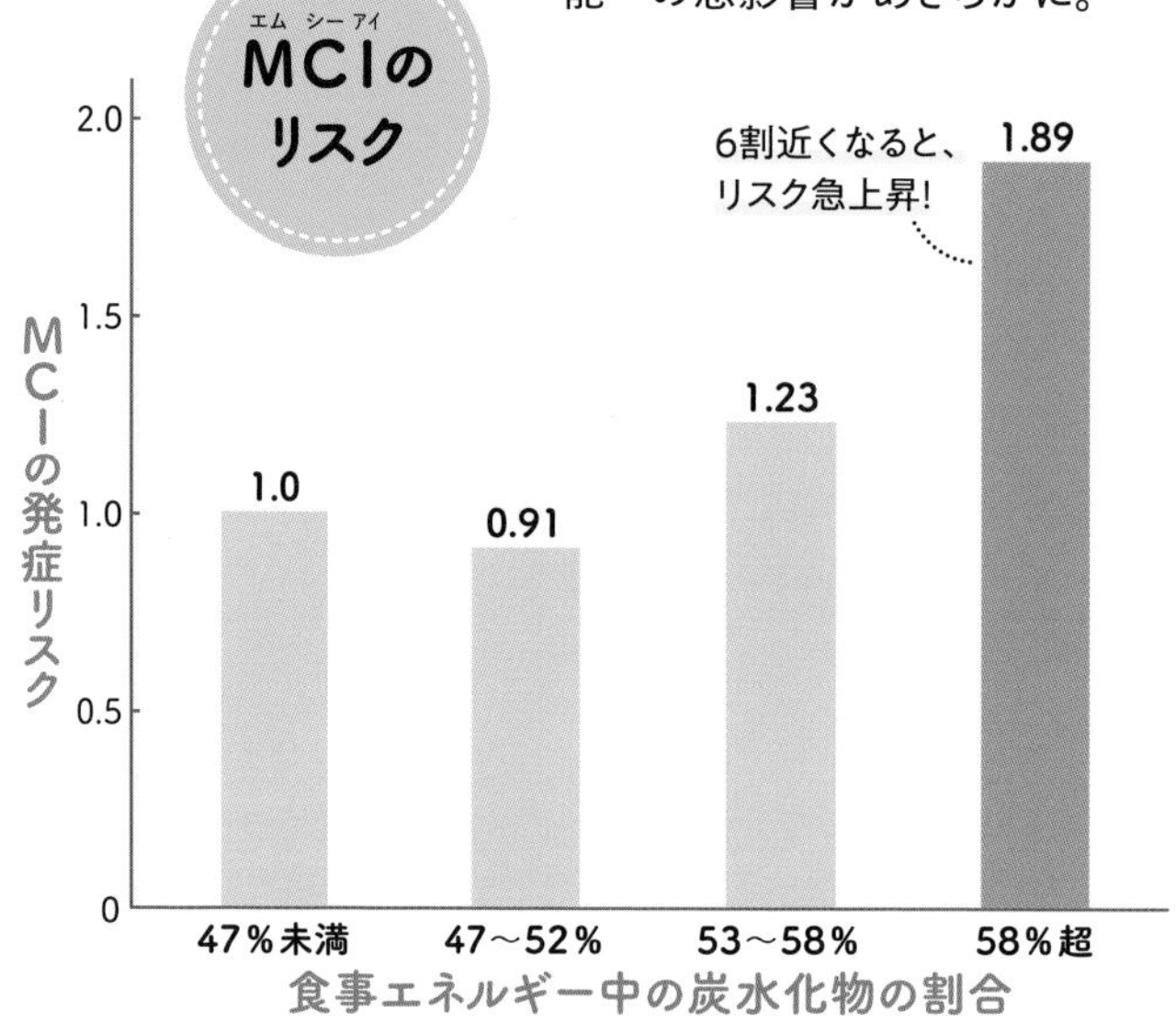

（「Relative intake of macronutrients impacts risk of mild cognitive impairment or dementia.」Roberts RO et al., Journal of Alzheimer's Disease vol.32(2):329-339, 2012より作成）

平均79.5歳の高齢者を対象とした研究。炭水化物の割合が高いほど、MCIや認知症の発症リスクが高かった。

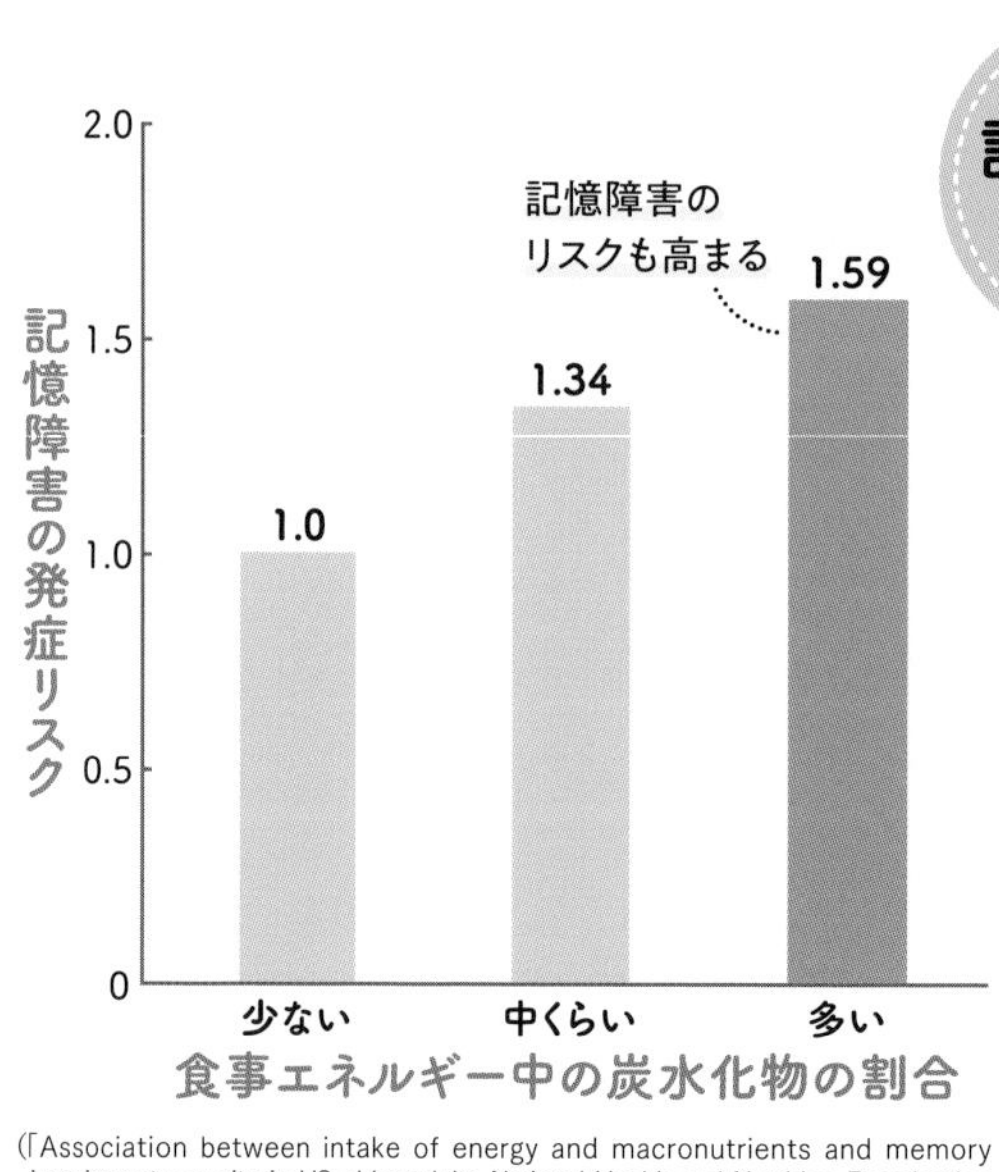

米国国民健康栄養調査の60歳以上の解析結果。炭水化物摂取量が多い人ほど、記憶障害のリスクが高かった。

（「Association between intake of energy and macronutrients and memory impairment severity in US older adults, National Health and Nutrition Examination Survey 2011-2014.」Liu Q et al., Nutrients vol.12(11)：3559, 2020より作成）

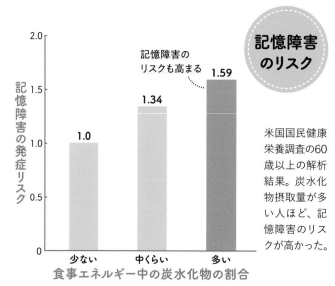

たんぱく質のおかずメインに、献立を見直して

肉や魚のおかずが中心になれば、炭水化物の割合が抑えられる。

1回の主食量のめやす

SV1		SV1.5	
●ごはん小盛り	1膳	●ごはん中盛り	1膳
●おにぎり	1個	●うどん	1食分
●食パン	1枚	●もりそば	1食分
●ロールパン	2個	●スパゲッティ	1食分

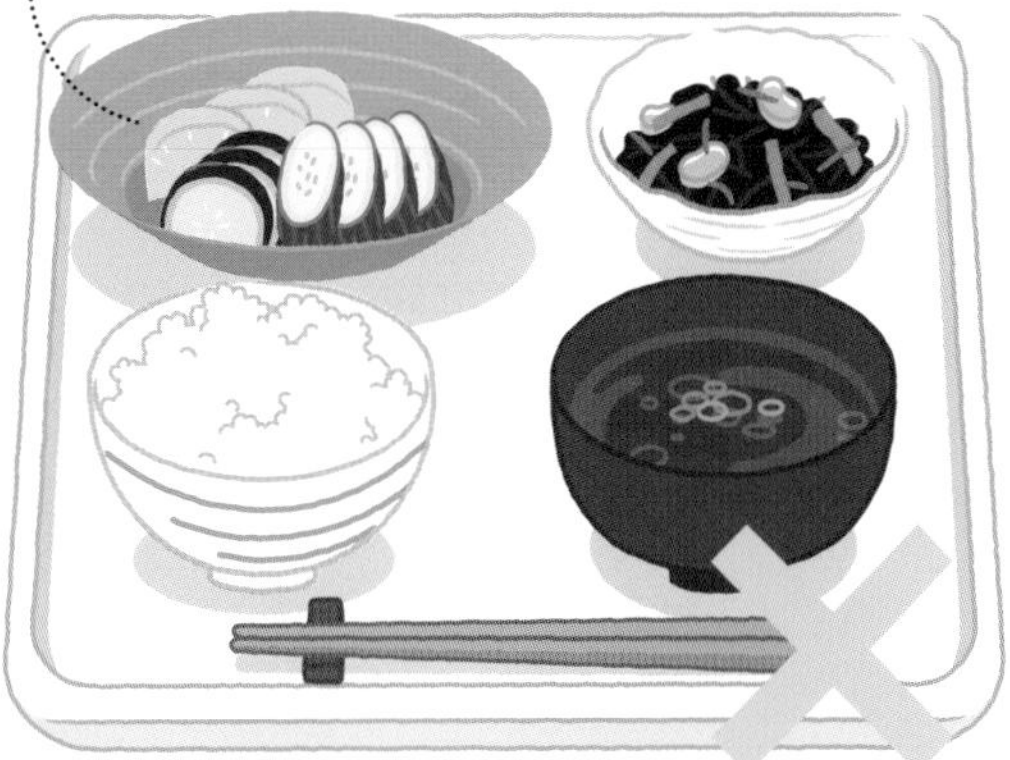
主食中心の献立
高齢者にありがちな「粗食」はNG

漬物や味の濃いおかずで白米を食べるタイプの食事。炭水化物比が高くなり、塩分も過剰に。

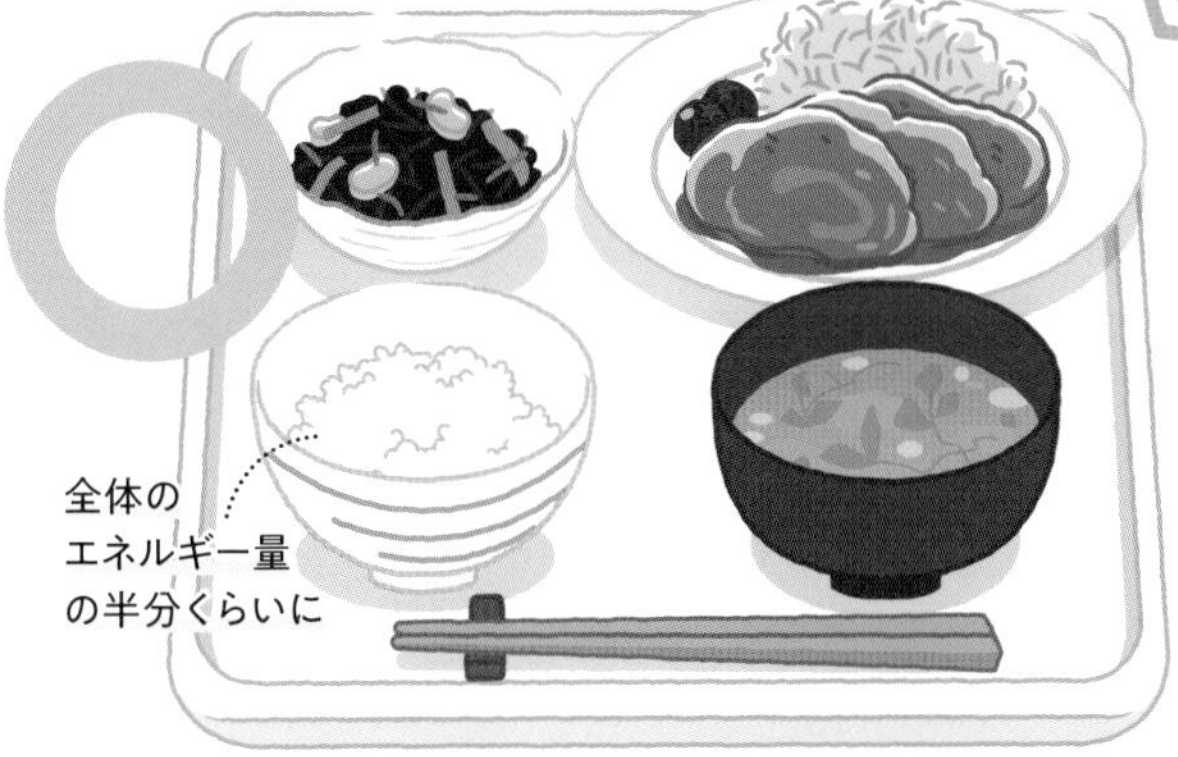
主食半分の献立
全体のエネルギー量の半分くらいに

食事のメインは、あくまでおかずと考えて。70歳以上で活動量の多くない人は、1日の主食量をSV4〜5つ程度に。

炭水化物の比率は50%程度がベスト

「粗食が体にいい」というのは俗説です。とくに「ごはんと汁物、おかず少々」という日本式の粗食は、炭水化物や塩分の過剰摂取につながります。認知症予防には、炭水化物の比率を抑えめにするのが正解。**肉や魚などの主菜、野菜や海藻などの副菜を充実させ、全エネルギー量に占める炭水化物の割合を半分程度にします。**

ただし、近年流行していた糖質制限食は、高齢者には勧められません。エネルギー量不足で、筋肉まで減らしてしまう心配があります。サルコペニア（→P50）やフレイル（→P82）、それによる寝たきり防止のためにも、適量の炭水化物をとりましょう。

バラエティ豊かな食事で認知機能低下を防ぐ

食品の多様性が高いと、認知症になりにくい

認知症予防には、毎日いろいろな食品をとることが重要とわかっている。

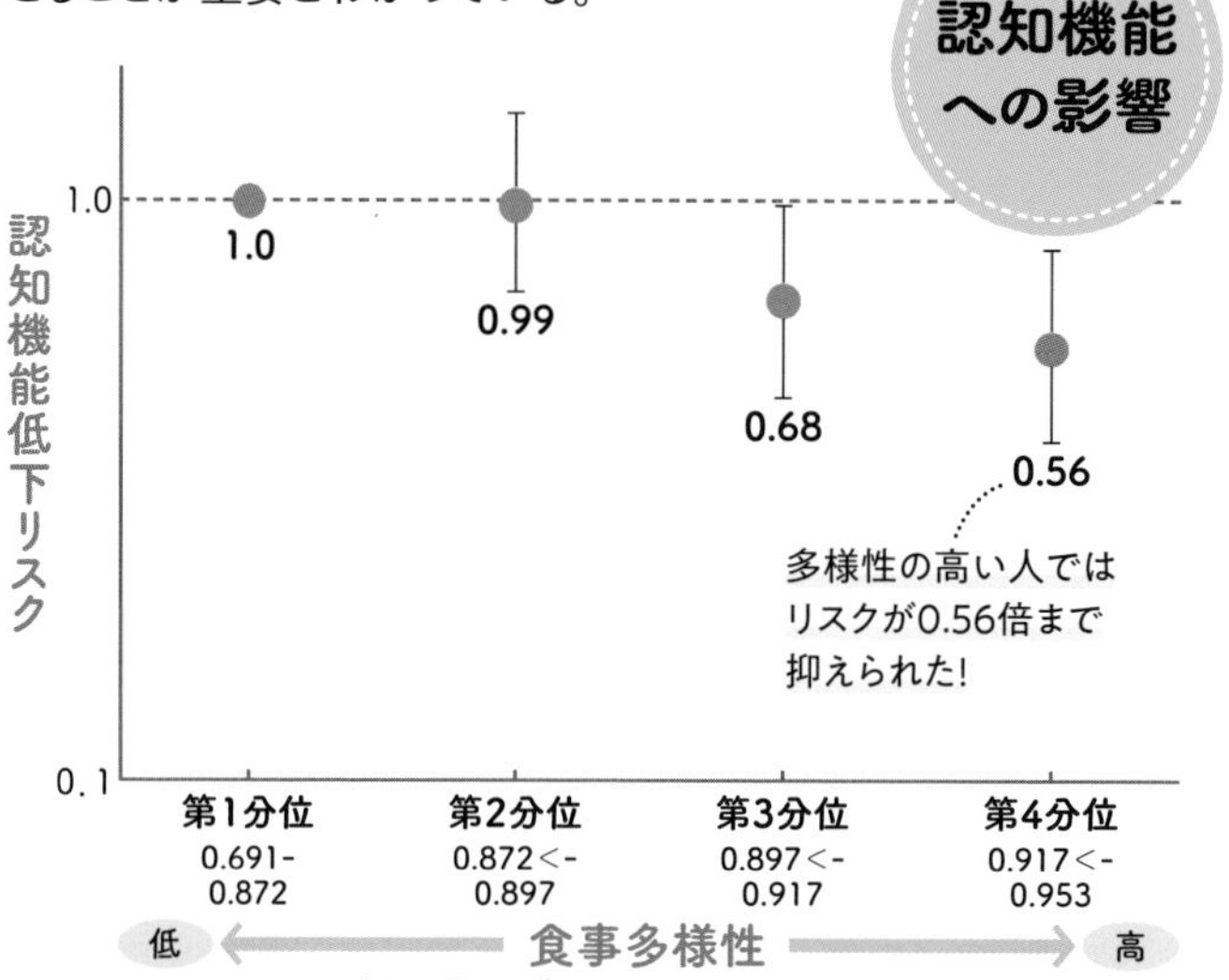

食品の多様性指数（QUANTIDD《クアンティッド》）が高いグループほど、認知機能低下のリスクが低かった。

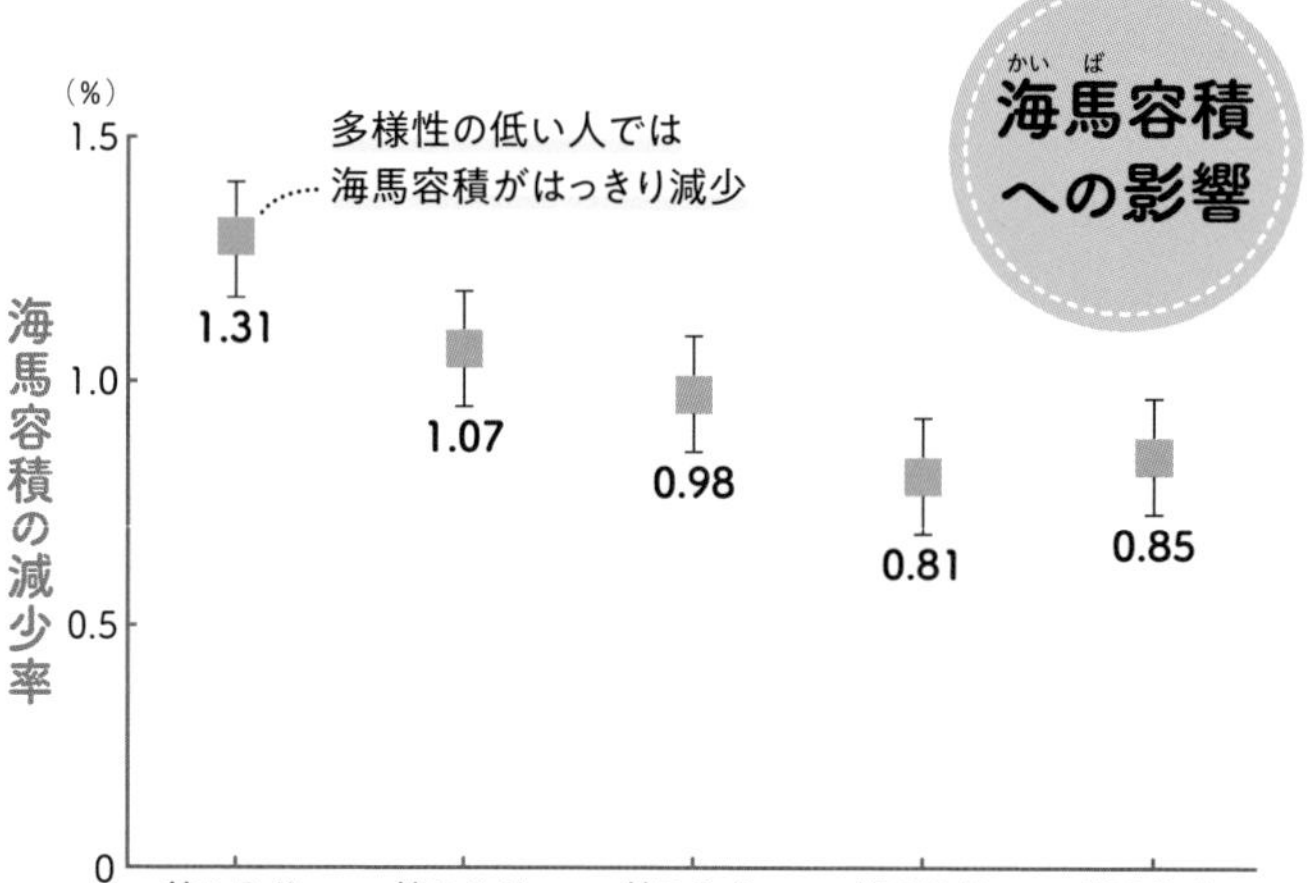

上と同じ研究で、記憶を司る海馬の容積を見た結果。多様性の高いグループほど、海馬の容積が保たれていた。

（上図：「Dietary diversity decreases the risk of cognitive decline among Japanese older adults.」Otsuka R et al., Geriatrics & Gerontology International vol.17（6）：937-944, 2017／下図：「Dietary diversity is associated with longitudinal changes in hippocampal volume among Japanese community dwellers.」Otsuka R et al., European Journal of Clinical Nutrition vol.75(6)：946-953, 2021より引用）

日々の食事・食材チェックで、多様性を高めよう

QUANTIDDの指標となる18の食品群から、嗜好飲料を除いたのが左のリスト。毎日の献立に偏りがないかのチェックに役立てて。

Check List

- ☑ 穀類
- ☑ いも・でんぷん類
- ☑ 魚介類
- ☑ 肉類
- ☑ 卵類
- ☑ 乳類
- ☑ 野菜類
- ☑ 果実類
- ☑ きのこ類
- ☑ 海藻類
- ☑ 豆類
- ☑ ナッツ類
- ☑ 油脂類
- ☑ 調味料・香辛料類
- ☑ 調理加工食品
- ☑ 砂糖・甘味料
- ☑ 菓子類

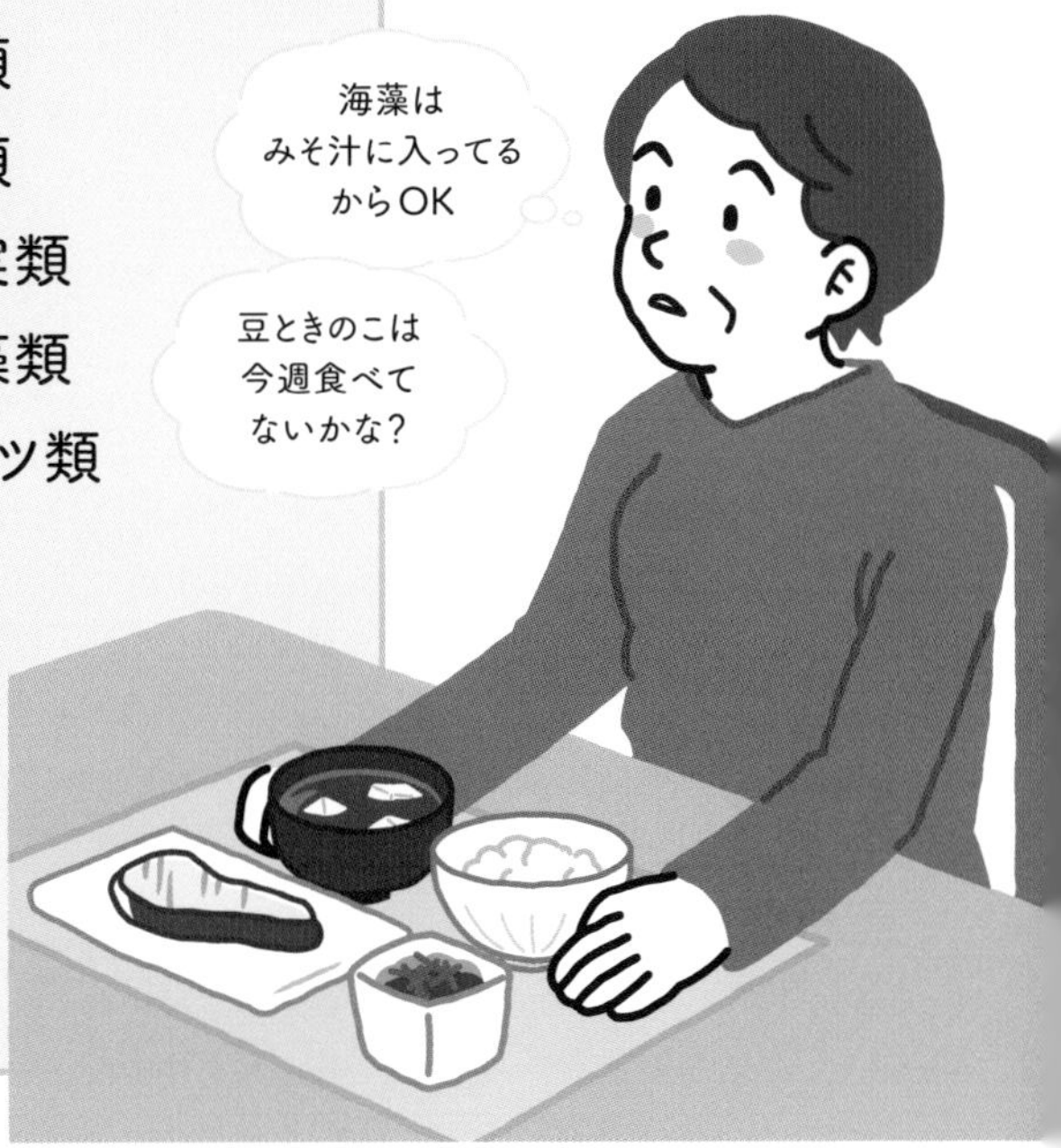
海藻は
みそ汁に入ってる
からOK
豆ときのこは
今週食べて
ないかな？

毎日似たような食事や単品、丼ものはなるべく避ける

日本の長期疫学研究「NILS《ニルス》-LSA《エルエスエー》」で、食品の多様性と認知機能との関係があきらかになりました。**一食の食品数が少なかったり、毎日同じようなものばかり食べていると、認知機能が低下しやすいのです**（右図参照）。

多様性を高めるには、単品や丼ものの食事をなるべく控えます。**カレーライスだけ、天丼だけといった食事ではなく、主食、主菜、副菜、汁物などが揃った献立に。**バラエティに富んだ食品を自然にとれます。

多様な食品の摂取は、たんぱく質や脂肪、ビタミン、ミネラルなど、必要な栄養をまんべんなくとることにもつながります。

油は「質」にこだわる。オリーブオイルやエゴマ油に

生活習慣病にいい油は、認知症予防にもいい

動物性脂肪には飽和脂肪酸が多く、とりすぎると生活習慣病と認知症のリスクが高まります。

一方、植物油や魚の脂肪に多いのは不飽和脂肪酸です。一価不飽和脂肪酸と多価不飽和脂肪酸があり、後者は「n-3系(ω《オメガ》3)」「n-6系(ω6)」に分けられます。

いずれも認知症予防に効果的で、FINGER《フィンガー》研究(→P4)でも、植物性脂肪、とくにn-3系脂肪酸の摂取が推奨されています。

植物性のなかでも、体にいい油を選ぶ

動物性より植物性、植物性のなかでも
多価不飽和脂肪酸を多くとりたい。

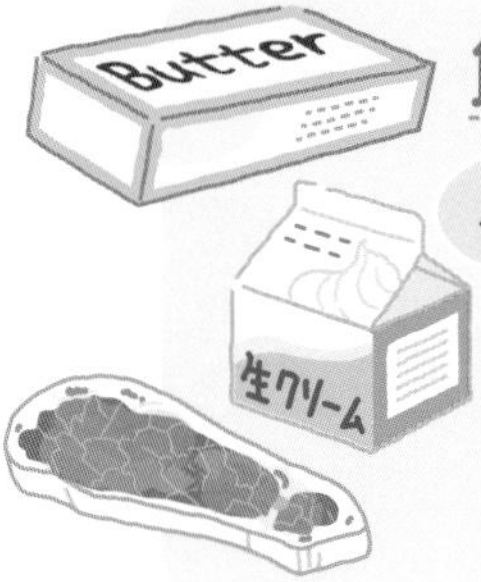

× 飽和脂肪酸

バター　乳製品　パーム油　肉の脂肪

牛・豚の脂肪やバター、生クリームなどの動物性脂肪。植物性ではパーム油のような固形油に多く含まれる。

○ 不飽和脂肪酸

n-3系脂肪酸	n-6系脂肪酸	一価不飽和脂肪酸
DHA、EPA、α《アルファ》-リノレン酸など。青魚やエゴマ油、アマニ油などに多い。	ゴマ油などのリノール酸が代表的。LDLコレステロールを減らす作用をもつ。	オリーブオイルに多く含まれる。LDLコレステロールを減らす働きがある。

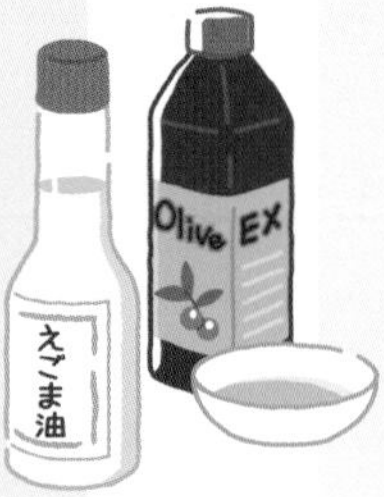

魚のDHA、EPAの認知症予防効果に期待!

どのくらい食べればよいか、どう食べればよいかもあきらかになってきた。

魚の影響

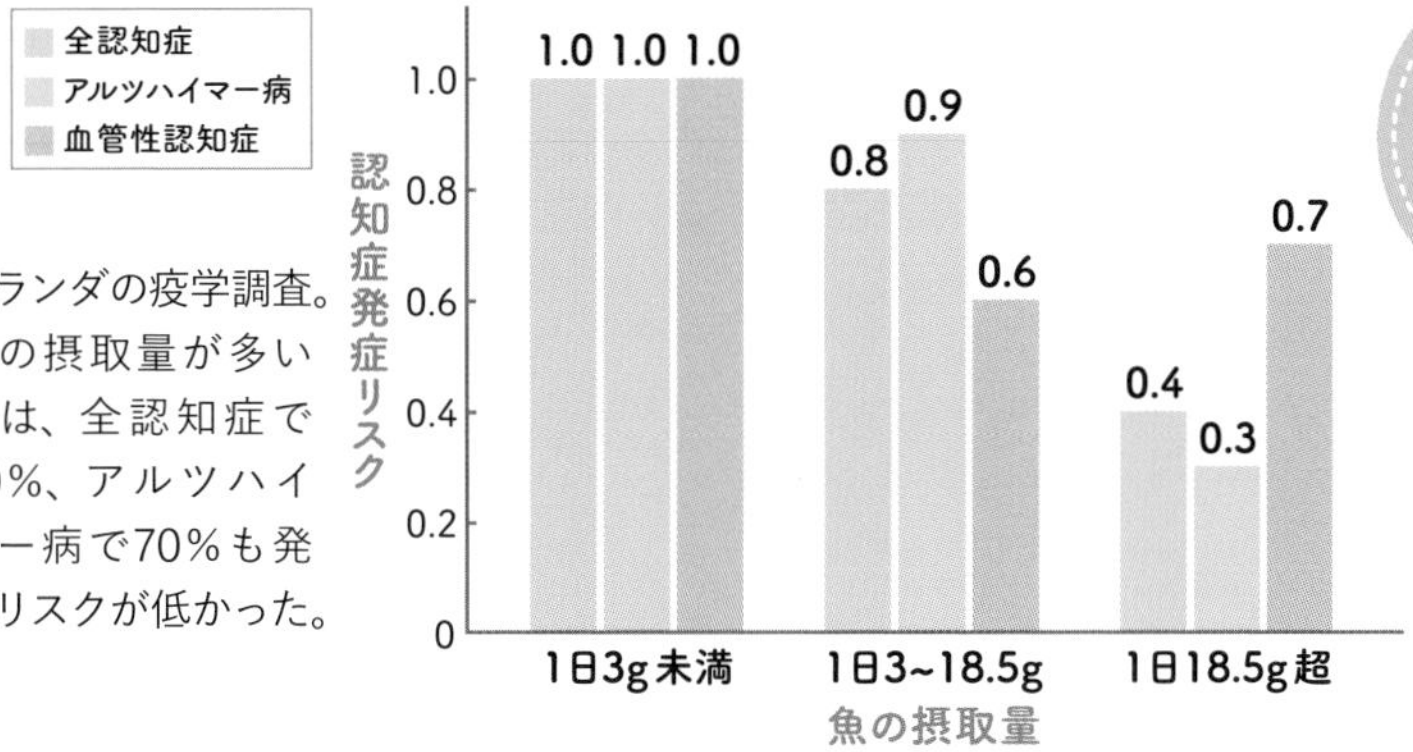

オランダの疫学調査。魚の摂取量が多い人は、全認知症で60%、アルツハイマー病で70%も発症リスクが低かった。

(「Dietary fat intake and the risk of incident dementia in the Rotterdam study.」Kalmijn S et al., Annals of Neurology vol.42 (5) : 776-782, 1997より作成)

効果的なとりかた

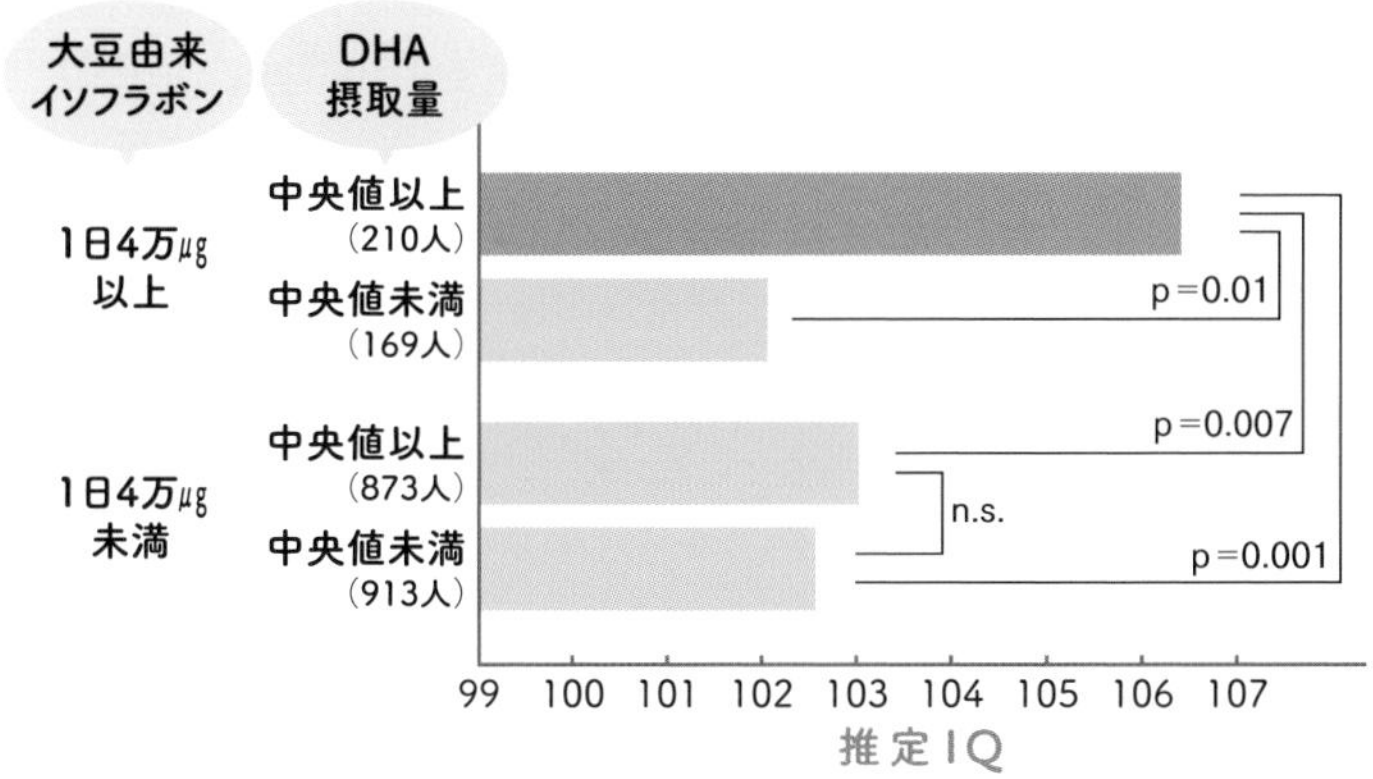

魚だけでなく大豆製品も多くとるようにすると、DHAの認知症予防効果を得られやすい。

(「認知症の要因と予防」下方浩史, 名古屋学芸大学健康・栄養研究所年報 No.7:1-14, 2015より引用)

魚のオメガ脂肪酸も、脳にいい可能性が高い

魚を食べることは認知症の予防に役立ちますが、これは魚の脂肪に、DHAやEPAといったn-3系脂肪酸が豊富に含まれているためです。DHAは脳や神経に欠かせない脂質成分で、不足は認知機能低下の要因になると考えられています。EPAには血栓《けっせん》ができるのを防いだりする働きがあります。

エゴマ油やアマニ油に豊富に含まれているα《アルファ》-リノレン酸も、n-3系脂肪酸です。α-リノレン酸は体内に吸収された後、代謝されてDHAやEPAになります。エゴマ油やアマニ油は、酸化しやすいので加熱調理には向きません。サラダドレッシングにするなど、生でとるようにしましょう。

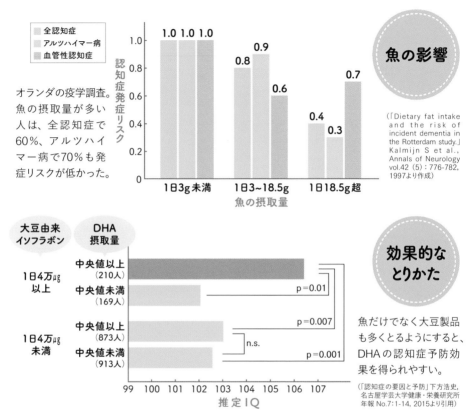

野菜を多くとるほど認知症になりにくい

葉物もそのほかも、野菜は毎日たっぷり！

1日の摂取量が270gを超えると、認知症の発症率が低下する。

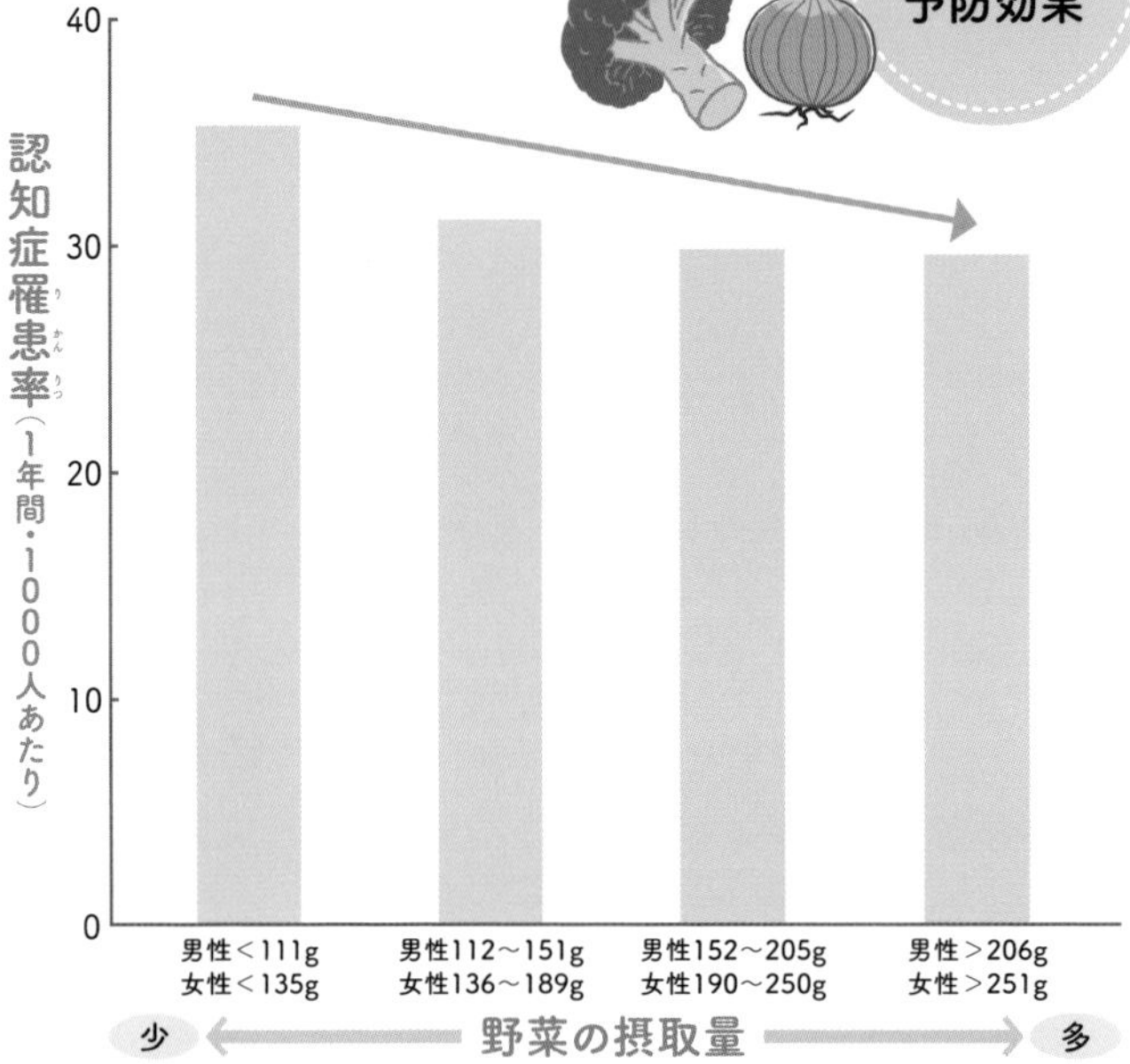

（＊野菜の量は食事1000kcalあたり）

野菜の摂取量が多いほど認知症のリスクが低下。摂取量最多のグループは、最少のグループに比べ、リスクが27％低かった。

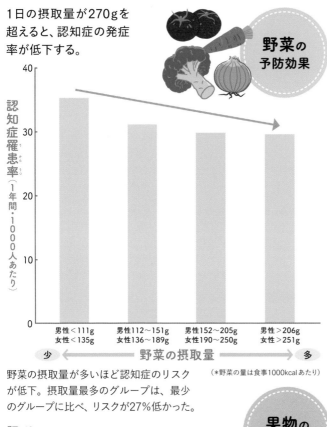

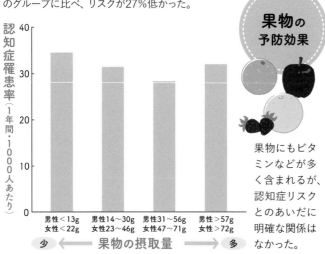

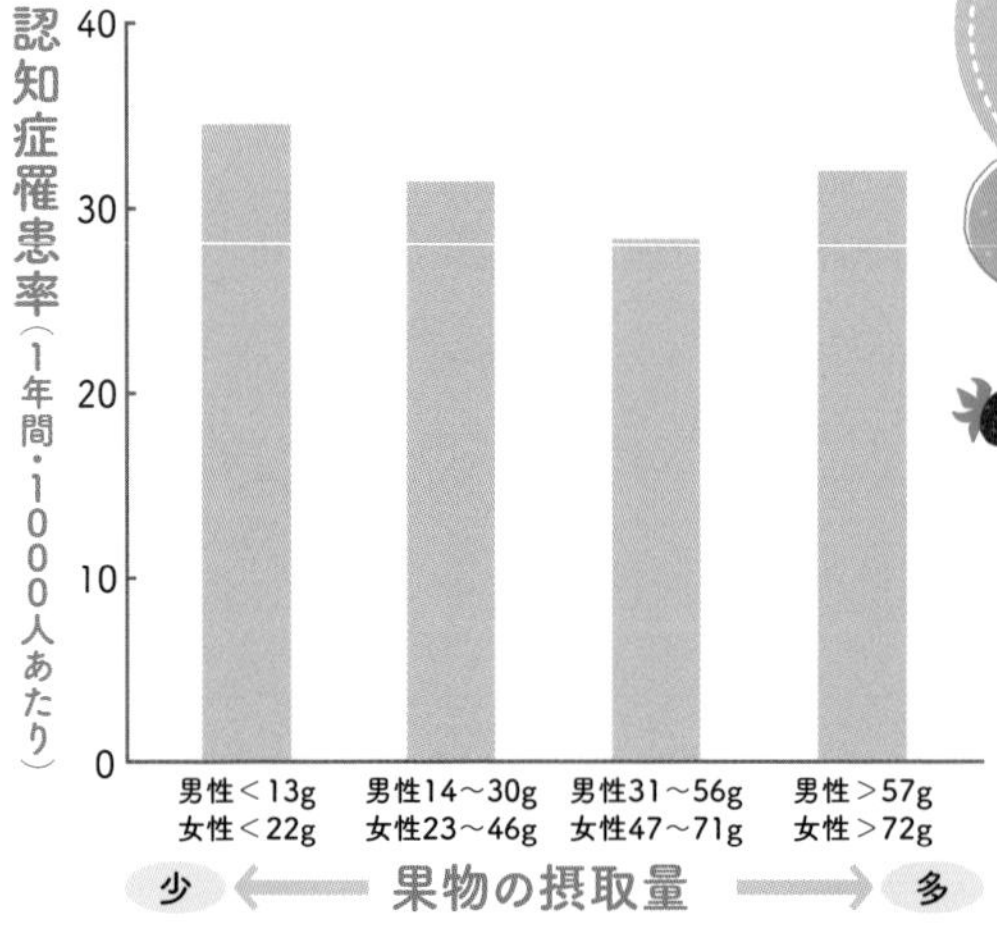

果物にもビタミンなどが多く含まれるが、認知症リスクとのあいだに明確な関係はなかった。

（「Long-term association of vegetable and fruit intake with risk of dementia in Japanese older adults：The Hisayama study.」Kimura Y et al., BMC Geriatrics vol.22（1）：257, 2022より引用）

1日150g以上摂取する人と、ほとんどとらない人では、認知機能に大きな差があった。10年後の認知機能の差は、年齢換算で11歳分。

(「Nutrients and bioactives in green leafy vegetables and cognitive decline : Prospective study.」Morris MC et al., Neurology vol.90(3):e214-e222, 2018より引用)

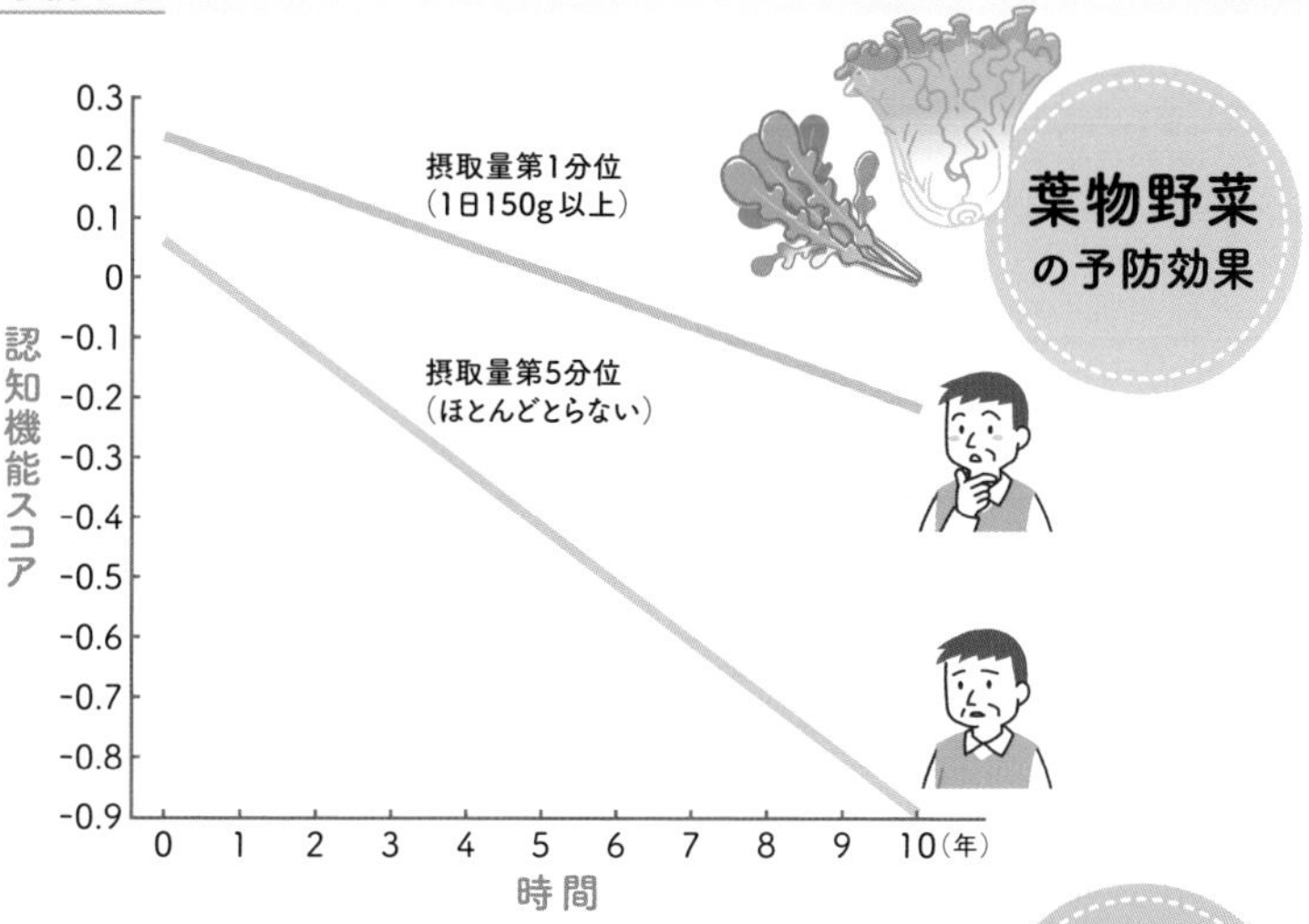

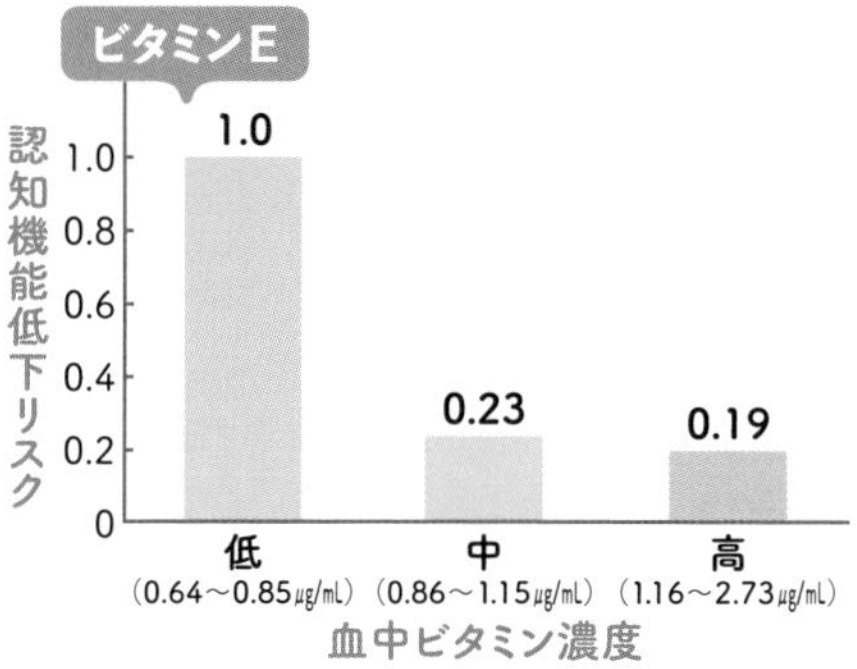

アルツハイマー病のリスク遺伝子をもたない男性では、ビタミンEが認知機能低下と関係。

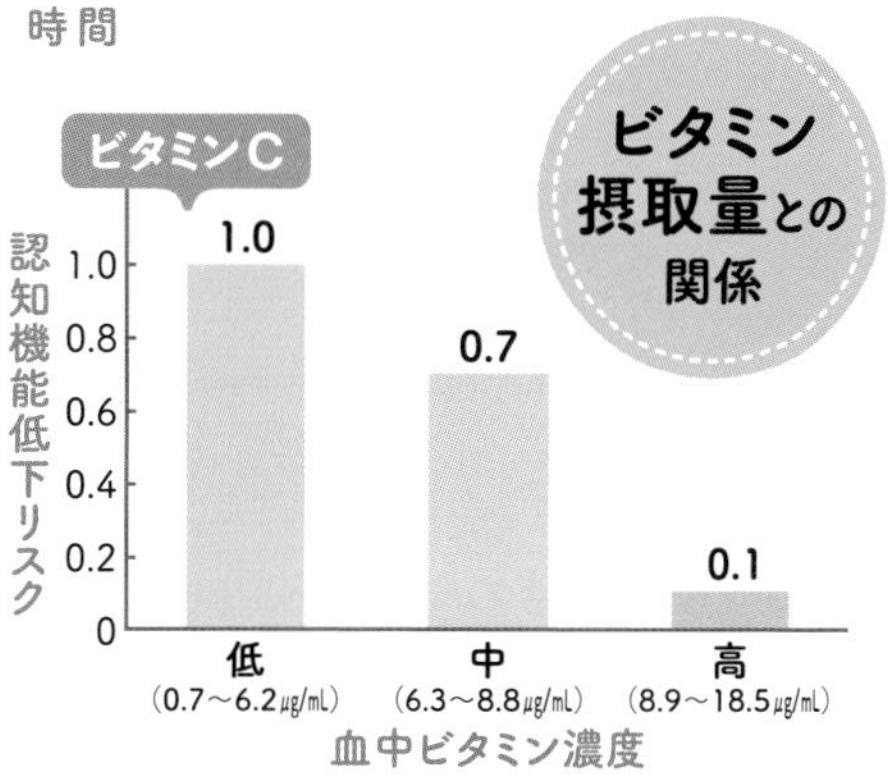

アルツハイマー病のリスク遺伝子をもつ女性では、ビタミンC摂取量が認知機能低下と関係。

(「Higher blood vitamin C levels are associated with reduction of apolipoprotein E E4-related risks of cognitive decline in women : The Nakajima Study.」Noguchi-Shinohara M et al., Journal of Alzheimer's Disease vol.63(4):1289-1297, 2018より引用)

ビタミン剤では補えない認知症予防効果がある

右ページに示したのは、日本の大規模疫学調査「久山町研究」の結果です。**60歳以上の人を24年間追跡調査した結果、野菜を多くとると、認知症の発症率が低下することがあきらかになったのです。**

野菜摂取量が最少のグループに比べ、最多のグループでは、アルツハイマー病の発症リスクが31%も低く抑えられていました。全認知症の発症率で見ても、27%のリスク低下が認められています。

日々の食事で野菜を多くとることにより、ビタミンやポリフェノールなど、認知症予防に役立つ多くの栄養成分を摂取できます。それが認知症発症率の低下につながったと考えられます。

食生活

ポリフェノールの抗酸化作用に期待

活性酸素も、老化と認知症に影響

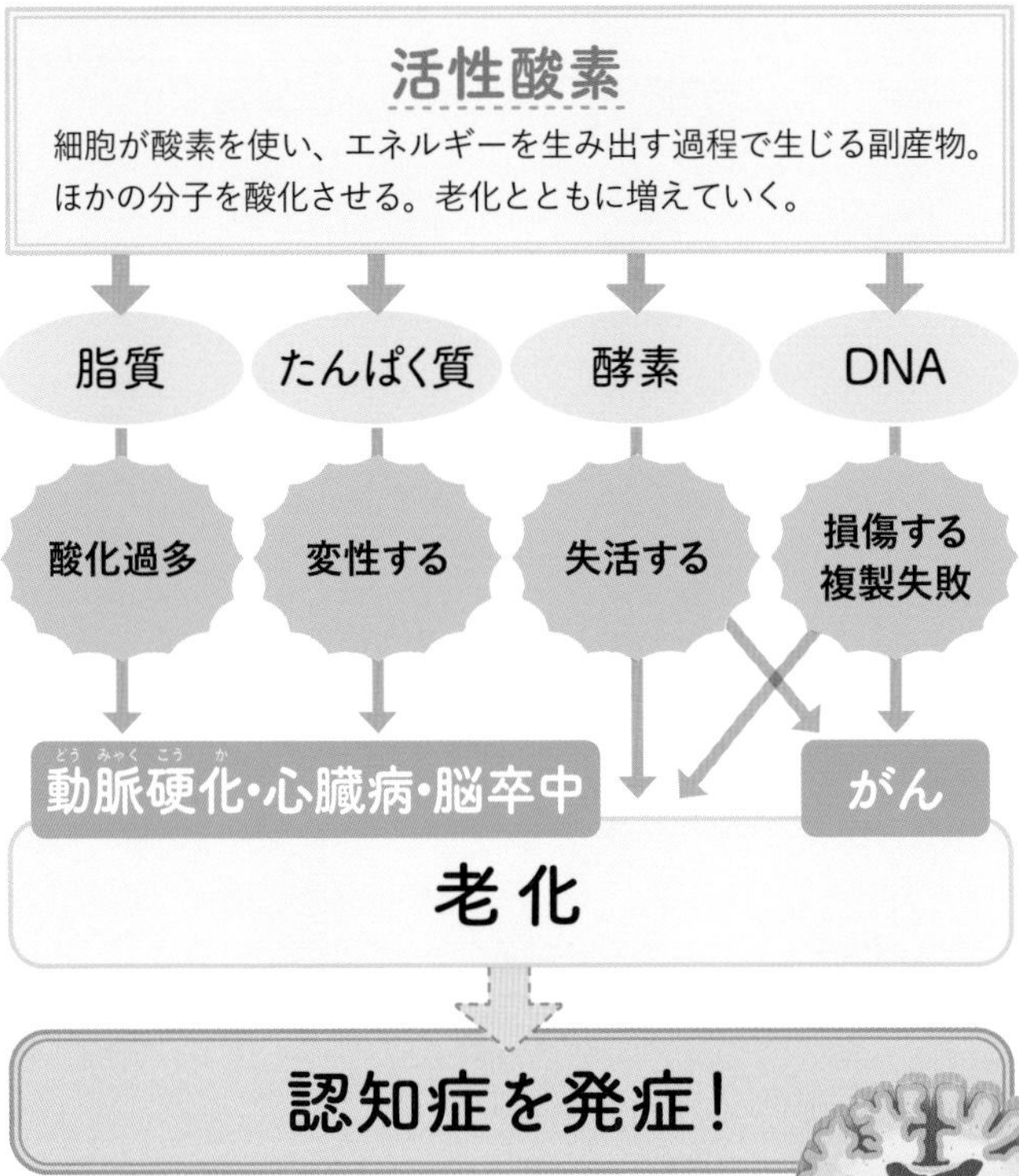

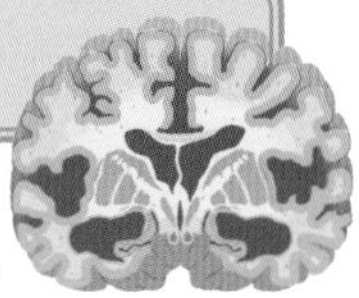

活性酸素が多いと細胞が変性したり傷ついたりして、全身の老化が進む。結果として認知症リスクも高まる。

（「健康長寿ネット」公益財団法人 長寿科学振興財団より作成）

抗酸化成分は老年病全般の予防になる

老化は細胞の酸化で起こります。細胞がエネルギーをつくる過程で生じた活性酸素が歳とともに増え、細胞を酸化させます。**結果として動脈硬化《どうみゃくこうか》や生活習慣病が生じ、認知症のリスクも高まります。**

また、多価不飽和脂肪酸（→P92）は、脳の重要な構成成分でもあり、この酸化も認知機能の低下に関係すると考えられています。

酸化を防ぐ成分は、老年病や認知症の予防全般に役立つのです。

ポリフェノール豊富な食品も、ちょっとずつとる

抗酸化作用をもつ多種類の物質を、さまざまな食品から摂取する。

トコフェロール類
ビタミンE。ナッツ、緑黄色野菜、植物油に豊富。

アスコルビン酸
ビタミンC。野菜、果物、緑茶などに多い。

カロテノイド類
リコピンなど。野菜、果物、海藻類に多く含まれる。

フラボノイド類
タマネギ、大豆製品などに多く含まれている。

カテキンオリゴマー類
ココア、チョコレート、赤ワインなどに豊富。

アントシアニン類
ベリー、ブドウ、赤シソ、ナスなどに多く含まれる。

コーヒー酸誘導体
クロロゲン酸など。コーヒー、大豆に含まれている。

リグナン類
セサミン、セサモリンなど。ゴマに含まれる。

メラノイジン類
みそ、しょうゆなどの大豆発酵食品に多い。

アミノ酸、ペプチド類
肉類や大豆、イワシ、牛乳などにとくに多い。

ハーブ、スパイス
ターメリックに含まれるクルクミノイドなどが有名。

グルタチオン
ブロッコリー、豚肉などに多く含まれている。

どれかひとつでなく、「ちょっとずつ」が大事!

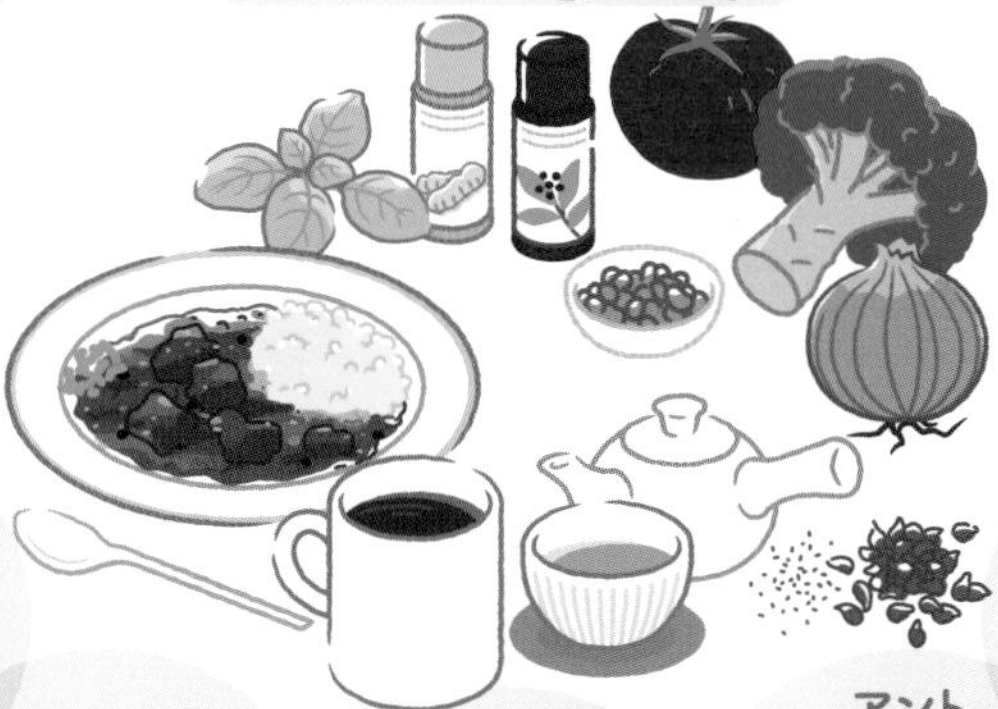

テレビなどの健康情報にすぐとびつかないように

抗酸化作用があり、認知症の予防に役立つと考えられている物質はいろいろあります。テレビなどで「○○が健康にいい」という情報が流れると、毎日そればかり食べる人がいますが、これは賢い方法ではありません。**認知症予防には、多様な食品をとるほうがずっと効果的です（→P90）。**

食事スタイルとしても、「地中海食」や「塩分を減らした現代の日本食」が推奨されています（→P85）。単独の食品がもつ機能よりも、食品の組み合わせや食事パターンの影響が大きいためです。

毎日いろいろな食品をとることで、多種多様な抗酸化成分を少しずつ摂取するのが理想です。

食生活

女性では、大豆製品のイソフラボンも適度にとる

男性では差がなく、女性では予防の可能性あり

日本人を対象とした疫学研究「JPHCスタディ」の結果。

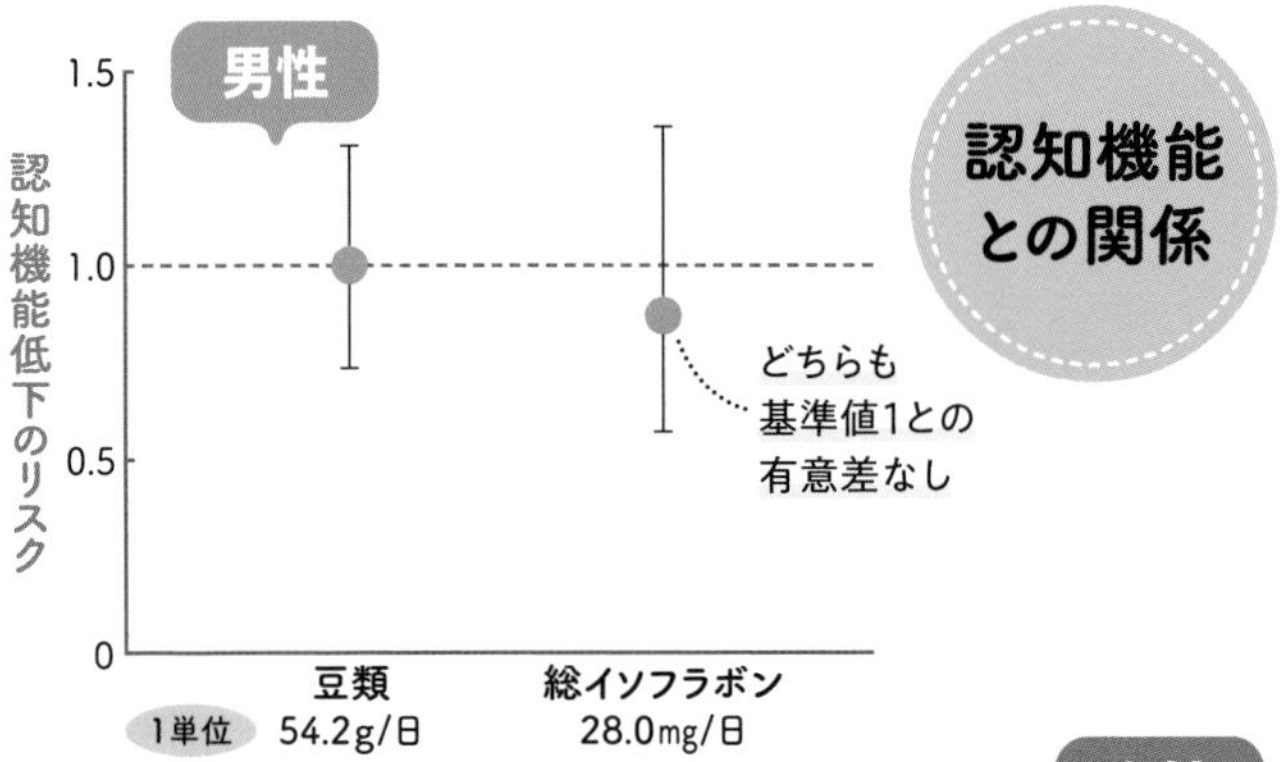

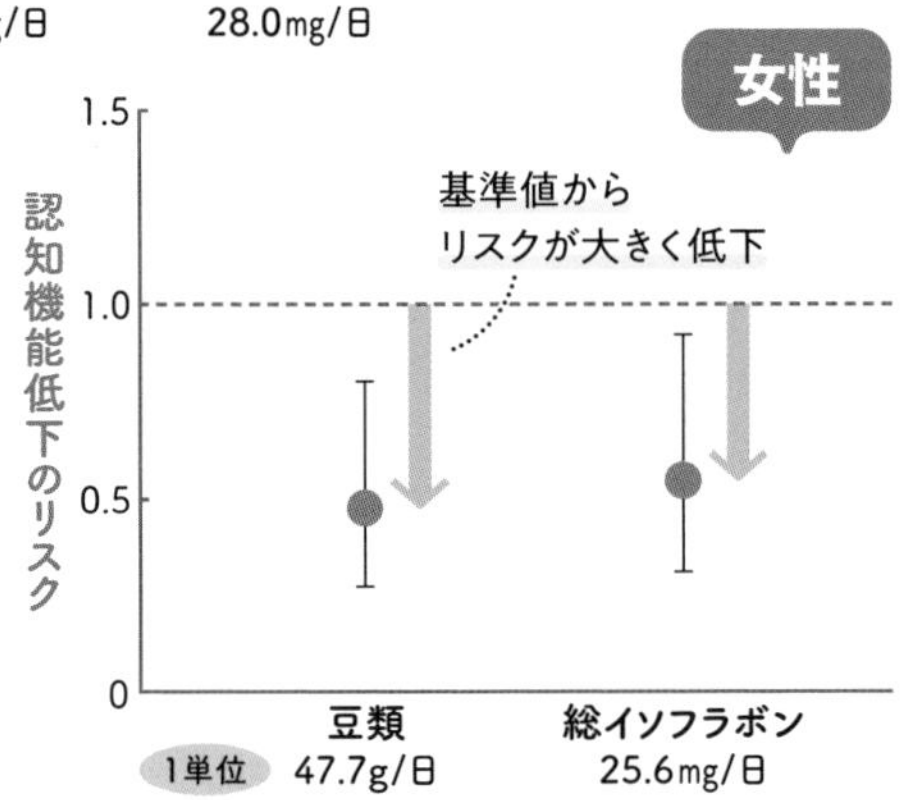

豆類やイソフラボンの摂取量が多い女性では、10年後の認知機能低下リスクが低かった。

(「Total bean intakes reduce the risk of cognitive decline in female elderly Japanese.」Nakamoto M et al., Alzheimer's & Dementia vol.12(7S):1176, 2016より作成)

1日1回くらい、おいしく食べられる程度に

イソフラボンは大豆に含まれる成分です。女性では認知機能低下を予防する働きが報告されています。ただし大量にとる必要はありません。過剰摂取による月経異常や、乳がんリスク上昇などの悪影響も懸念されます。意識的にとる場合も、1日1回程度、おいしく食べられるくらいが適量です。

大豆製品は種類が多く、いずれもイソフラボンが豊富なので、無理なく毎日の食事に組み込めます。

大豆製品の種類

イソフラボン含有量

食品名	平均含有量（100gあたり）
きな粉	266.2mg
揚げ大豆	200.7mg
大豆	140.4mg
凍り豆腐	88.5mg
納豆	73.5mg
煮大豆	72.1mg
みそ	49.7mg
油揚げ類	39.2mg
豆乳	24.8mg
金山寺みそ	12.8mg
おから	10.5mg
しょうゆ	0.9mg

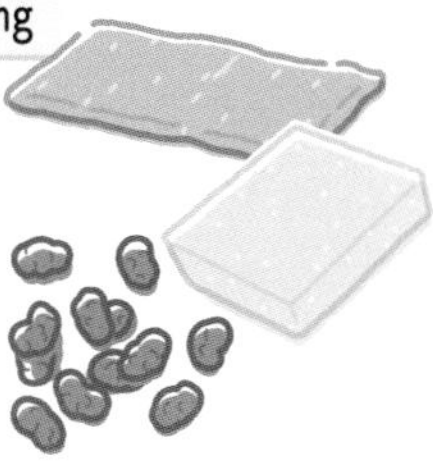

大豆を原料とするほとんどの加工食品に含まれている。1日の上限は70～75mgとされる。

（「大豆及び大豆イソフラボンに関するQ&A」厚生労働省，2006より一部引用）

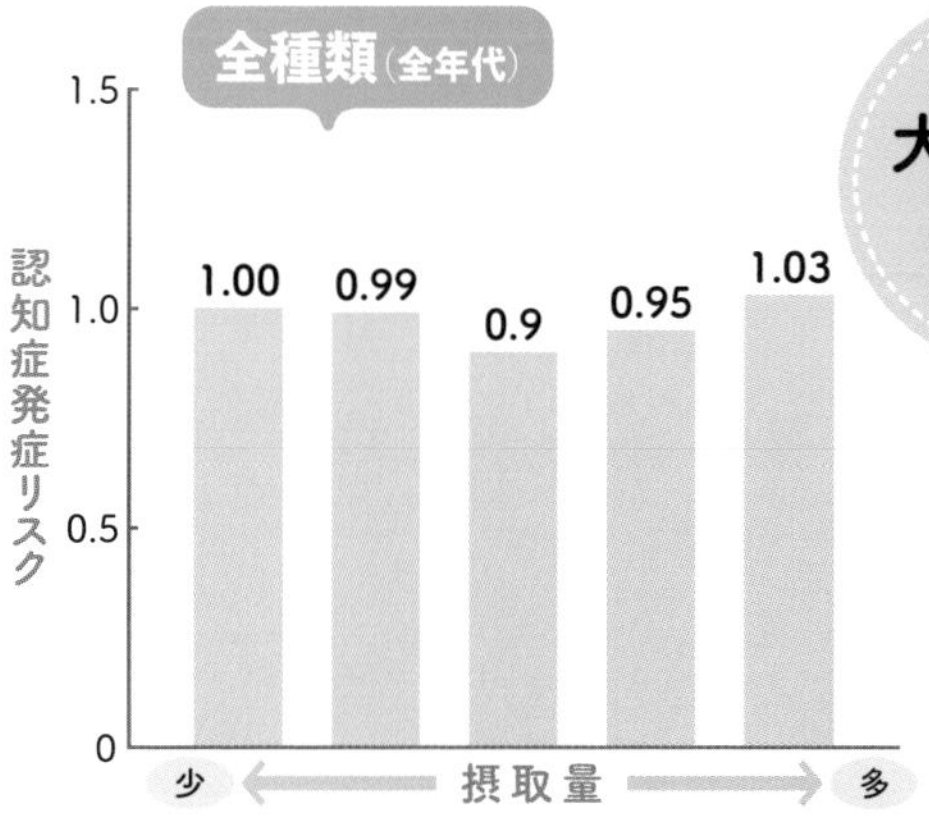

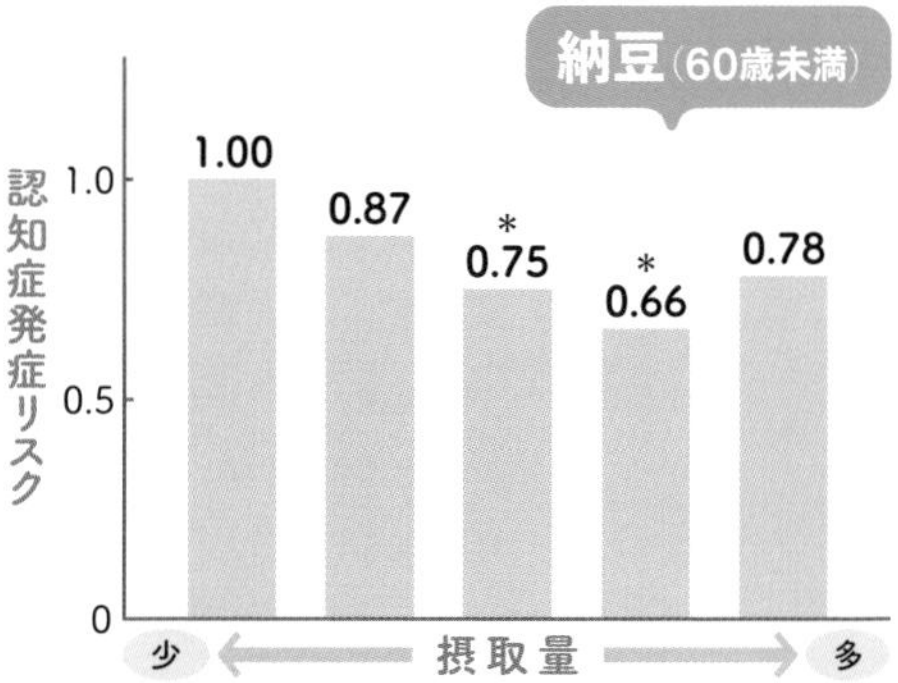

全種類の大豆製品では認知症リスクとの関係は見られなかった。納豆にかぎると、60歳未満の女性では、摂取量との関係が見られた。

（「Soy product intake and risk of incident disabling dementia: The JPHC Disabling Dementia Study.」Murai U et al., European Journal of Nutrition（Online ahead of print），2022より作成）

Column

栄養成分は、サプリではなく食事から

認知症予防に役立つ栄養成分がわかってくると、それを効率よく摂取するためにサプリメントを使いたくなります。しかし、基本は食事からの摂取です。食品からとる研究では効果が証明されたのに、サプリメントで摂取する研究では効果が出なかったという報告がいくつもあります。食品には対象成分以外にも多様な成分が含まれるので、それらの相乗効果で有効性が発揮される可能性も考えられます。

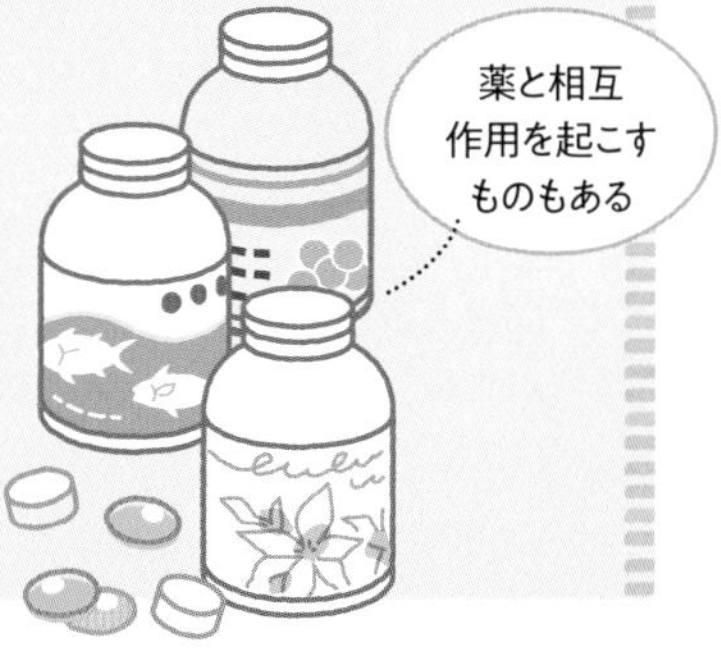

食生活

お酒を飲むなら、1日1杯の赤ワインが理想的

アルコールと認知症は、〝Jカーブ〟の関係

認知症リスクは多量飲酒者で高く、
少量の飲酒者でもっとも低い。

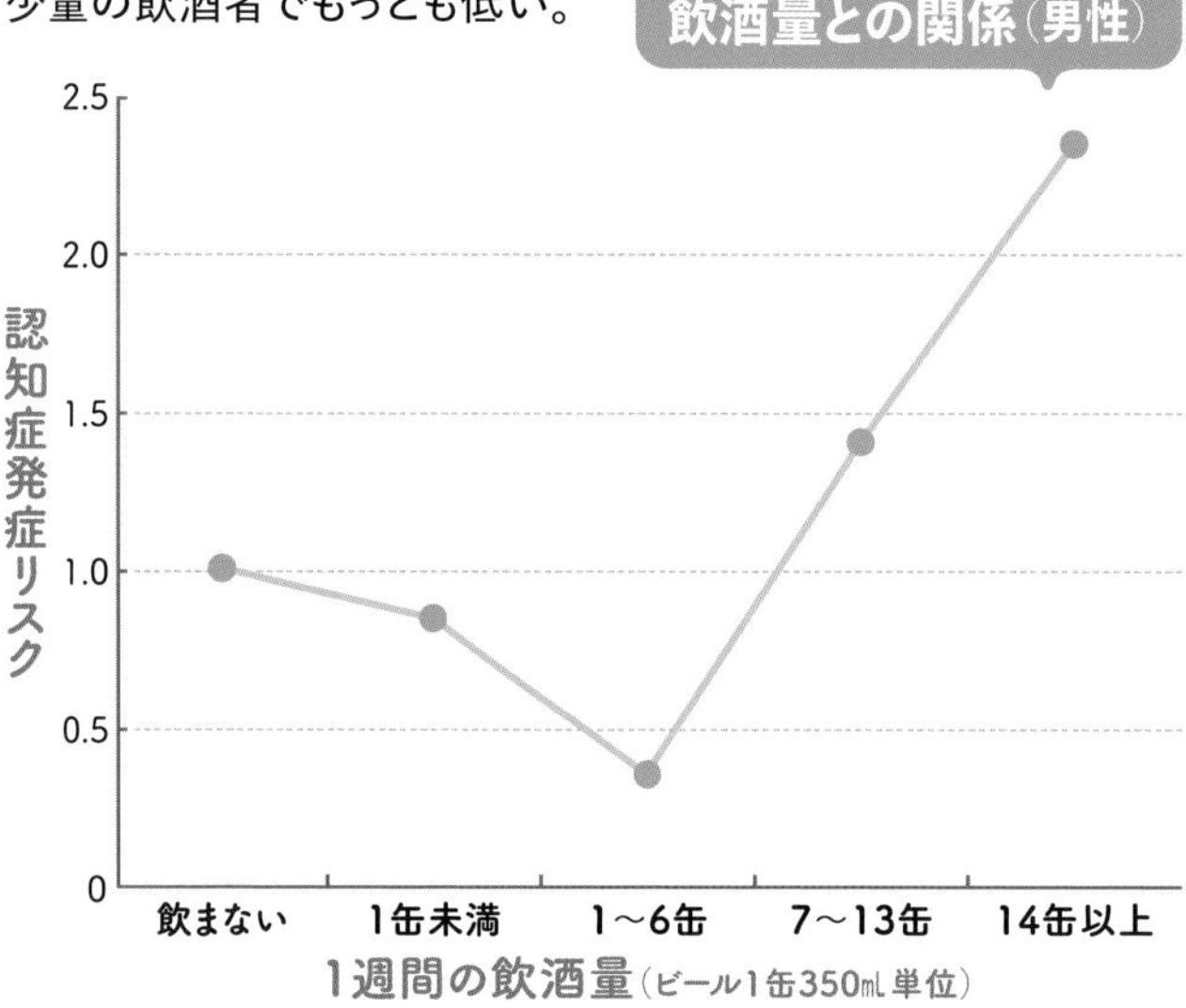

（「Prospective study of alcohol consumption and risk of dementia in older adults.」Mukamal KJ et al., JAMA vol.289 (11):1405-1413, 2003より作成）

飲酒量の多い人は減量を。
飲まない人はそのままで！

酒量が多すぎることが最大の問題。もともと
飲酒習慣のない人は無理に飲まなくていい。

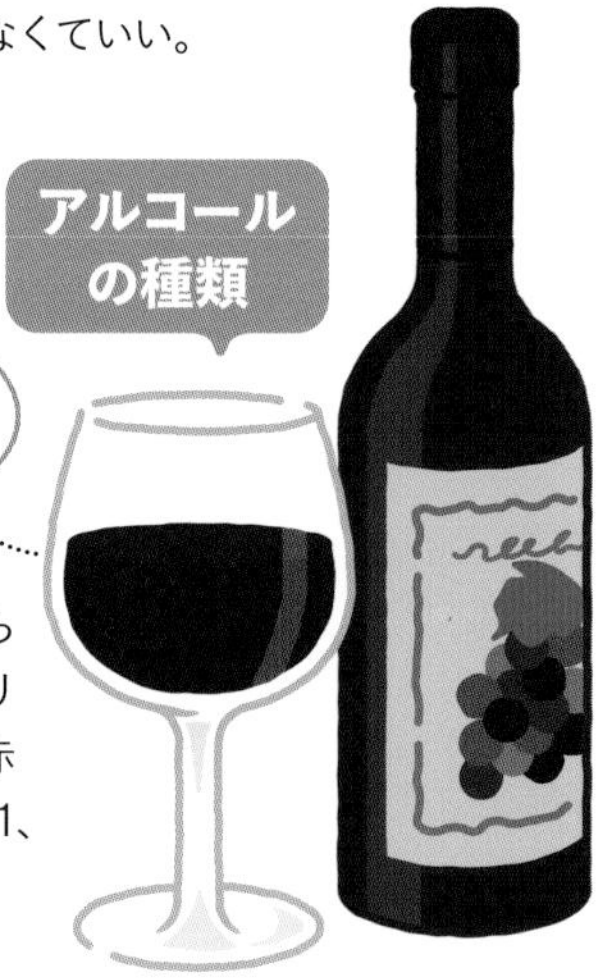

週1杯程度で
効果ありとの報告も

認知機能との関係があきらかになっているのは、ポリフェノールを豊富に含む赤ワイン。量のめやすは1日1、2杯まで。

中年期からの飲みすぎは、脳への大きなダメージに

多量飲酒の悪影響は、酩酊《めいてい》時の状態を想像するとわかりやすい。

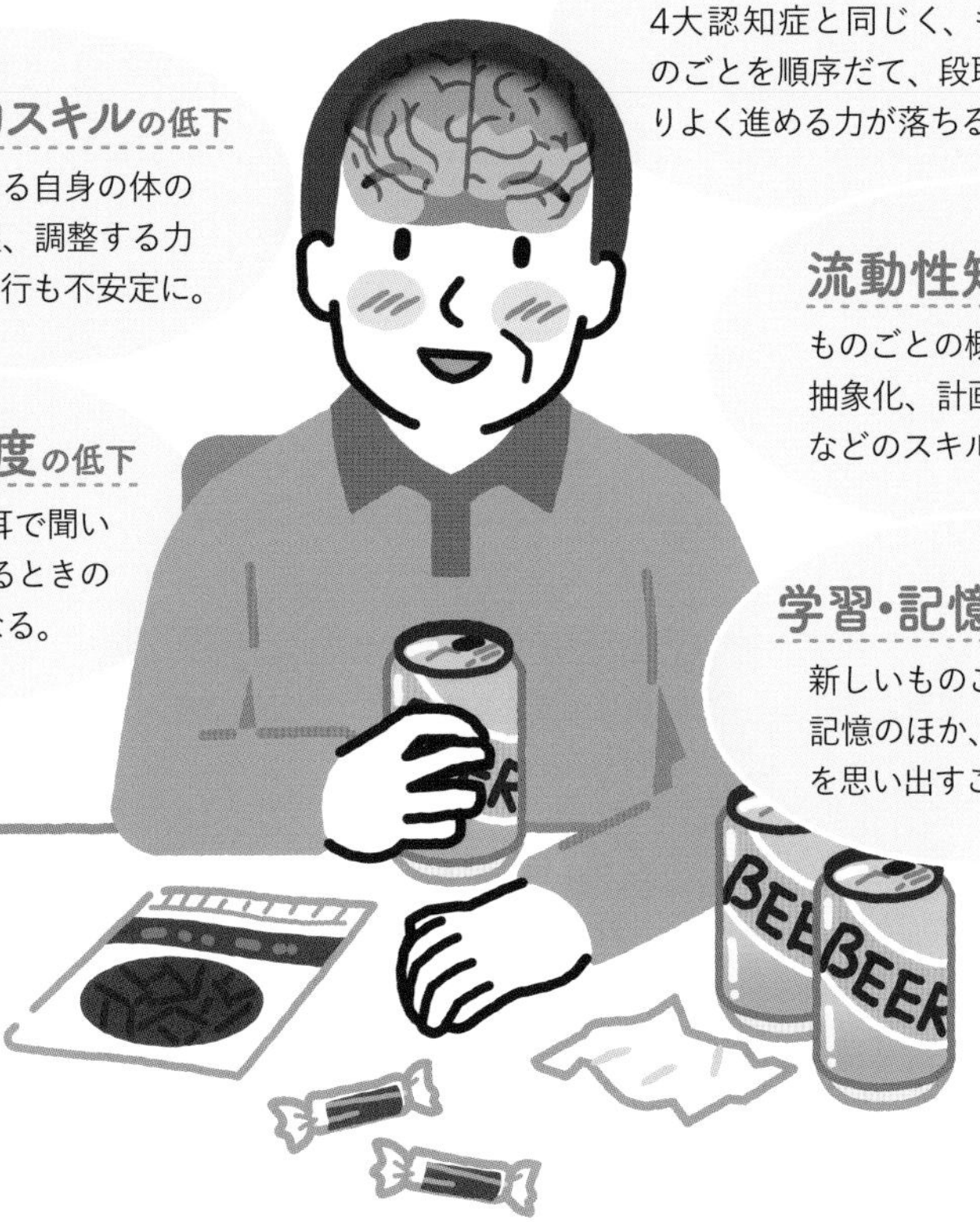

実行機能の低下

4大認知症と同じく、ものごとを順序だて、段取りよく進める力が落ちる。

精神運動スキルの低下

空間における自身の体の位置を把握、調整する力が落ち、歩行も不安定に。

流動性知能の低下

ものごとの概念的理解、抽象化、計画、問題解決などのスキルが低下する。

情報処理速度の低下

目で見た情報、耳で聞いた情報を処理するときのスピードが遅くなる。

学習・記憶機能の低下

新しいものごとの学習・記憶のほか、過去の記憶を思い出すことも困難に。

（「A role for cognitive rehabilitation in increasing the effectiveness of treatment for alcohol use disorders.」Bates ME, Buckman JF & Nguyen TT, Neuropsychology Review vol.23(1):27-47, 2013／「中高年の飲酒と認知機能低下の特徴」新田千枝, 老年精神医学雑誌 vol.32(1):57-63, 2021より作成）

少量でとどめられるかが認知症予防のカギ

適量の飲酒が認知症予防に役立つことがあきらかになっています。**お酒をまったく飲まない人に比べ、少量飲む人は、認知症のリスクが低いのです。**

しかし、飲む量が多くなれば、認知症リスクは確実に高まります。「アルコール性認知症」といって、多量飲酒者では脳が萎縮《いしゅく》し、若年でも認知症に陥るのです。〝認知症予防のために飲酒〟ではなく、〝1日1、2杯程度なら脳にも体にもいい〟と考えましょう。

種類としては、ポリフェノール豊富な赤ワインがおすすめです。記憶を司る海馬《かいば》を刺激する「CGRP」が放出されやすくなる、という基礎研究報告もあります。

運動

よく歩き、よく動く人は認知症になりにくい

歩いて脳を刺激すると、神経細胞を守れる

脳の血管が拡張し血流が増えることで、損傷を受けにくくなる。

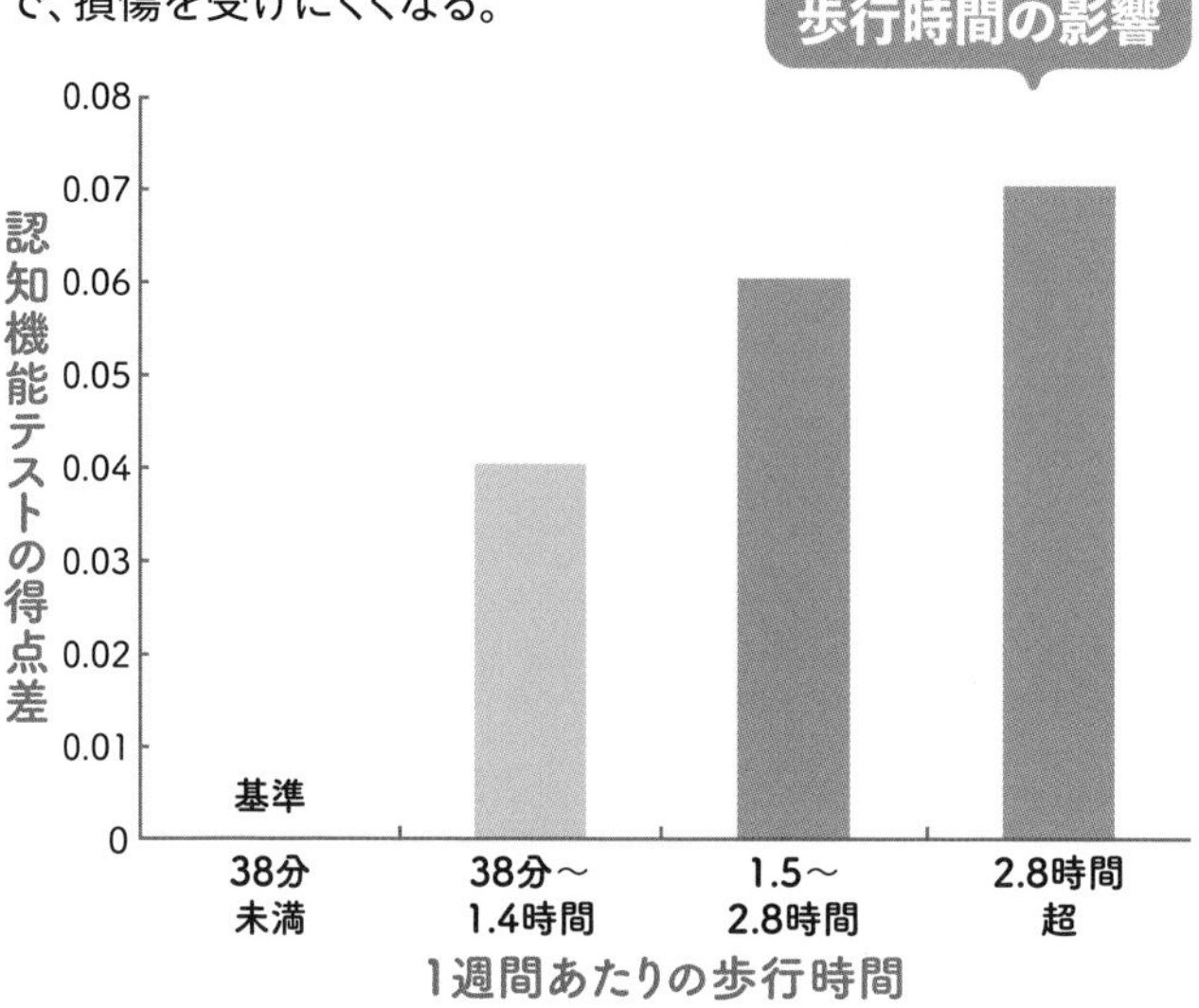

週に38分未満の人と、1時間半以上の人とで、統計学的にあきらかな差が認められた。

（「Physical activity, including walking, and cognitive function in older women.」Weuve J et al., JAMA vol.292（12）：1454-1461, 2004より作成）

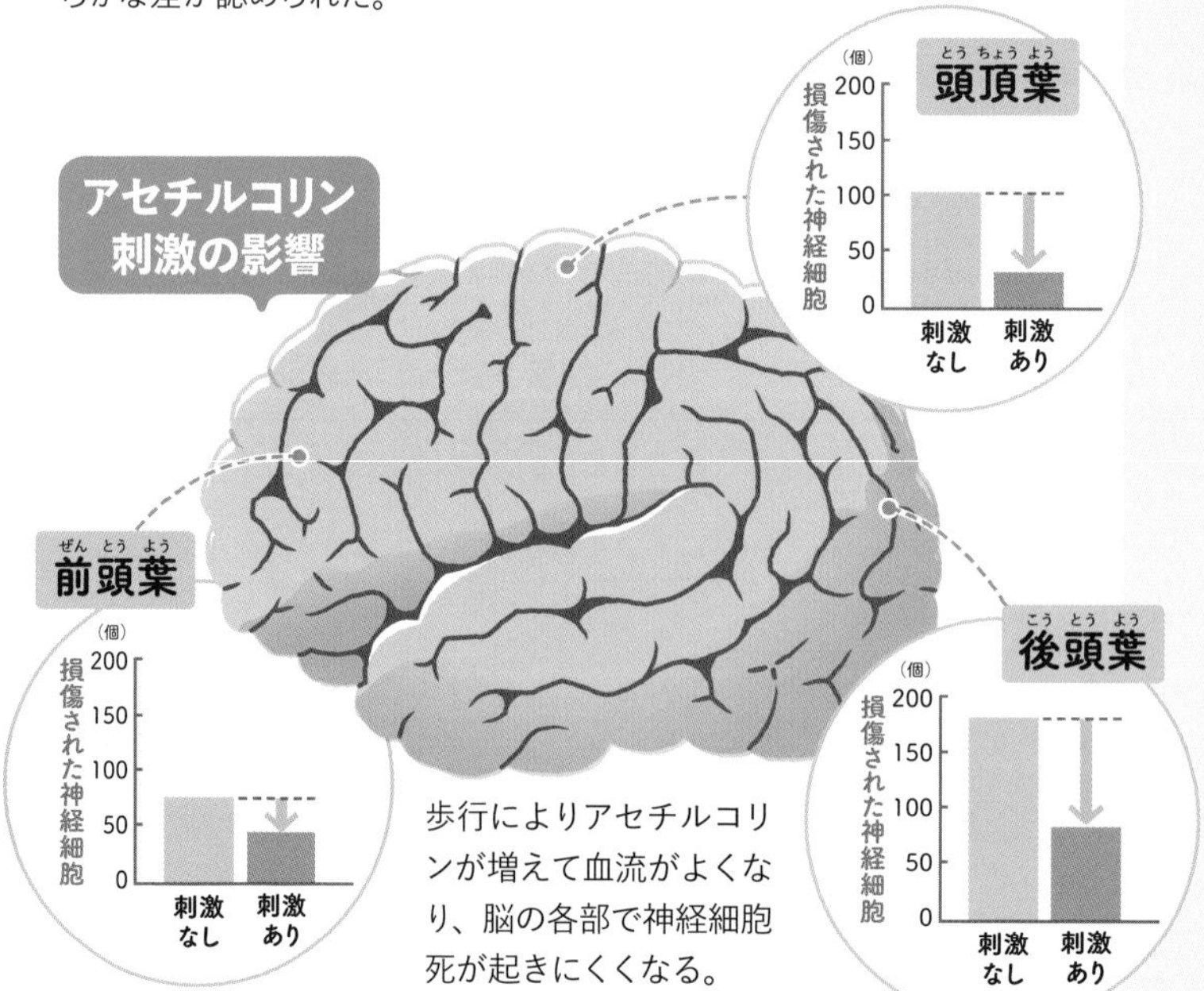

歩行によりアセチルコリンが増えて血流がよくなり、脳の各部で神経細胞死が起きにくくなる。

（「Effects of stimulating the nucleus basalis of meynert on blood flow and delayed neuronal death following transient ischemia in the rat cerebral cortex.」Hotta H, Uchida S&Kagitani F, Japanese Journal of Physiology vol.52（4）：383-393, 2002より引用）

「生物」「行動」「心理」の3つのレベルで予防につながる

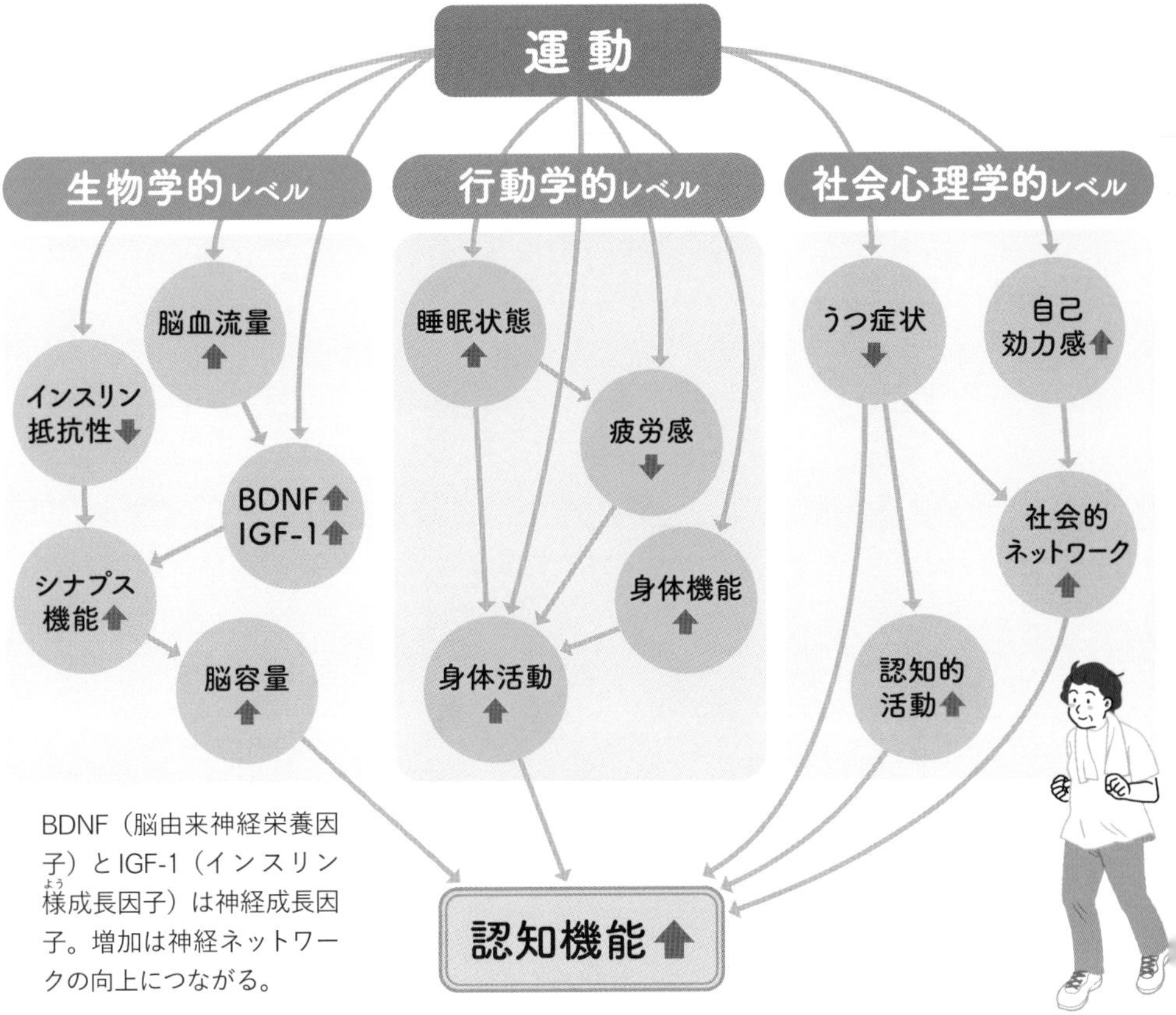

BDNF（脳由来神経栄養因子）とIGF-1（インスリン様《よう》成長因子）は神経成長因子。増加は神経ネットワークの向上につながる。

身体活動は脳を刺激し、老化させにくくする

寝たきりになると認知症になりやすいといわれますが、予防には、よく歩き、運動することが重要です。脳の神経細胞は血流不足に弱く、アルツハイマー病患者の脳では、認知機能全般にかかわる「大《だい》脳皮質《のうひしつ》」、記憶を司る「海馬《かいば》」の血流低下が起きています。しかし歩くと、神経伝達物質のアセチルコリンを放出する神経が活性化し、脳血流が増加。神経細胞が死滅しにくくなると考えられています。

FINGER《フィンガー》研究（→P4）でも、ウォーキングなどの有酸素運動を週2～5回、腹筋・背筋などの筋力トレーニングを週1～3回おこなうことで、認知機能の改善が認められています。

運動

ジョギングなどの有酸素運動を習慣に

週2、3回を目標に、有酸素運動を習慣化

いろいろな種類の有酸素運動がある。無理なく、楽しく習慣化できる運動にとり組もう。

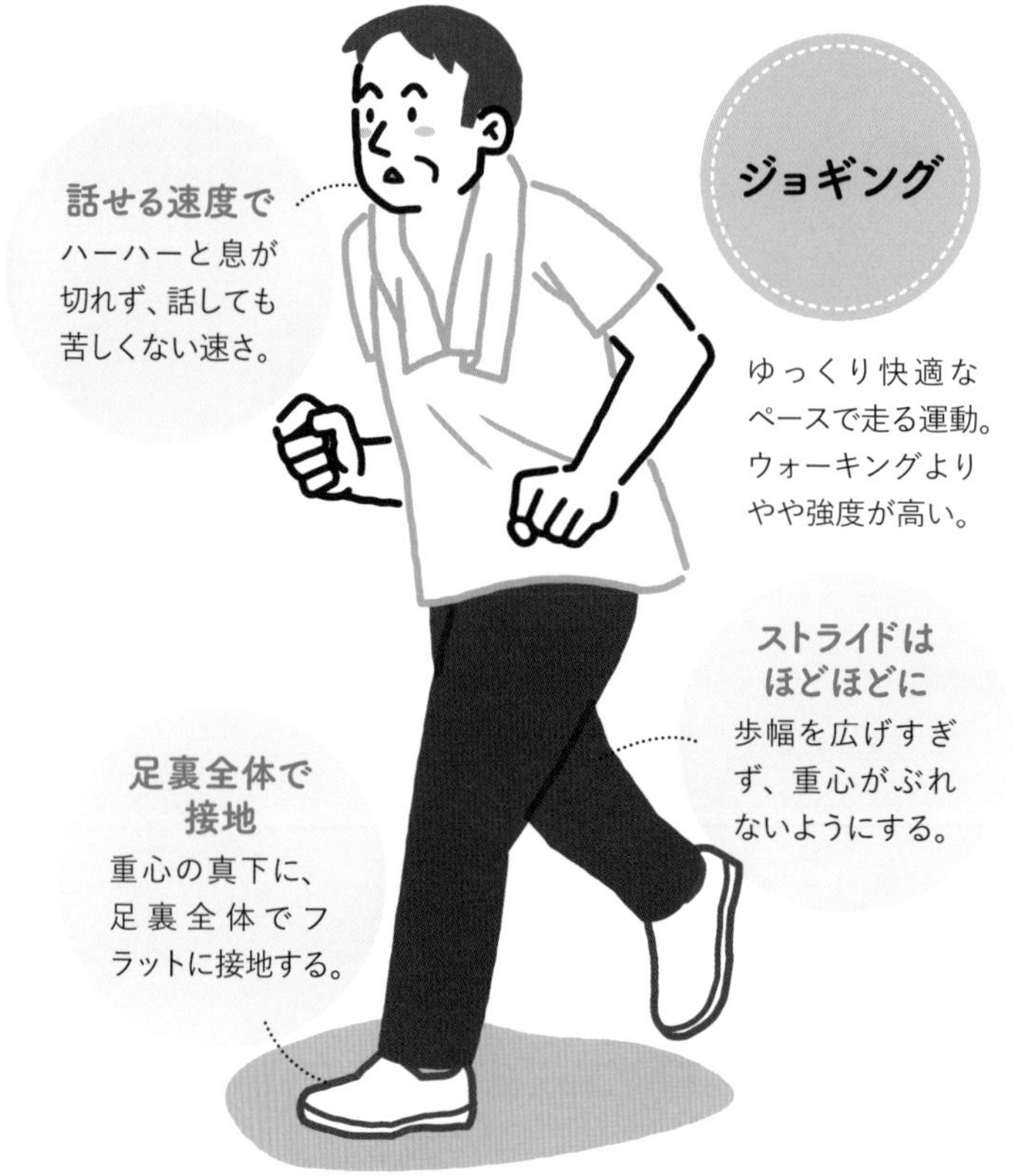
ジョギング
ゆっくり快適なペースで走る運動。ウォーキングよりやや強度が高い。
話せる速度で
ハーーハーと息が切れず、話しても苦しくない速さ。
ストライドはほどほどに
歩幅を広げすぎず、重心がぶれないようにする。
足裏全体で接地
重心の真下に、足裏全体でフラットに接地する。

週2、3回のジョギングのほかハイキングなども楽しんで

有酸素運動には認知機能を向上させる働きがあります。**エクササイズの効果を調べたアメリカの研究でも、週3回の有酸素運動を1年間おこなったグループと、ストレッチをおこなった対象グループを比較したところ、前者で海馬《かいば》容積と記憶機能の改善が認められました。**

有酸素運動は、外で自然を感じたり、人と会話しながら実践することもできます。これらの刺激も認知症予防に役立ちます。

水中運動

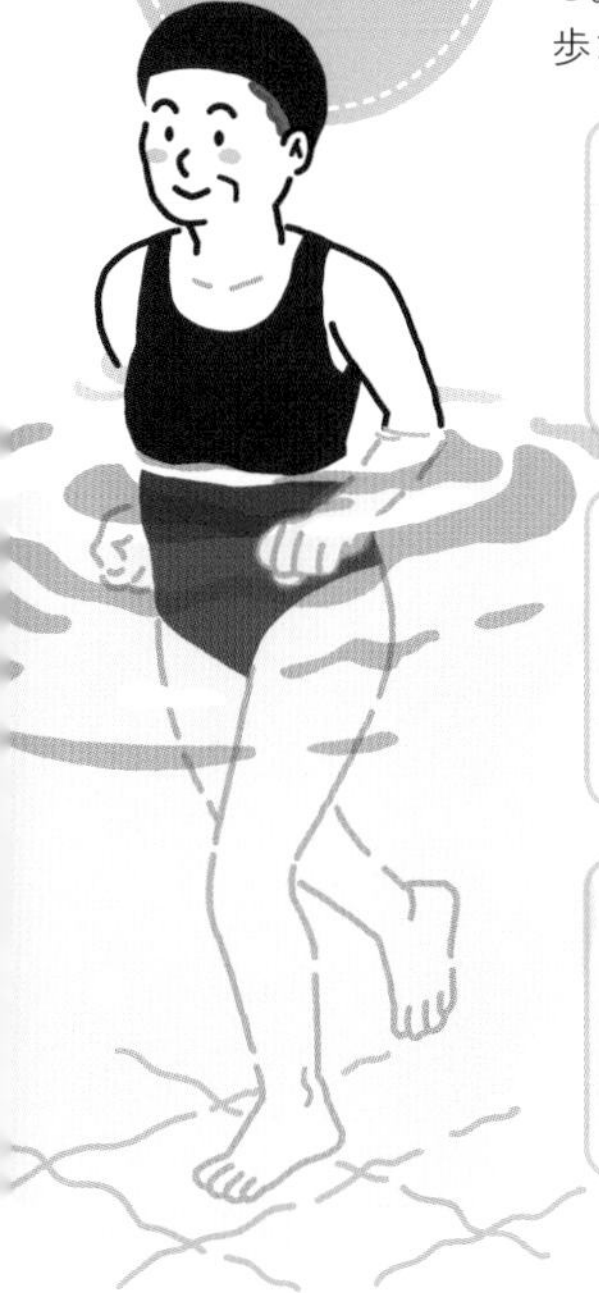

肥満やひざの痛みがある人でも無理なくできる。下のように複数の歩きかたをとり入れて。

前歩き
やや前傾し、ひざを高く上げて脚を踏み出す。

＋

後ろ歩き
足の裏を床にしっかり押しつけ、大股で後ろへ。

＋

横歩き
脚を横に開き、反対の脚を引き寄せる。

インターバル速歩

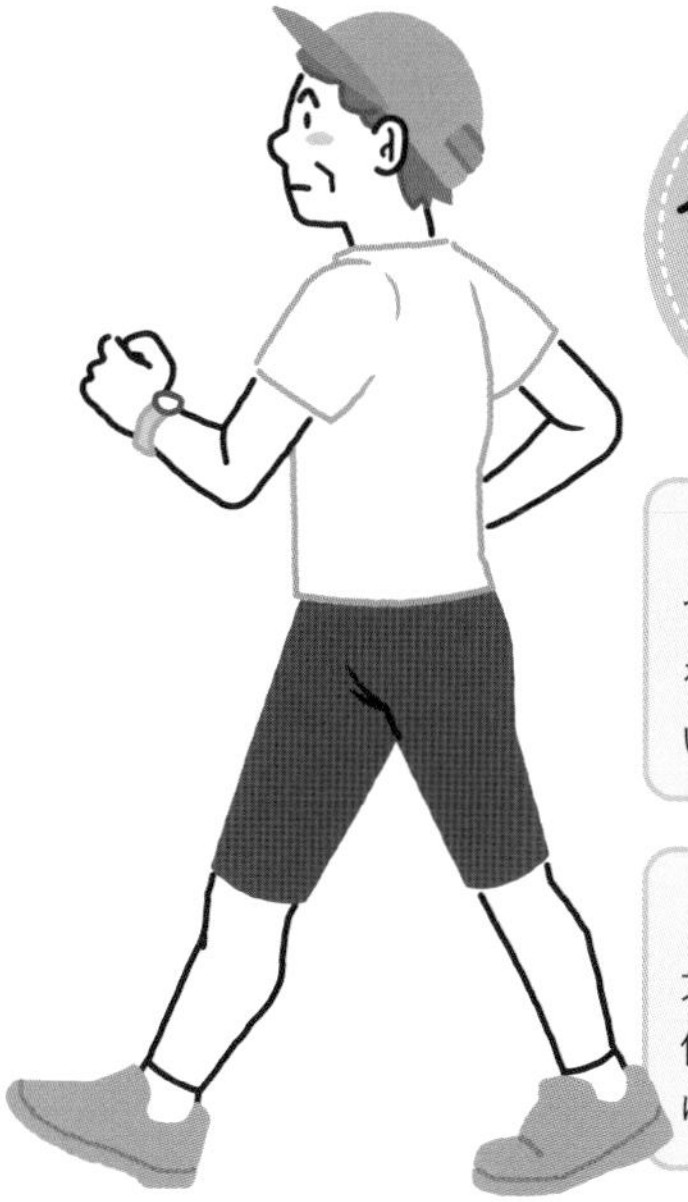

速歩
できるだけ歩幅を広げ、ややきつい速さで歩く。

ゆっくり歩き
大股で背すじを伸ばしたまま、ゆっくり歩く。

通常の速歩でもいいが、速歩とゆっくり歩きを3分ずつくり返し、計5セットおこなう「インターバル速歩」がより効果的。

自転車（エルゴメーター）

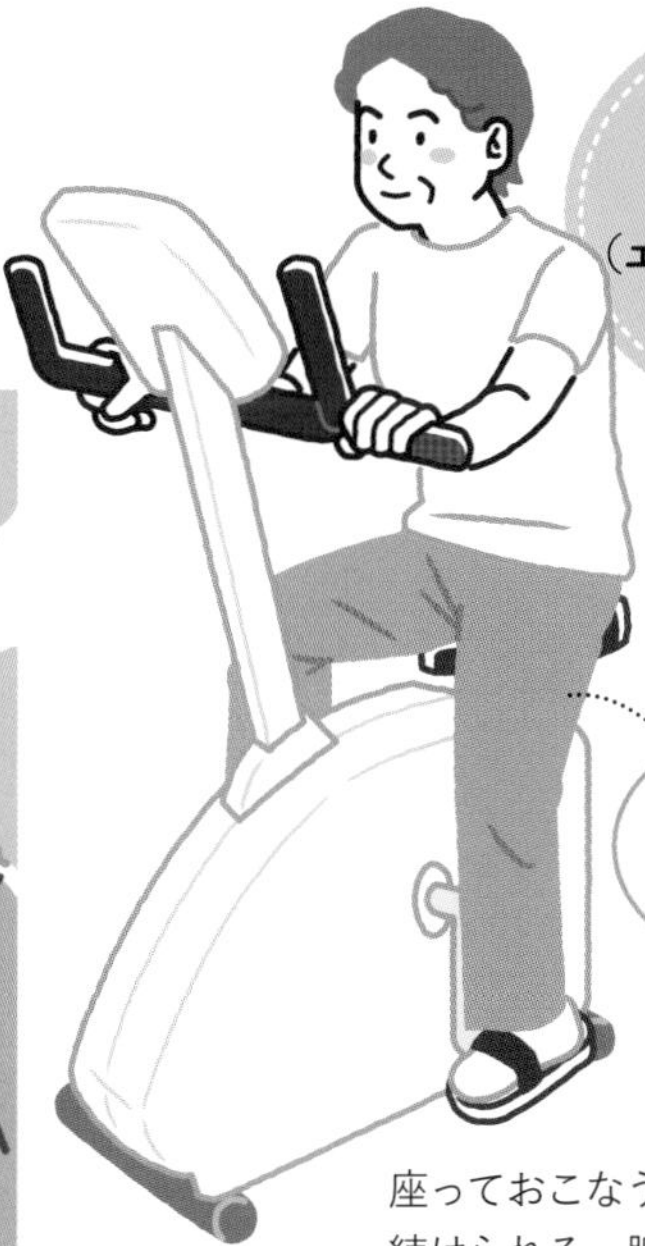
大腿四頭筋強化は、転倒予防にもなる

座っておこなうので、長時間続けられる。肥満している人でも、ひざへの負担が軽い。

ハイキング

自然を感じ、起伏のある道を長く歩くことが、脳と全身の刺激になる。

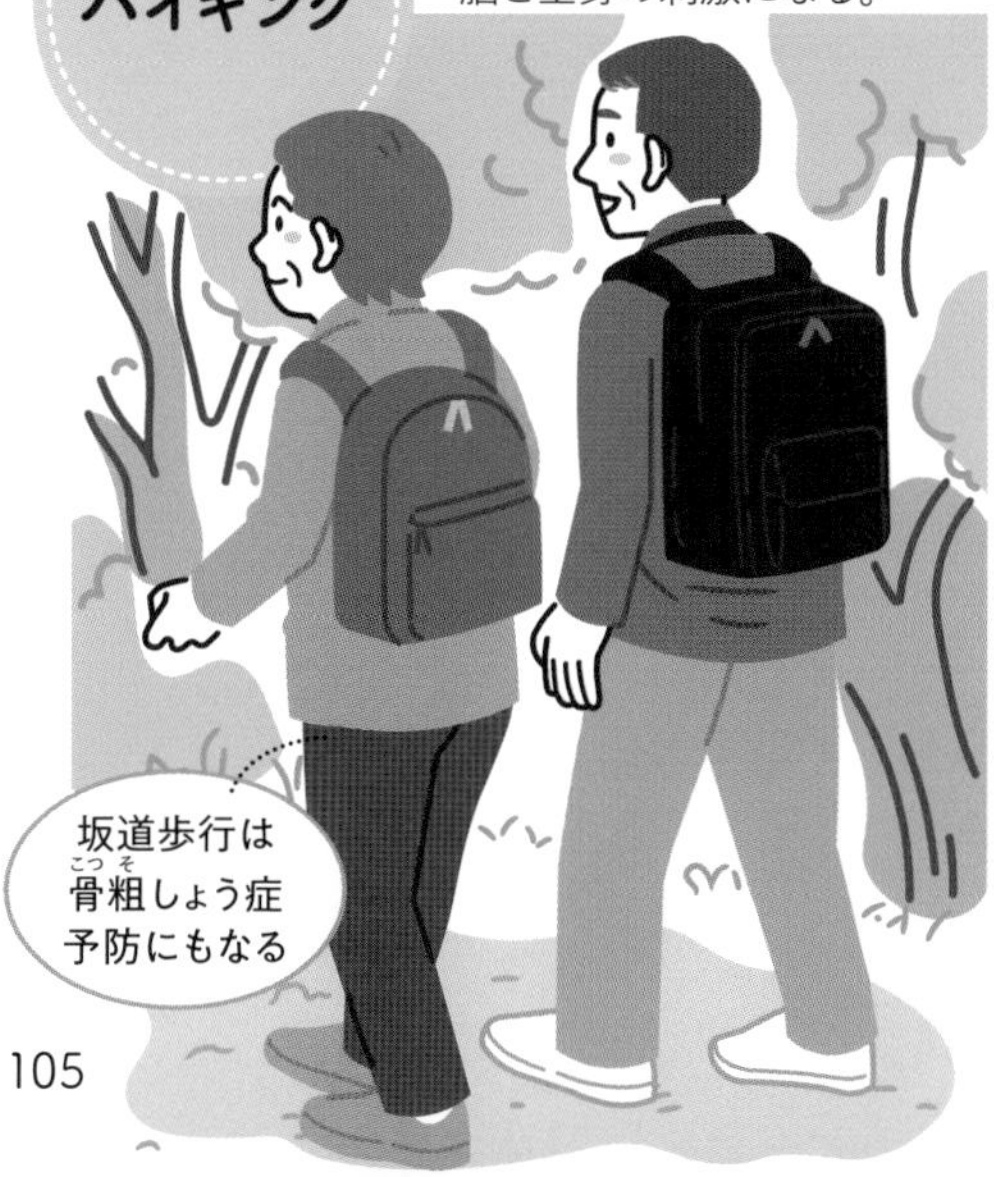
坂道歩行は骨《こつ》粗《そ》しょう症予防にもなる

運動

老年期は「ロコトレ」で認知症&要介護を防ぐ

移動能力を保てば、寝たきりも防げる!

まずはロコモ度テストで、いまの身体機能がどの程度か見てみよう。

ロコモ度テスト

立ち上がりテスト

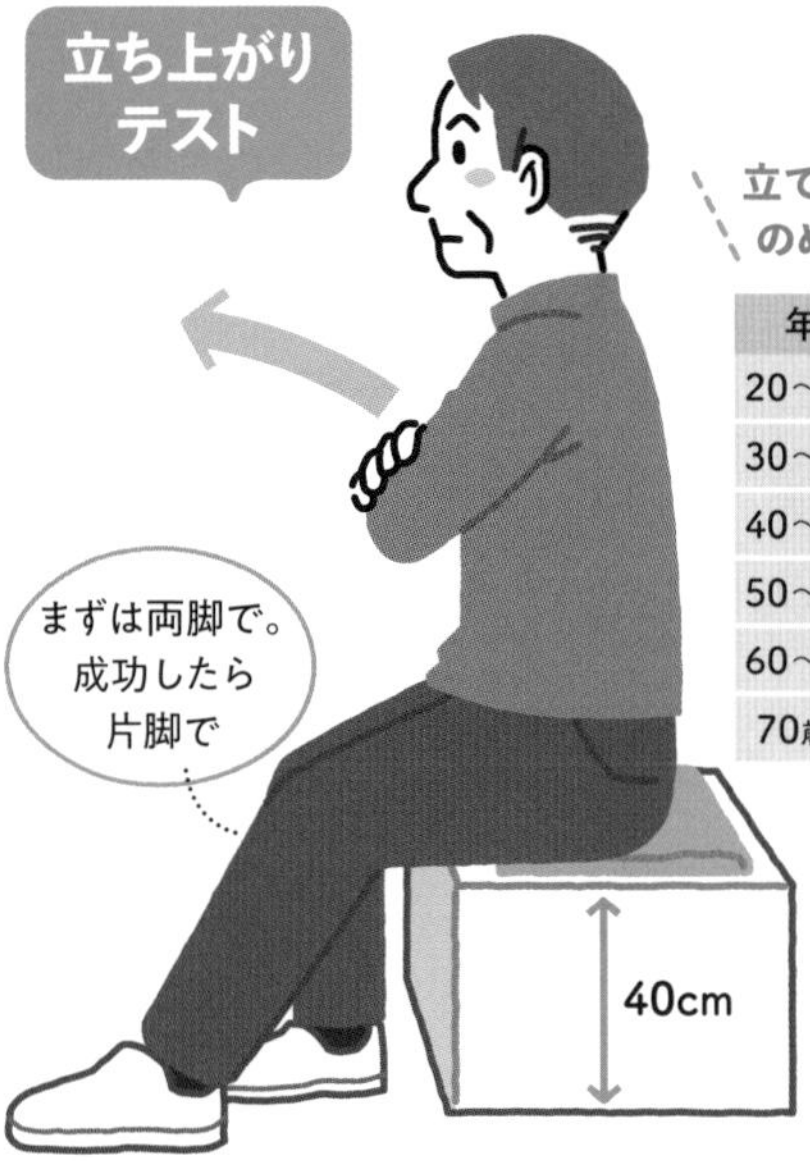

立てる高さのめやす

年齢	男性	女性
20〜29歳	片脚20cm	片脚30cm
30〜39歳	片脚30cm	片脚40cm
40〜49歳	片脚40cm	片脚40cm
50〜59歳	片脚40cm	片脚40cm
60〜69歳	片脚40cm	片脚40cm
70歳以上	両脚10cm	両脚10cm

腕を胸の前で組み、台から反動を使わずに立ち上がり、3秒間静止する。まず両脚でおこない、できたら片脚でもおこなう。

2ステップテスト

できるだけ大股で、2歩分の歩幅（つま先からつま先）を測って合計する。2回測定し、よいほうの数値を採用。

2ステップ値評価表

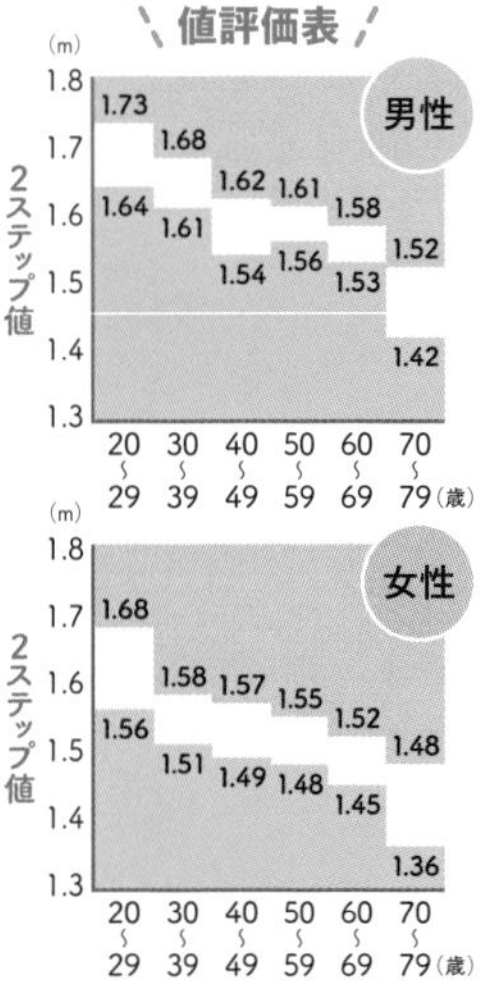

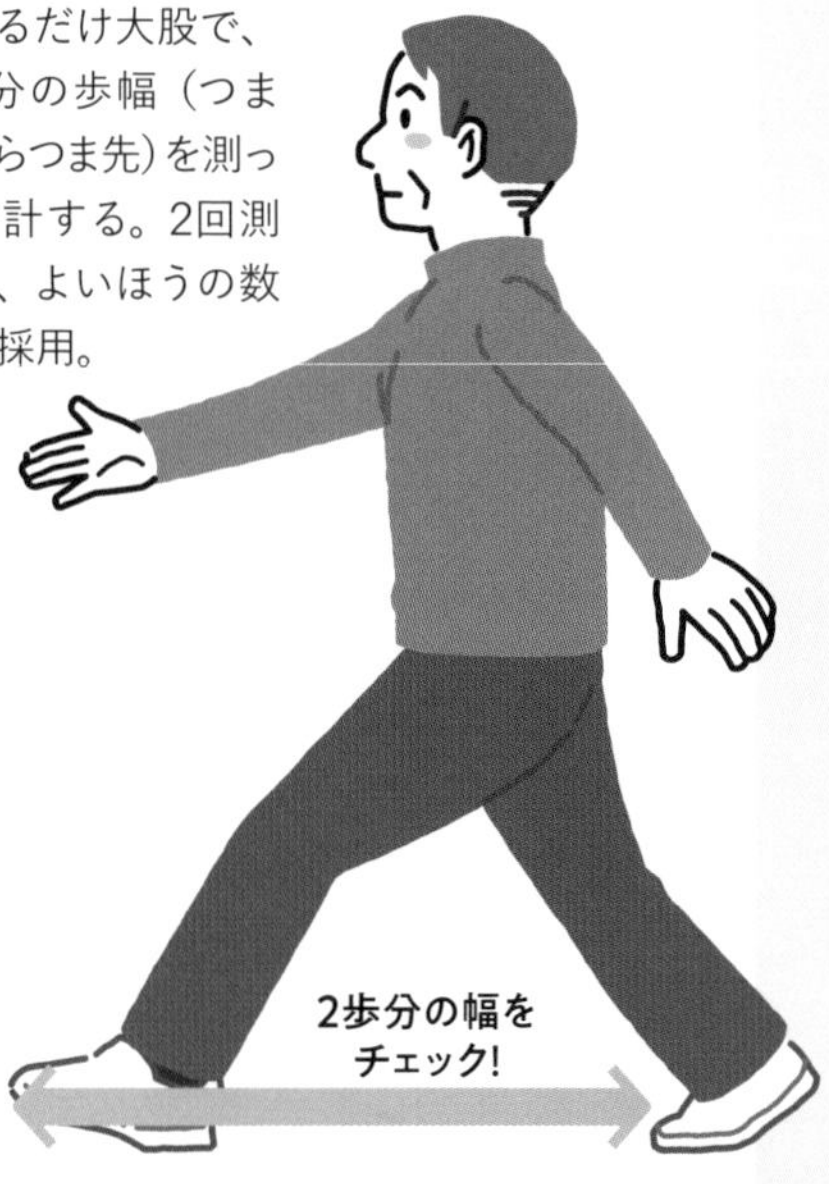

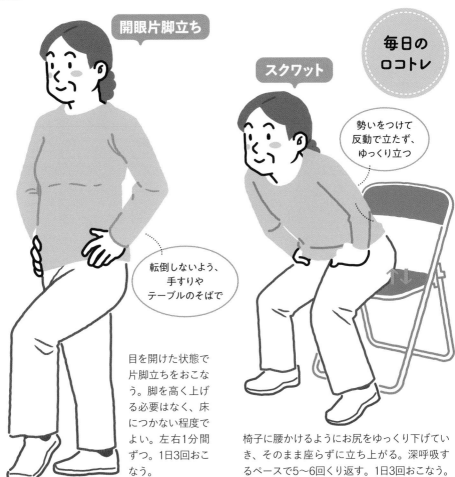

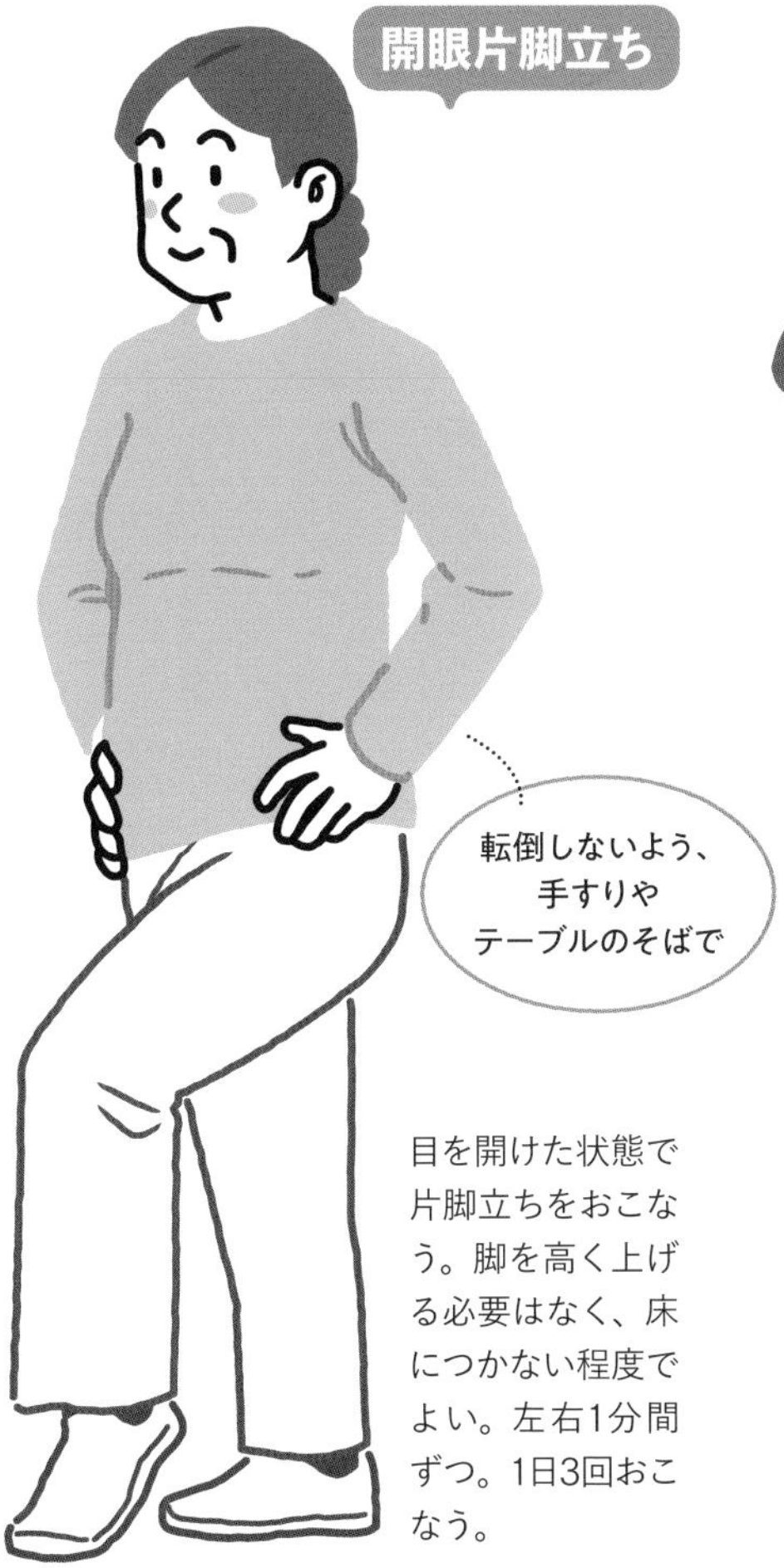

目を開けた状態で片脚立ちをおこなう。脚を高く上げる必要はなく、床につかない程度でよい。左右1分間ずつ。1日3回おこなう。

椅子に腰かけるようにお尻をゆっくり下げていき、そのまま座らずに立ち上がる。深呼吸するペースで5〜6回くり返す。1日3回おこなう。

立つとき、歩くときも腹部をいつも意識して

認知症を防ぐには、有酸素運動に加え、筋力トレーニングもあわせておこなうと効果的です。

老年期でも無理なくできる筋力トレーニングに「ロコトレ」があります。ロコモティブシンドローム（通称「ロコモ」）は、骨・関節・筋肉などの衰えで、移動機能が低下した状態のこと。それを防ぐために考案されたのがロコトレです。認知症予防にも、要介護状態になるのを予防するのにも効果的です。

実施するときには、おなかに力を入れ、下腹から腹部全体を引き上げるように意識するのがコツ。体幹がしっかりし、ロコトレの効果も大きくなります。日常生活でも、この姿勢を意識しましょう。

腹部のトレーニング

立《りつ》位《い》交互 ひじ・ひざタッチ

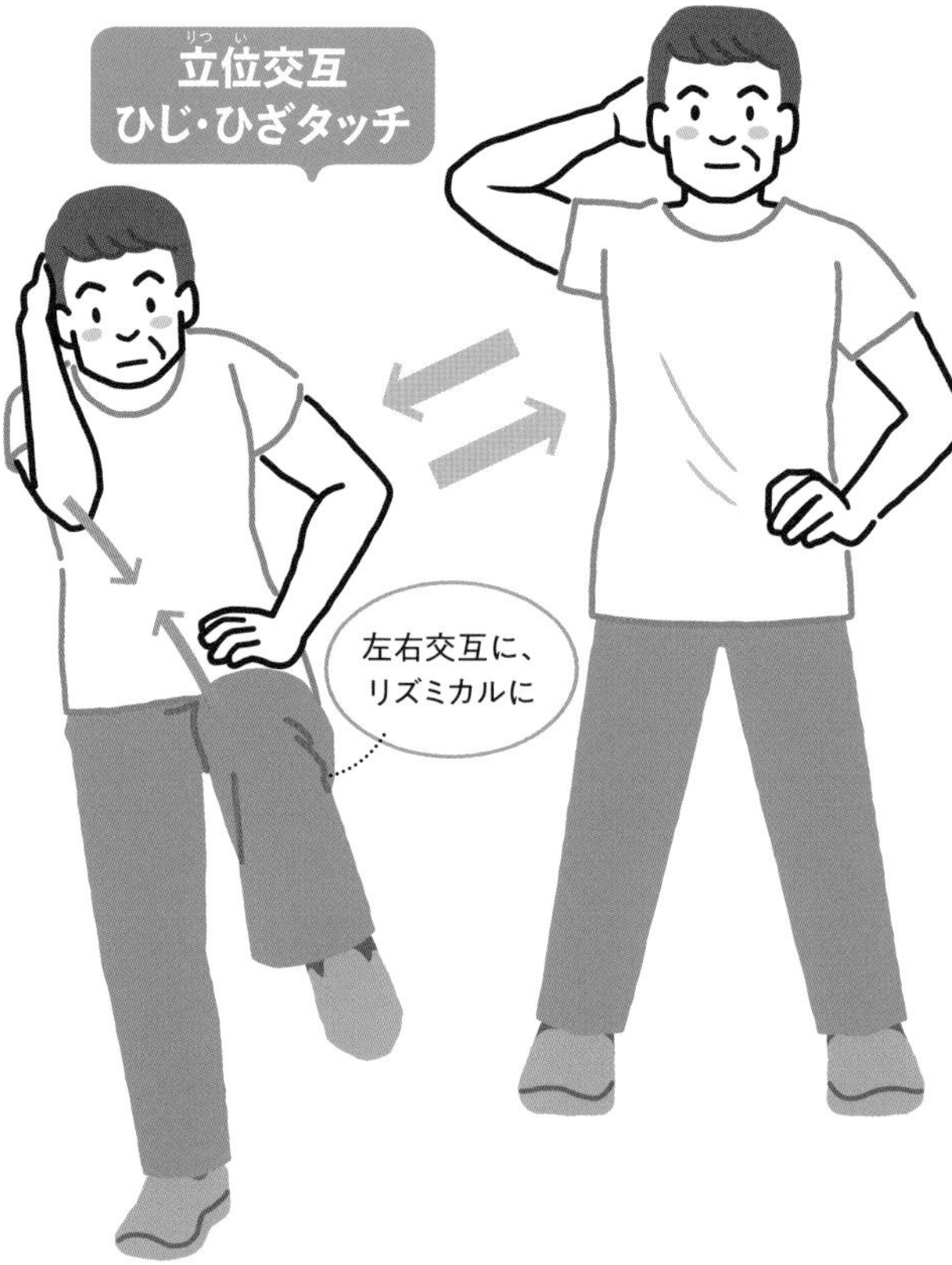
左右交互に、
リズミカルに

右手を耳に添え、脚を開いて立つ。左ひざを上げ、左ひざと右ひじを近づける。反対側も同様におこない、左右交互にくり返す。1日計5回。

座《ざ》位《い》交互 ひじ・ひざタッチ

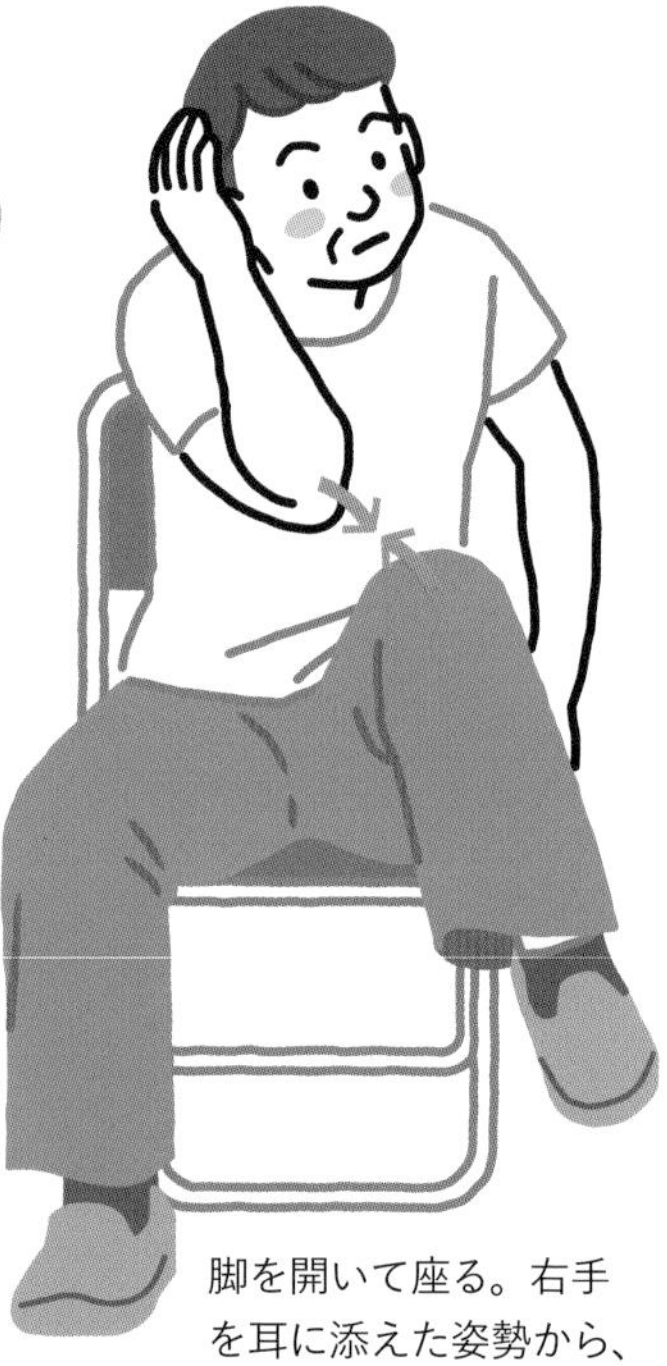

脚を開いて座る。右手を耳に添えた姿勢から、左ひざを上げ、左ひざと右ひじを近づける。左右交互にくり返し、1日計5回。

あお向け交互 ひじ・ひざタッチ

あお向けで右手を耳に添え、左ひざを曲げる。左ひざと右ひじを近づける。左右交互におこない、1日計5回。

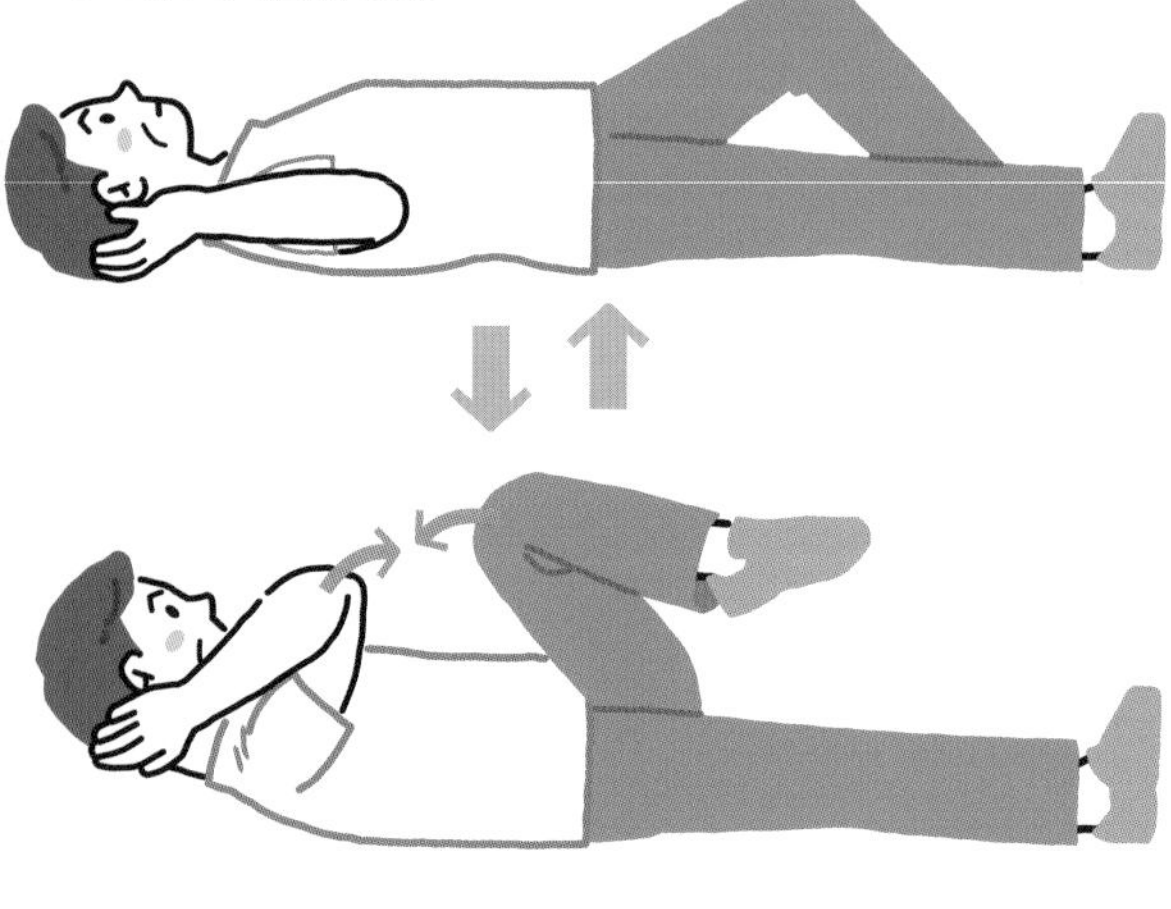

上背のトレーニング

お風呂でゴシゴシ

入浴時に背中を洗う要領で、上下に3〜5回動かす。左右を入れ替え、同様に。

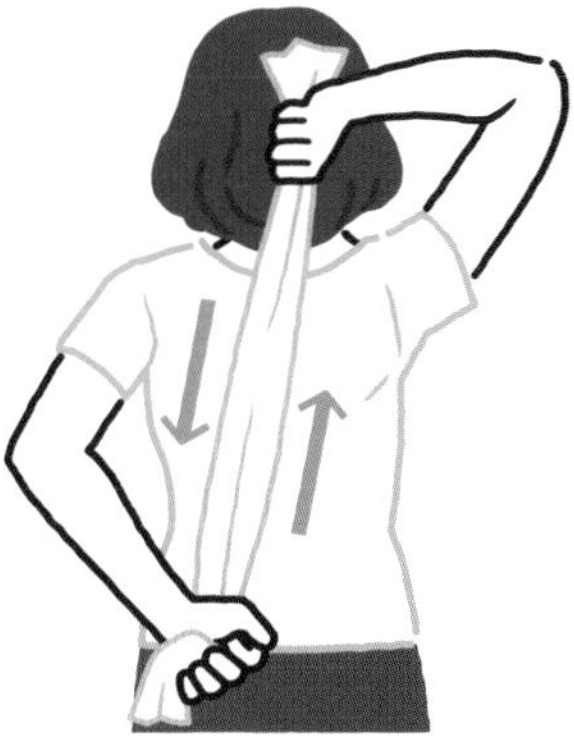

風にたなびく洗濯もの

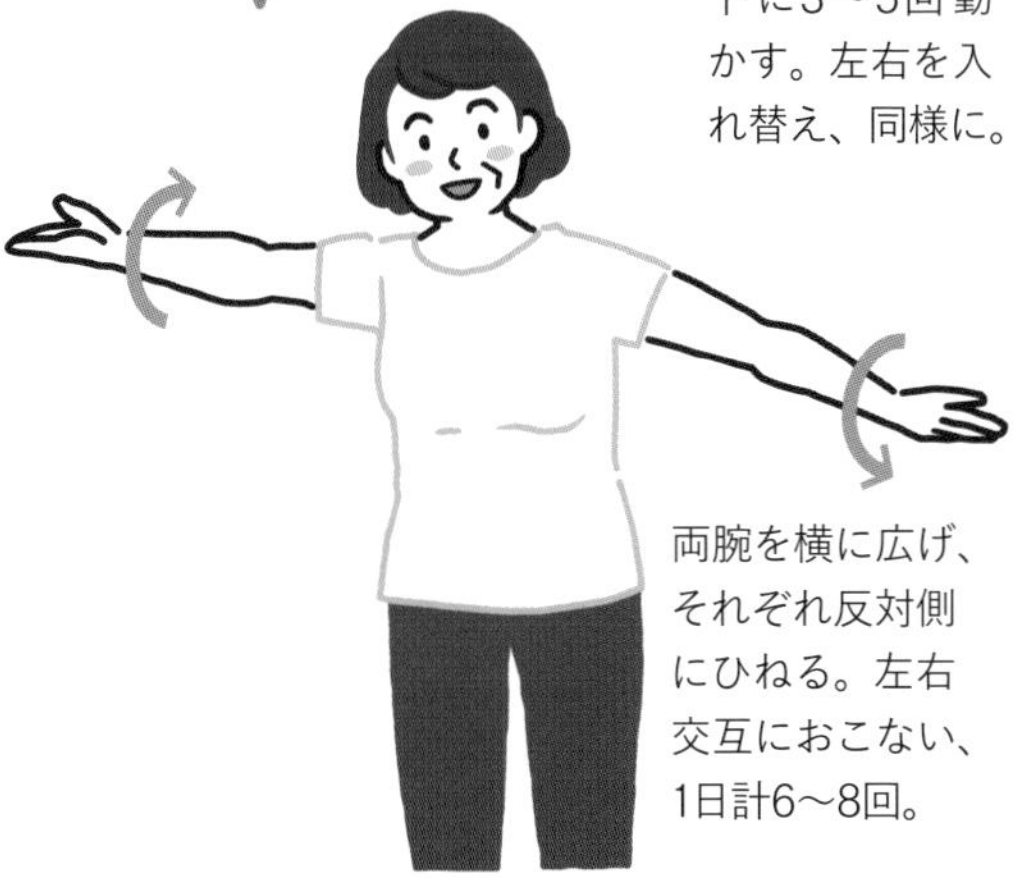

両腕を横に広げ、それぞれ反対側にひねる。左右交互におこない、1日計6〜8回。

目茶苦茶いいかも

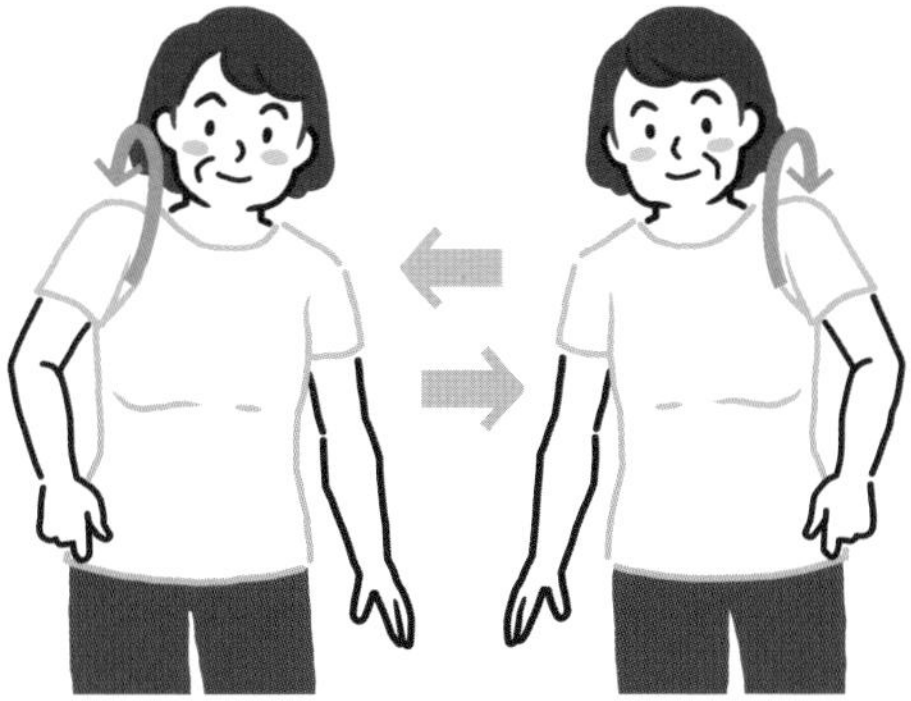

肩のつけ根から、左右交互に腕を後ろに回す。1日計10回がめやす。

足指〜ひざのトレーニング

バレエ・スクワット

足先を90°に開き、「両ひざをつけて背伸び」「ひざを開く」をくり返す。1日計5回。

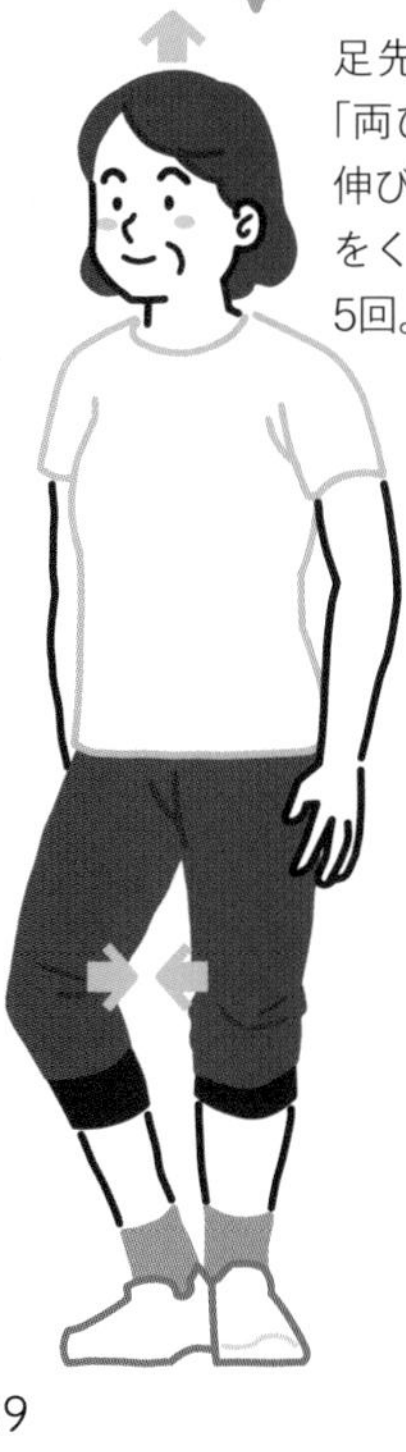

足指バンザイ

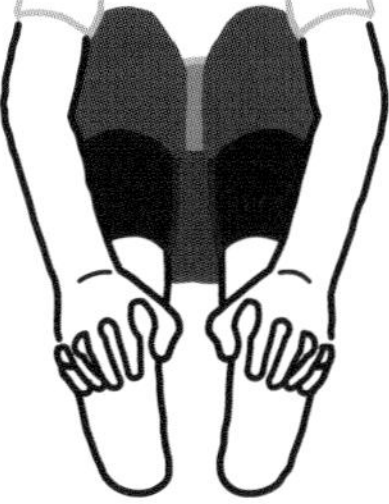

足指と手指を組み、足指を広げる。痛みが強ければ1本ずつ指回しを。

ジワ〜ットひざ伸ばし

脚を伸ばして座り、足先を手前に引きつけてひざ裏を伸ばす。1日計5回。

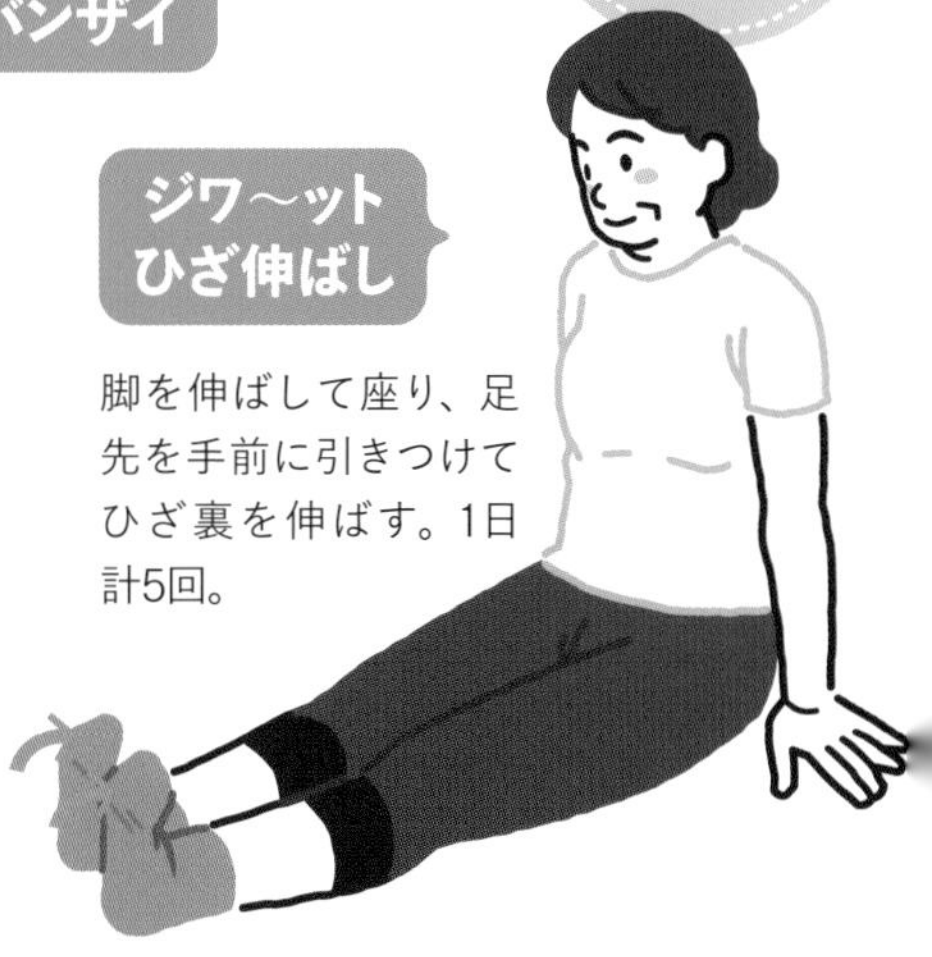

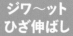

認知機能トレーニング

動きながら頭を使う「コグニサイズ」が有効

体と頭の刺激、同時におこなうことに意味がある

習慣的に運動をすることで、認知機能の低下が防げ、認知症になりにくくなることがわかっています。さらに運動をしながら頭を使うと、脳が活性化し、認知機能を高めることもあきらかに。

こうした知見をもとに、国立長寿医療研究センターが開発したのが「コグニサイズ」です。「コグニション（認知）」と「エクササイズ（運動）」という言葉を組み合わせて命名されました。

ステップ運動やウォーキングに、脳トレをプラス

息がはずむ強度の運動と、たまに間違えるくらいの難易度の脳トレを。

コグニステップ

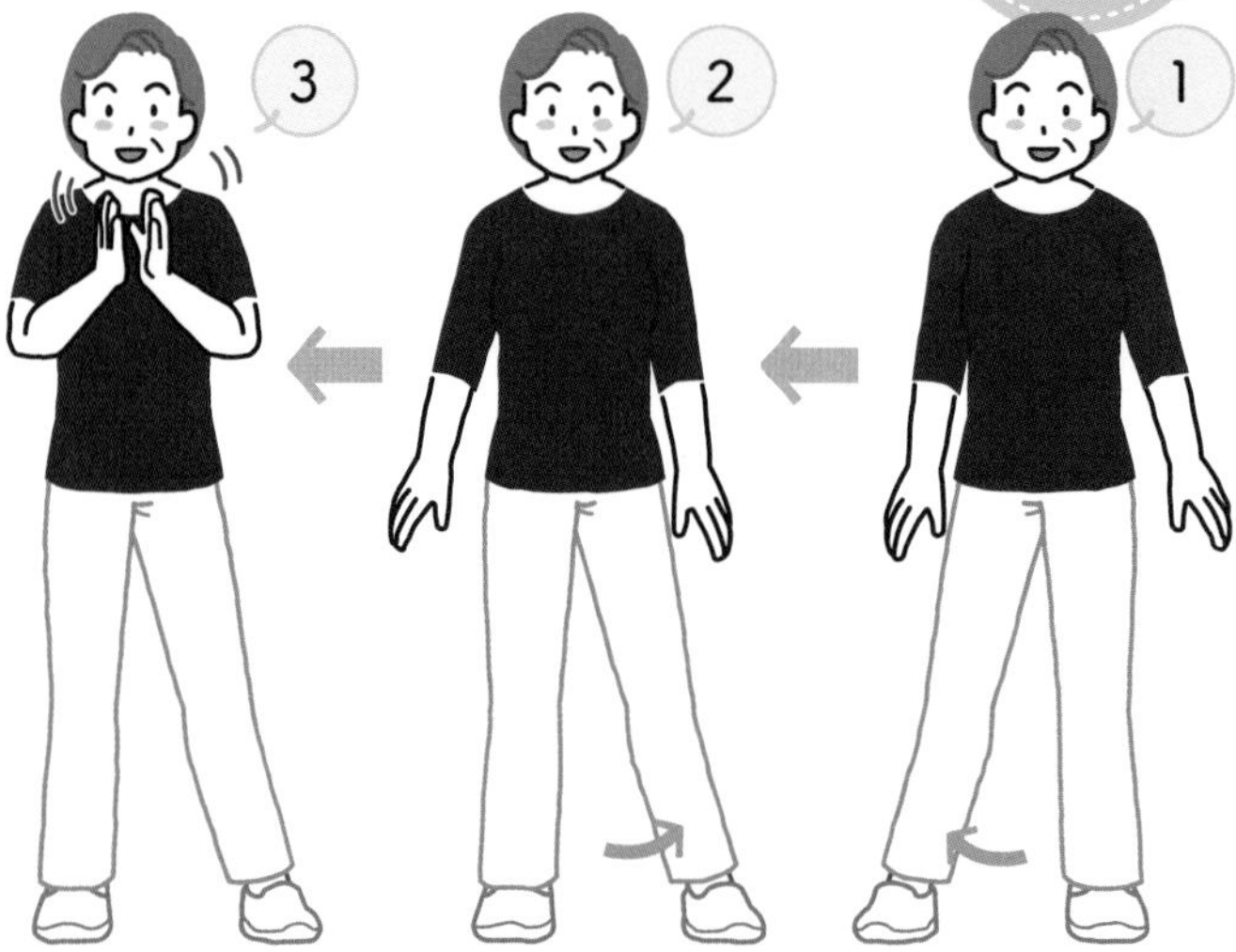

右足をステップ
両足を揃えた姿勢から、右足をテンポよく横に出し、「1」と声に出して数える。

右足は戻し、左足をステップ
右足をもとに戻して、「2」と数える。続いてテンポよく左足を踏み出す。

拍手して左足を戻す
「3」と数えて拍手。右足ステップに戻ってくり返し、3の倍数で拍手。

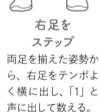

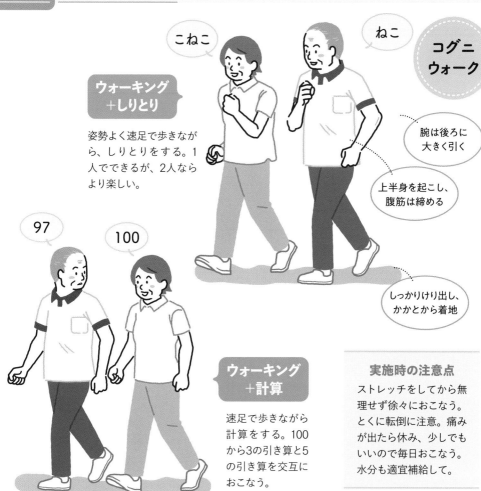

ウォーキング＋しりとり

姿勢よく速足で歩きながら、しりとりをする。1人でできるが、2人ならより楽しい。

ウォーキング＋計算

速足で歩きながら計算をする。100から3の引き算と5の引き算を交互におこなう。

実施時の注意点

ストレッチをしてから無理せず徐々におこなう。とくに転倒に注意。痛みが出たら休み、少しでもいいので毎日おこなう。水分も適宜補給して。

ひとりでおこなうほか、家族や友人と楽しく実践

コグニサイズの効果については、さまざまな実証試験が国内外でおこなわれています。日本では、M《エム》C《シー》I《アイ》（軽度認知障害）と診断された100人を「コグニサイズ実施群」と「非実施群」に無作為に分け、10か月後の認知機能を調べた研究があります。**その結果、コグニサイズ実施群では、記憶力を含めた認知機能を改善・保持できるという効果が確認できました。**

コグニサイズは特別な用具を必要とせず、ひとりでもできます。**家族や友人と一緒ならより楽しくでき、継続しやすいでしょう。**

上記以外のプログラムも多くあり、国立長寿医療研究センターのホームページで紹介されています。

（国立長寿医療研究センター作成パンフレット「認知症予防に向けた運動　コグニサイズ」より作成）

認知機能トレーニング

「記憶」「推論」「言語」のうち、困っている機能を鍛える

日常で困る「記憶」などを、重点的にトレーニング

自分の生活を振り返り、低下し始めていると感じる能力を重点的に強化する。

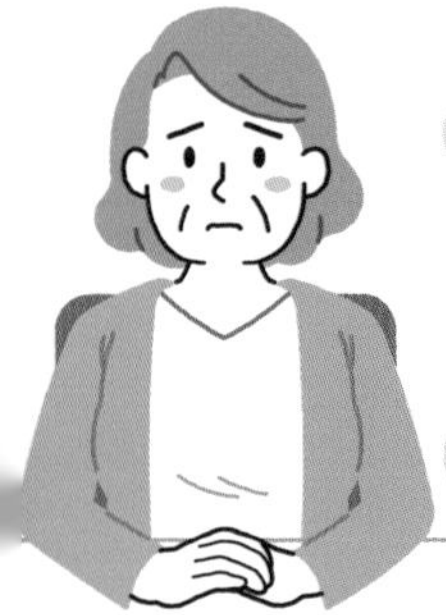

いろいろな認知機能

視空間認知　推論　計算　記憶　注意　学習　判断　言語

とくに困っているものは？

例1 記憶

「買いものの内容や置いたモノの場所を忘れる」

→ **記憶力ゲームや、神経衰弱ゲームが役立つ**

複数の言葉を記憶し、別の行動後にその言葉を思い出すなど。トランプの神経衰弱も、記憶の強化に最適。

例2 推論

「会話の流れや、映画のストーリー展開を見失う」

→ **推論トレーニングドリルや連想ゲームが有用**

論理的に考える力が鍛えられる推論トレーニングドリル。連想ゲームは、直感的推論力を鍛えるのに役立つ。

例3 言語

「話したいことについて言葉がうまく出てこない」

→ **言語機能のドリルやクロスワードで改善**

言語機能強化には、各種の言語機能ドリルのほか、候補となる言葉を想起するクロスワードパズルも効果的。

脳トレは、特定の認知機能だけに働く

脳トレの効果を検証した研究で、もっとも質が高いとされる「ACTIVE《アクティブ》研究」の結果。

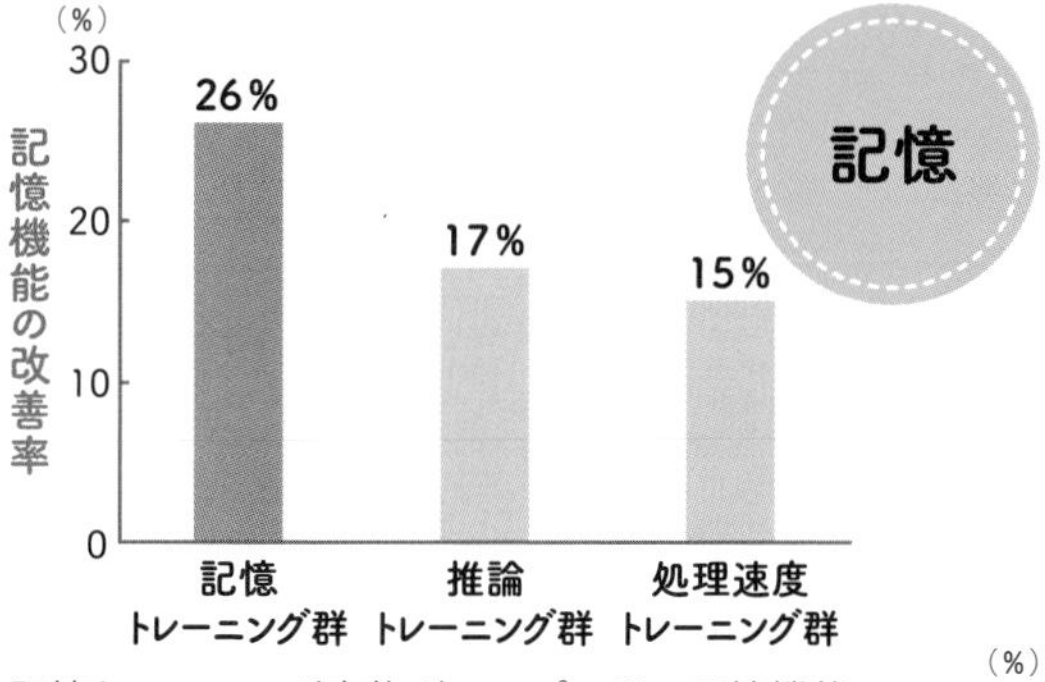

記憶トレーニング実施グループでは、記憶機能にだけ、統計的に意味のある改善が見られた。

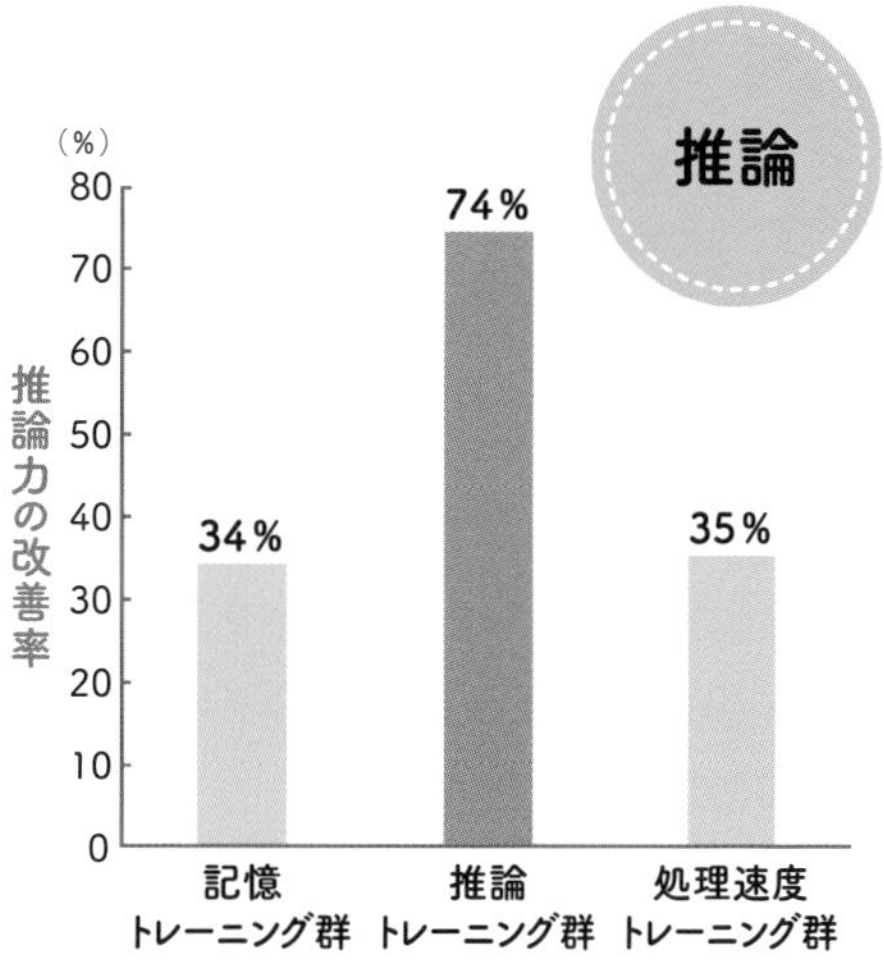

推論トレーニングをおこなったグループでも、推論機能だけが有意に改善していた。

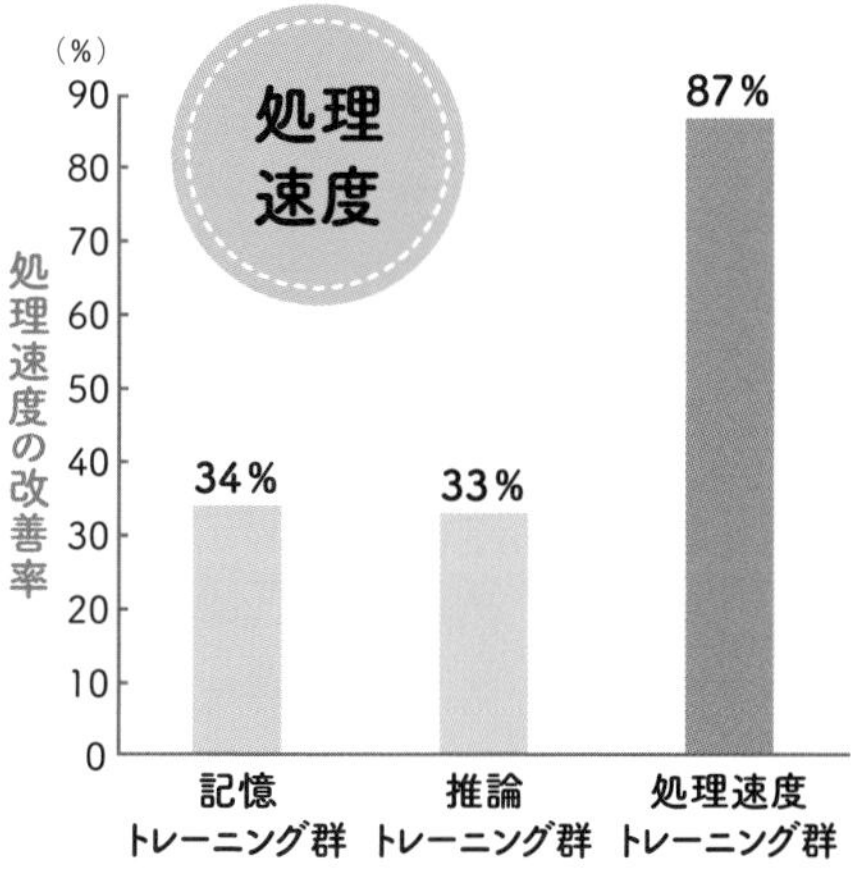

処理速度のトレーニングにとり組んだグループでも、やはり処理速度だけが改善。

（「Effects of cognitive training interventions with older adults : A randomized controlled trial.」Ball K et al., JAMA vol.288(18): 2271-2281, 2002より作成）

脳トレにも意味はある。困っていることにとり組もう

一般に「脳トレ」とよばれている認知機能のトレーニングを実施することで、どのような効果が得られるかを調べた臨床研究がおこなわれています。対象となる2800余人の高齢者を、記憶トレーニング群、推論トレーニング群、処理速度トレーニング群に分け、それぞれのトレーニングを実施してもらったのです。**その結果あきらかになったのは、トレーニングした能力は向上するが、それ以外の能力には、ほぼ効果がないということでした（上図参照）**。

脳トレはやみくもにおこなうのではなく、自分が強化したいと感じている分野に絞ってとり組むのがよいでしょう。

1行日記やゲームなど、楽しんで続けられるものを

パソコンやスマホのゲーム、ドリルなど、選択肢はいろいろ

認知機能トレーニングには、いろいろな方法があります。パソコンやスマホでできる「脳トレゲーム」もありますし、さまざまな種類のドリルも販売されています。対象となる認知機能の種類も、難易度もさまざまです。**選択肢は多いので、自分が強化したいと感じている認知機能の脳トレを選ぶといいでしょう。**簡単にできてしまうものではなく、たまに間違えるくらいの難易度が理想的です。

趣味、習慣として続けられるものを探そう

自分が楽しんでできることが大切。
長く続けることで効果が期待できる。

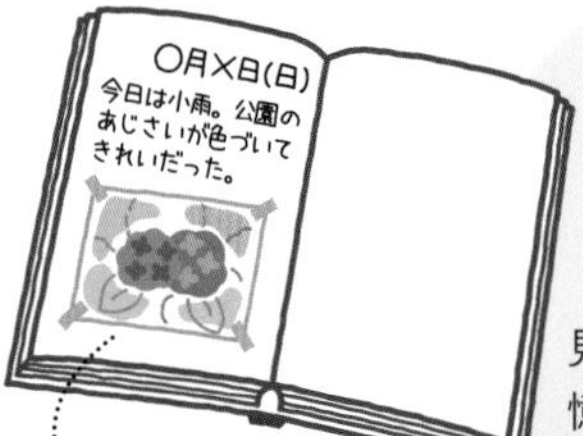
○月×日(日)
今日は小雨。公園のあじさいが色づいてきれいだった。

写真を撮りながら
歩くのも楽しい

日記

無理なく続けるためにも短い日記でOK

見たことや体験したことなど、記憶した情報を想起し、文章で記録する作業。とくに言語機能が鍛えられる。続けることが大事なので、1行日記でも十分。

俳句

目で見て心を動かされたものを言語化するトレーニングに

自然などにふれて感じたことを、短い言葉で、五・七・五のリズムにあわせて表現。感覚機能が刺激されるうえ、言語機能のトレーニングにぴったり。

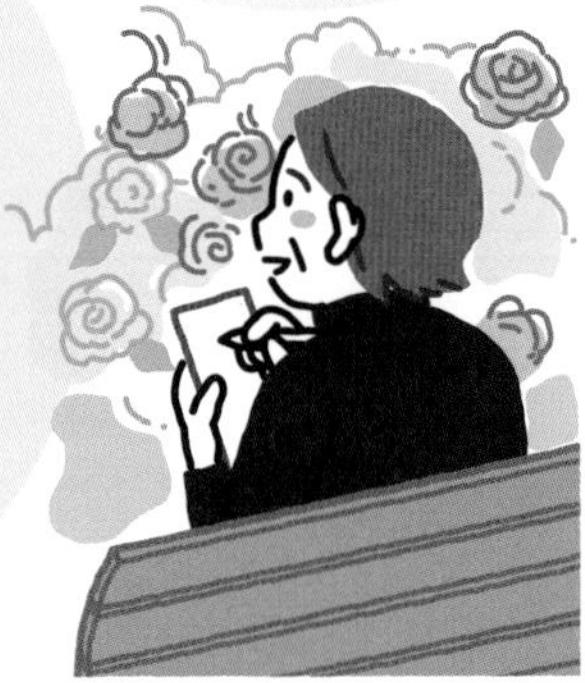

ボードゲーム

男性には、囲碁・将棋・麻雀など勝負ものが向いている

考えて先を読むことが必要で、短期記憶や処理速度のトレーニングに有効。競争心が刺激される遊びなので、男性にはとくに向いている。

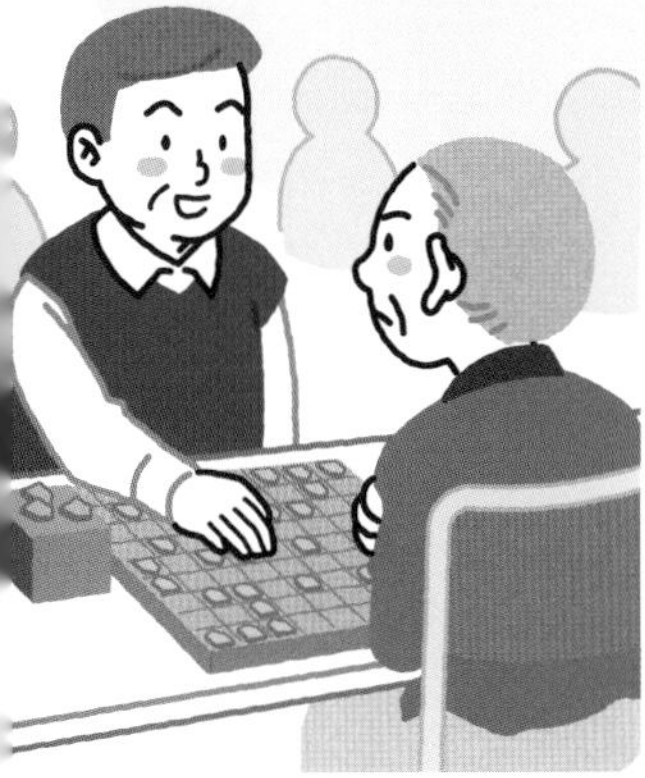

塗り絵

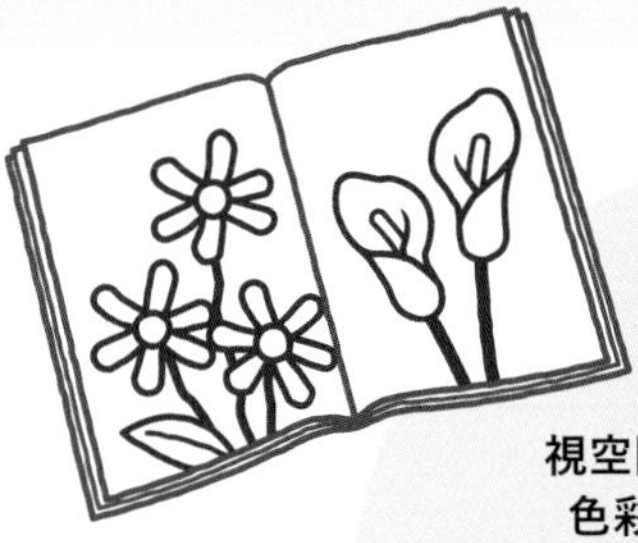

視空間認知機能の向上に。色彩を楽しむことが大事

白い紙に引かれた線を絵として認識し、色を塗り分ける作業は、視空間認知のトレーニングになる。色彩を楽しみながら指先を繊細に使うことも、脳への刺激となる。

パズル

クロスワードや数独、間違い探しなど、得意なものを

パズルの種類により、クロスワードなら作業記憶が、間違い探しなら注意機能が鍛えられる。難易度が豊富で、楽しんでとり組めるのがいいところ。

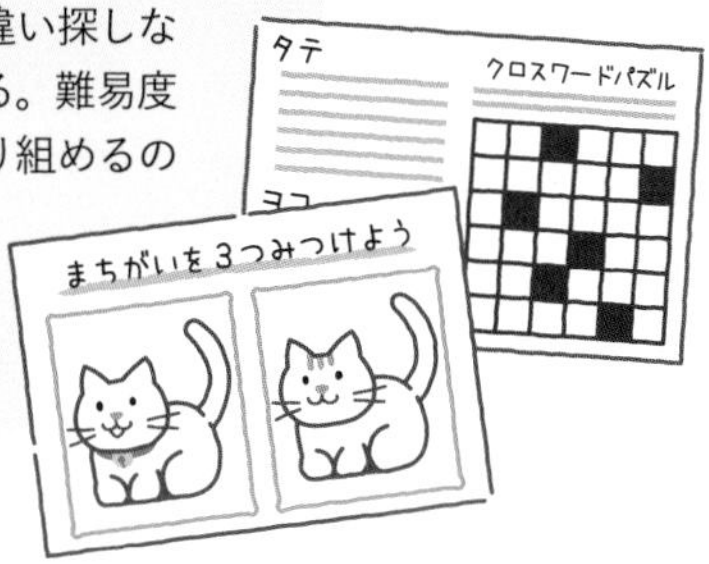
タテ
クロスワードパズル
まちがいを3つみつけよう

楽器演奏など、新たな趣味をもつのもいい

パソコンのゲームやドリルといった形式の脳トレ以外に、楽器演奏や手芸など、新たな趣味をもつことも勧められます。

楽器演奏は、指を動かすことで、楽譜にあわせた音程とリズムをつくり上げていくので、高度な実行機能が必要となります。また、聴覚も刺激されます。手芸などの手仕事も、実行機能のよいトレーニング。料理などでも同じですが、作業の順番やタイミングが大切で、それを段取りよくおこなうことで実行機能が鍛えられます。

新たなことに挑戦するときは、難易度を上げすぎないことも大切。初心者向けの楽譜や、初心者向けの手芸キットから始めましょう。

禁煙

1日1箱のタバコで認知症リスクが34%アップ

吸えば吸うほど、認知症になりやすい

喫煙者は認知症リスクがあきらかに高く、吸う本数が多いほど高リスク。

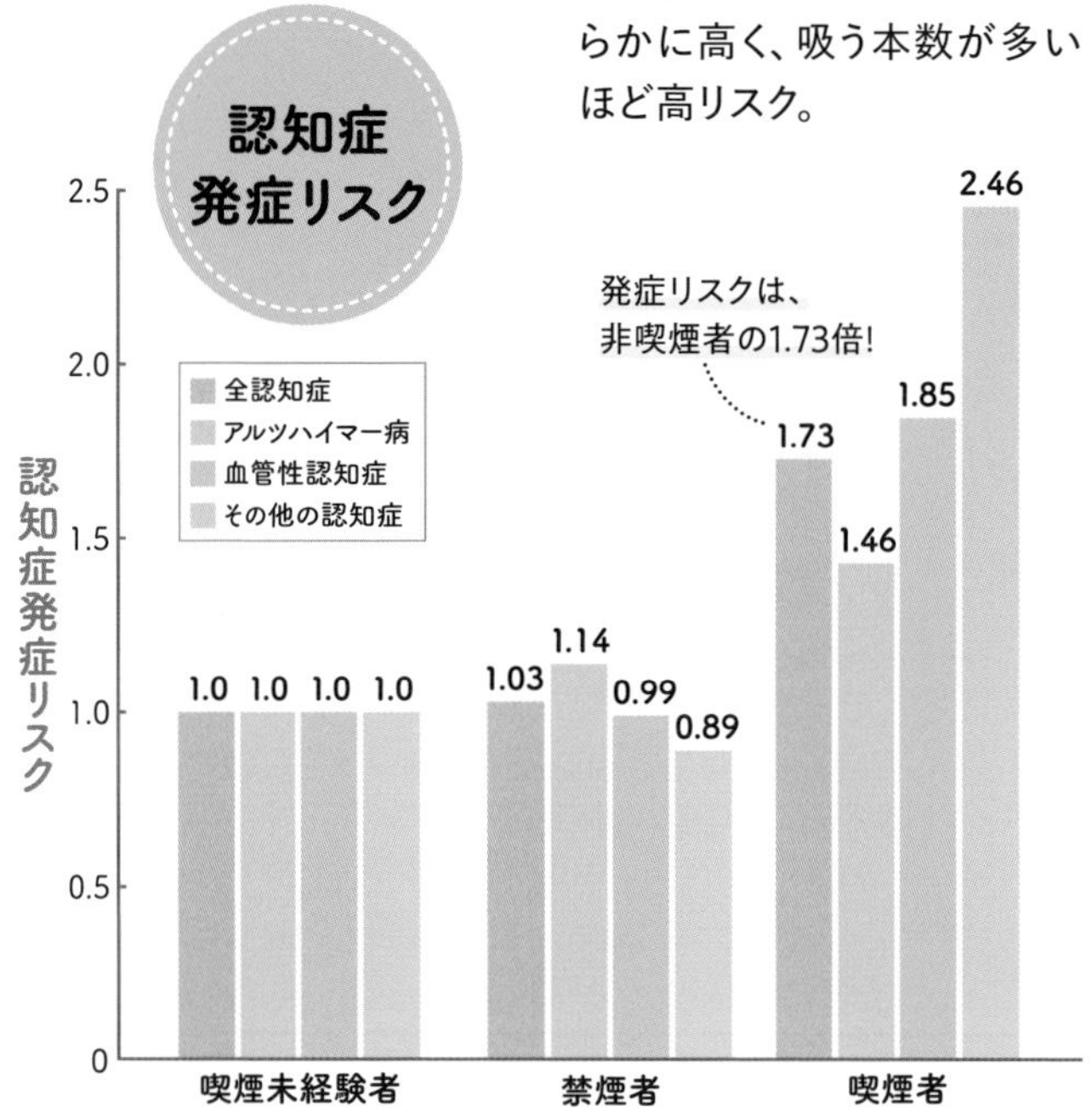

喫煙未経験者に比べ、喫煙者の認知症リスクは1.73倍。一方、喫煙後に禁煙した人のリスクは、喫煙未経験者と同等。

（「Midlife and late-life smoking and risk of dementia in the community：The Hisayama Study.」Ohara T et al., Journal of the American Geriatrics Society vol.63 (11):2332-2339, 2015より作成）

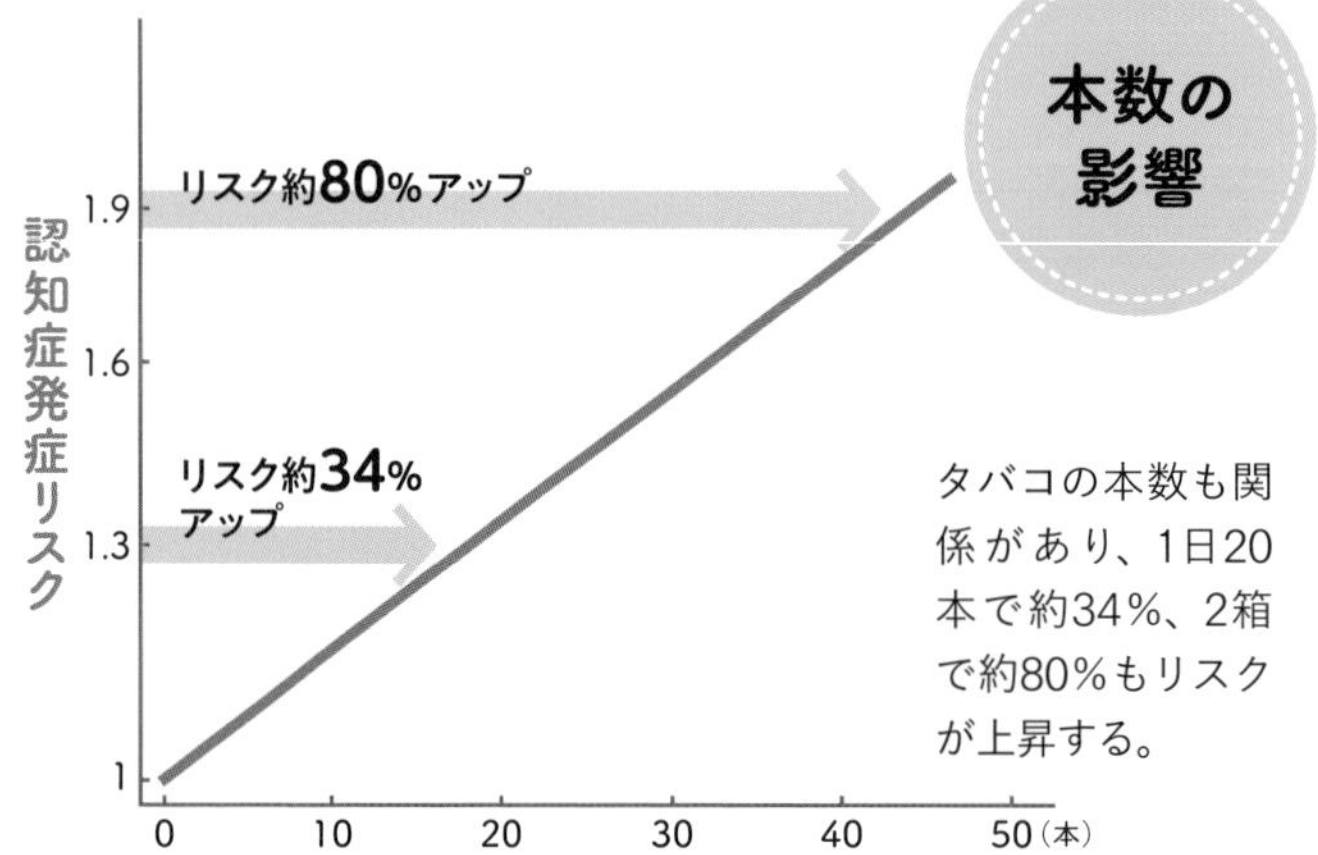

タバコの本数も関係があり、1日20本で約34%、2箱で約80%もリスクが上昇する。

（「Smoking is associated with an increased risk of dementia：A meta-analysis of prospective cohort studies with investigation of potential effect modifiers.」Zhong G et al., PloS One vol.10(3)：e0118333, 2015より引用）

寿命が短くなり、日常的な不調にも悩まされる

喫煙は寿命を短くする最大のリスク因子で、さまざまな害がある。

寿命への影響

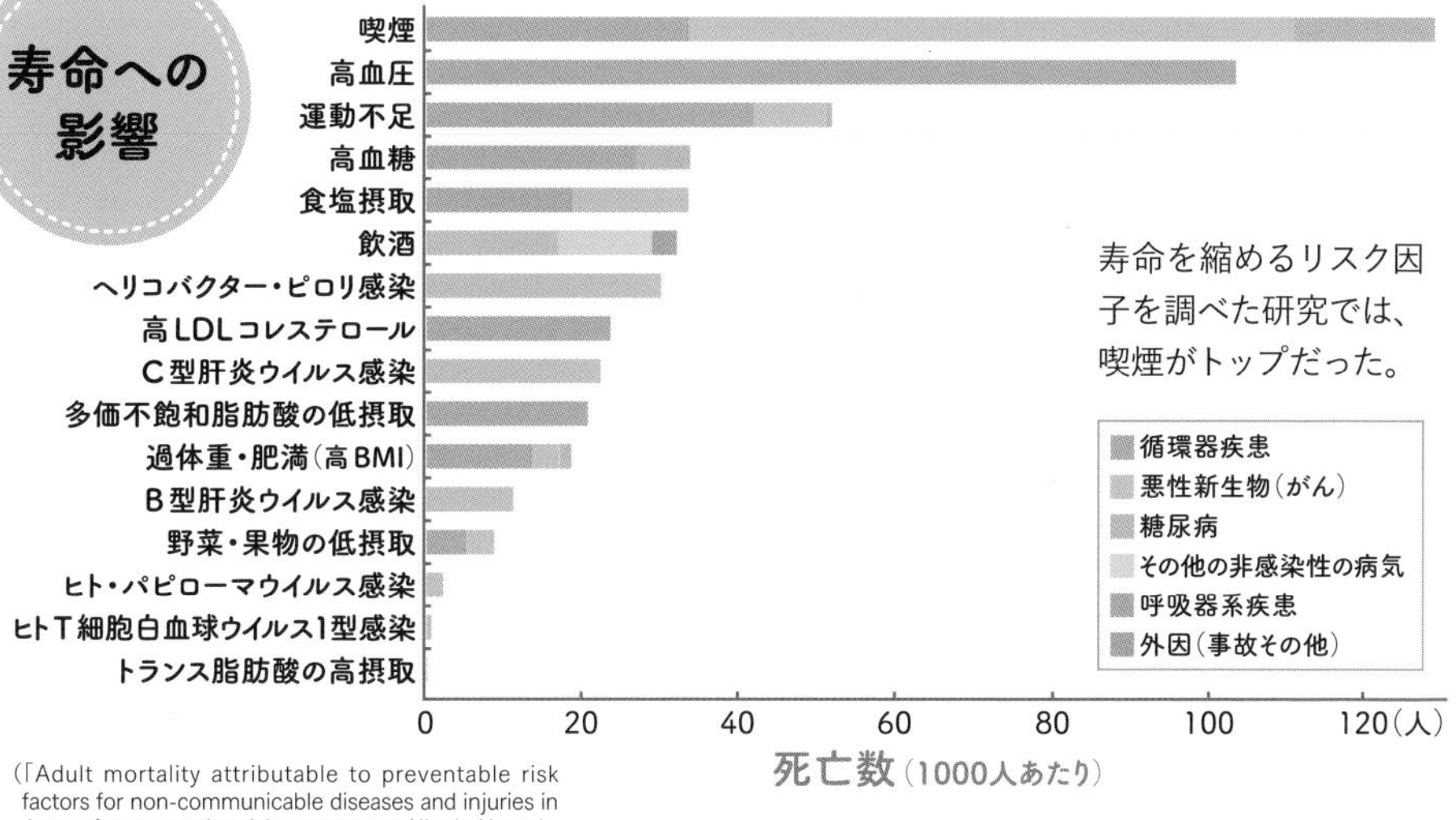

(「Adult mortality attributable to preventable risk factors for non-communicable diseases and injuries in Japan:A comparative risk assessment.」Ikeda N et al., PLoS Medicine vol. 9(1):e1001160, 2012より作成)

睡眠障害への影響

ニコチンには覚醒作用があり、高齢者に多い睡眠障害も悪化する。

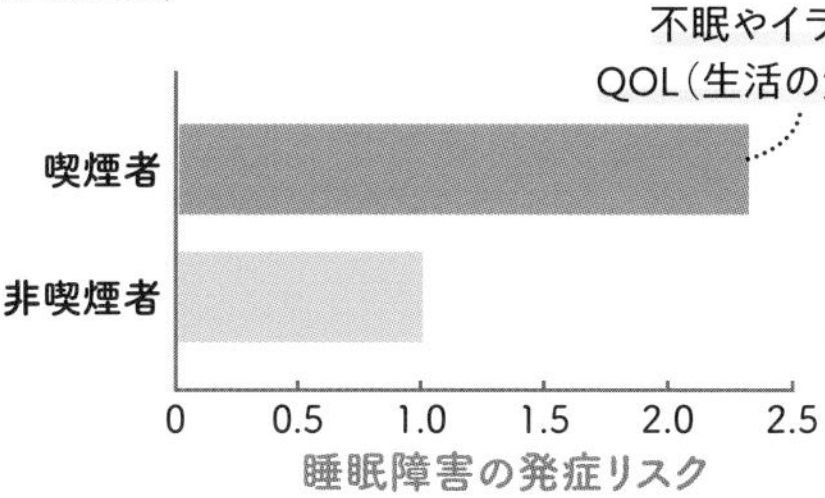
不眠やイライラでQOL(生活の質)も低下

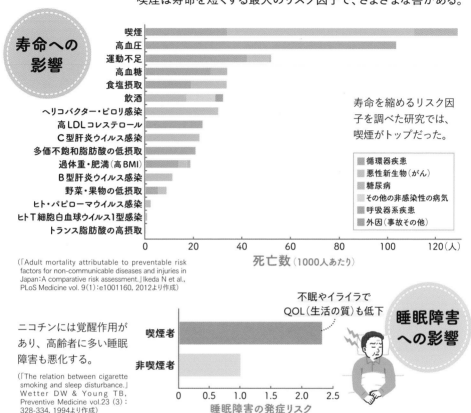

(「The relation between cigarette smoking and sleep disturbance.」Wetter DW & Young TB, Preventive Medicine vol.23 (3):328-334, 1994より作成)

問題はがんだけじゃない。認知症にもなりやすい!

喫煙は、肺がんをはじめとするがんのリスク因子として知られます。**しかしがんだけにとどまらず、循環器や呼吸器の病気の重要なリスク因子ですし、認知症の発症にもかかわることがあきらかになっています。**寿命を縮める最大のリスク因子でもあり、毎年13万人近くの人が命を落としています。

これだけ害のあることがわかっているのですから、喫煙している人は、すぐ禁煙にとり組みましょう。禁煙することで、喫煙したことがない人と同等レベルまで、認知症リスクが下がることがあきらかになっています。**「いまさら遅い」ということはなく、高齢になってからの禁煙でも効果があります。**

「いまから禁煙」でもOK。家族のリスクも減らせる

禁煙は、いつ始めても手遅れじゃない

たとえ高齢者でも、禁煙することで効果は確実に現れる。

禁煙の効果

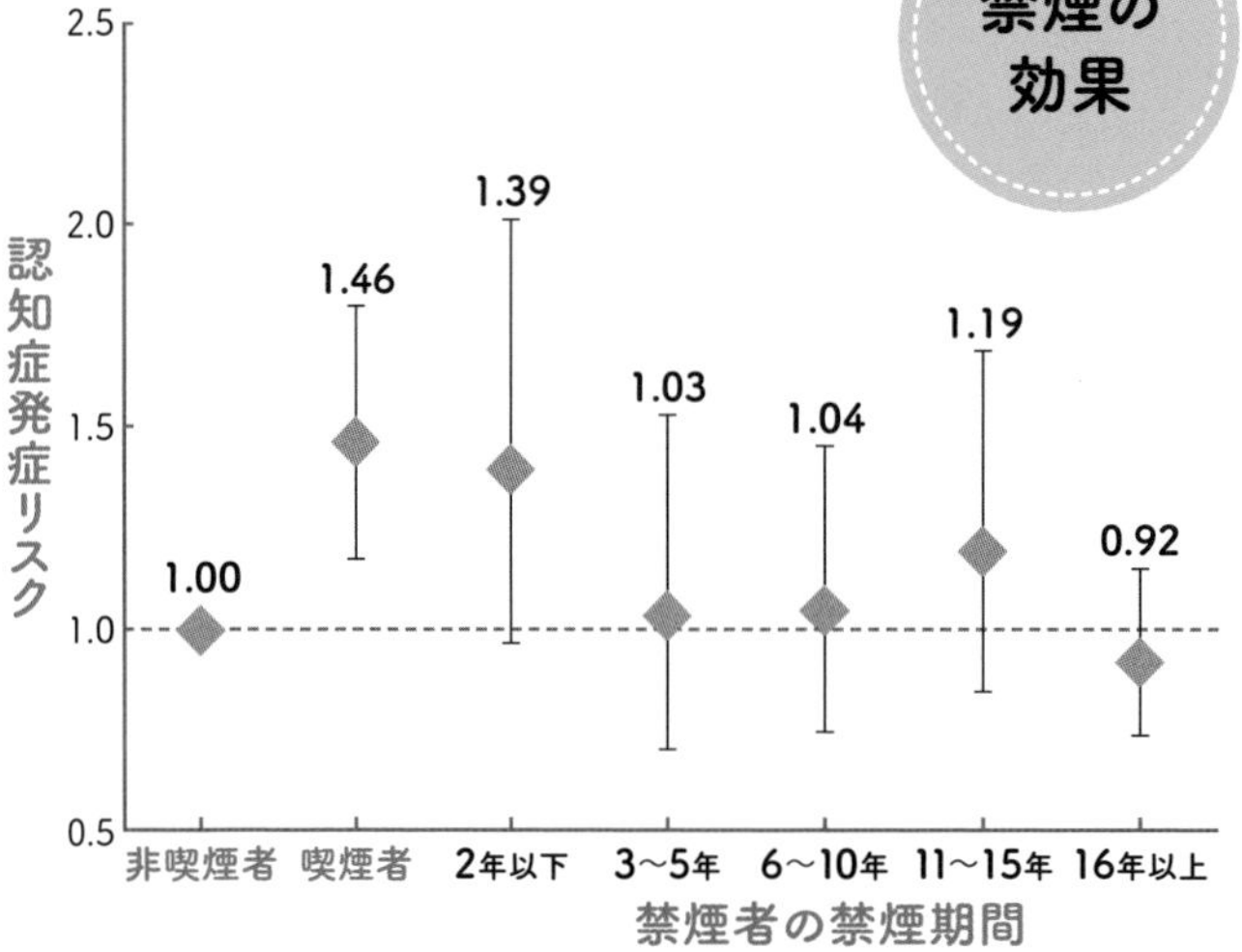

（「Smoking cessation and incident dementia in elderly Japanese：the Ohsaki Cohort 2006 Study.」Lu Y et al., European Journal of Epidemiology vol.35(9)：851-860, 2020より引用）

喫煙者の認知症発症リスクは高い。禁煙期間2年以下ではまだ高いが、3年以上たつと非喫煙者と同レベルまで下がる。

受動喫煙の影響

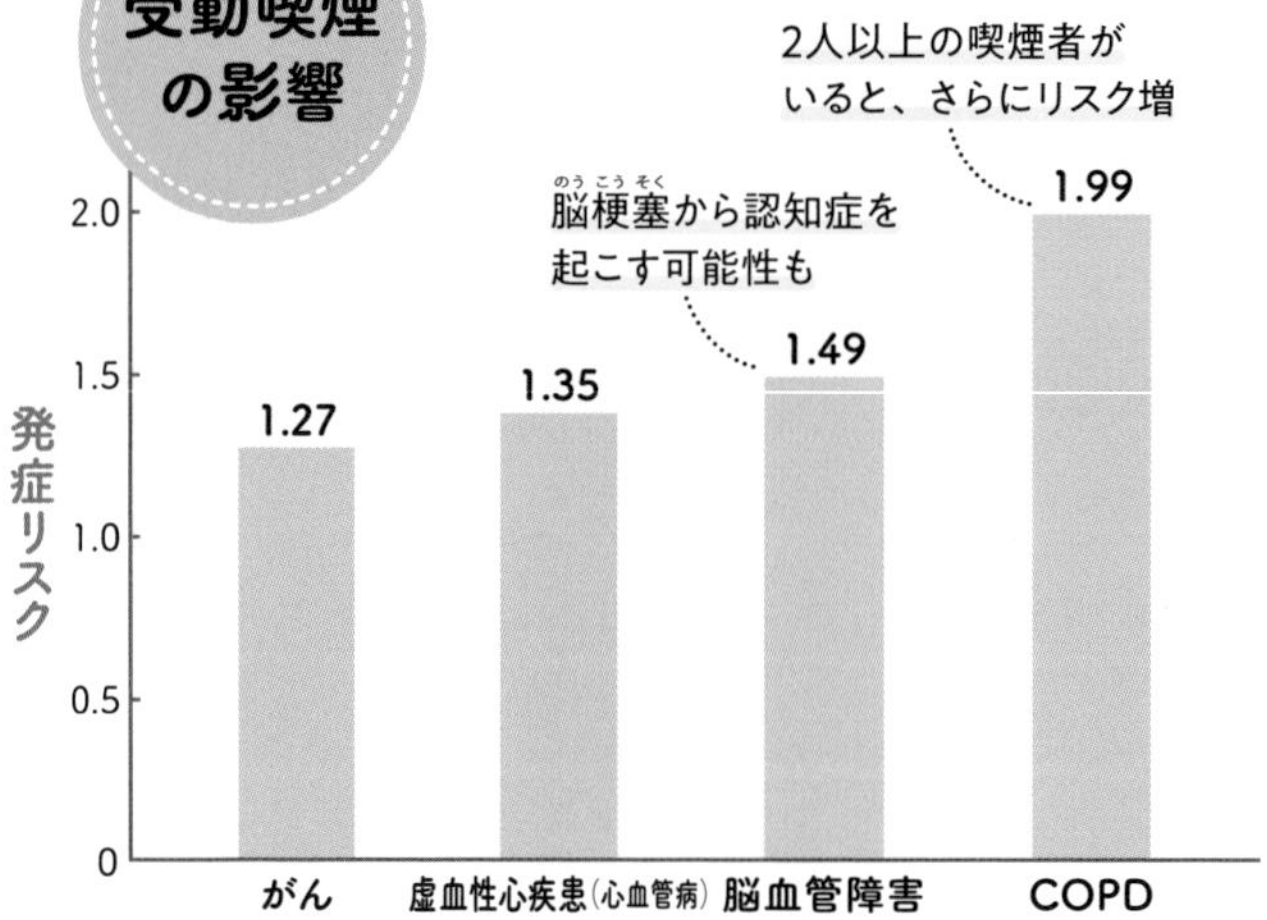

家庭内の受動喫煙で、タバコを吸わない家族の病気のリスクが上昇。2人以上の喫煙者がいれば、各リスクはさらに高まる。

（「Mortality associated with passive smoking in Hong Kong.」McGhee SM et al., BMJ vol.330(7486)：287-288, 2005より引用）

禁煙外来に行き、保険診療で治すのが確実

標準的なプログラムでは、12週間に計5回の診療を受ける。

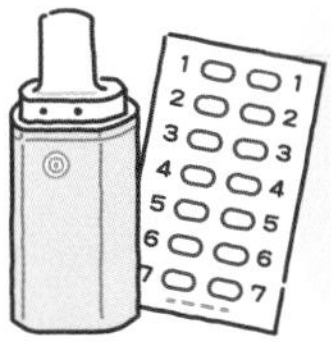
COチェッカーはスマートフォンにつないで使う

初回診察

喫煙状況 ／ ニコチン依存症の重症度 ／ 禁煙開始日決定 ／ 不安や疑問の解消 ／ 薬とCOチェッカーの説明

喫煙状況を伝え、呼気一酸化炭素濃度測定を受ける。禁煙補助薬が処方され、呼気一酸化炭素濃度を調べるCOチェッカーと、禁煙治療用アプリも併用。

通院3回（オンライン可）

禁煙状況の確認 ／ 離脱症状の問診 ／ 薬とCOチェッカーの使用状況確認 ／ 問題についてのアドバイス ／ 禁煙証明書の説明

初診の2週、4週、8週間後の3回。離脱症状の問診、薬の効果や副作用の確認、COチェッカー・アプリの使用状況の確認など。

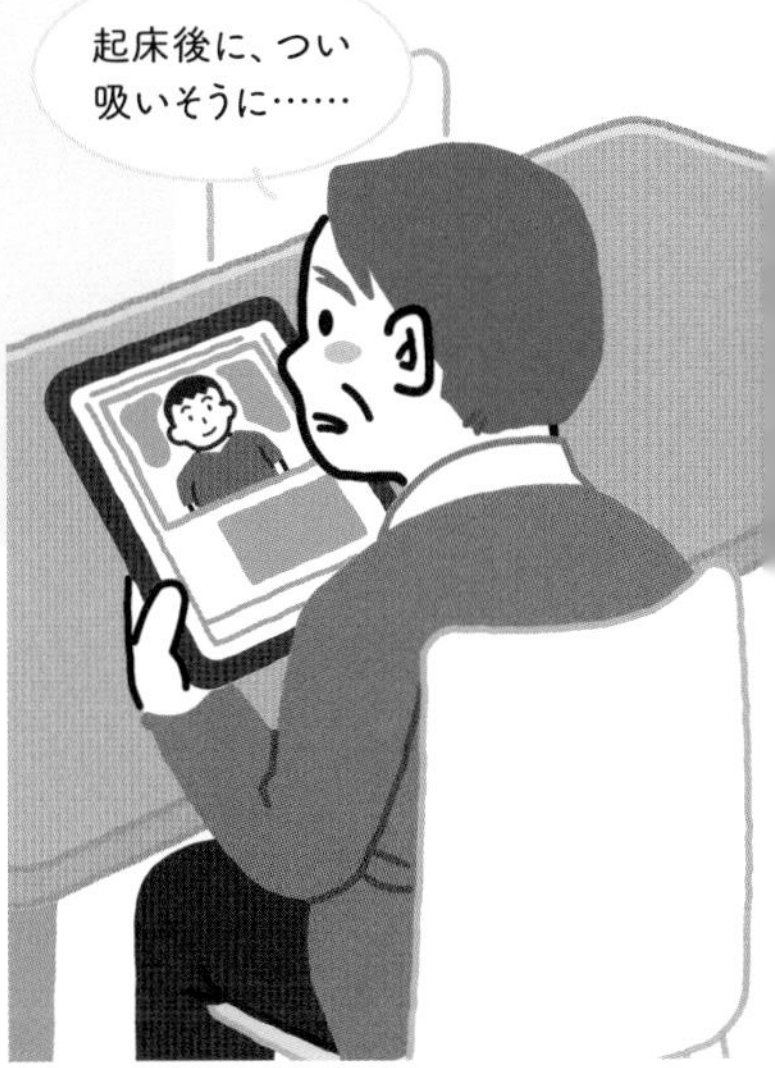
起床後に、つい吸いそうに……

最終診察

禁煙状況の確認 ／ 薬とCOチェッカーの使用状況確認 ／ 離脱症状の問診 ／ 継続にまつわる問題点へのアドバイス

初診の12週間後。呼気一酸化炭素濃度測定を実施し、その結果が確認される。禁煙継続にあたっての問題点を話し合い、アドバイスをもらう。

自身と家族の認知症予防にいますぐ禁煙外来へ！

禁煙は自分のためであると同時に、一緒に暮らす家族のためでもあります。**脳血管障害や心血管病など、致死的な病気のリスクが高まるので、家族を守るためにも禁煙したいものです。**

ただ、長年タバコを吸ってきた人のほとんどはニコチン依存症です。自力での禁煙は容易ではありません。そこで勧められるのが、禁煙外来の受診。保険診療で専門的な禁煙治療を受けられます。

禁煙治療では、禁煙補助薬のバレニクリン（商品名チャンピックス）などを使います。喫煙状況を可視化する医療機器「COチェッカー」「禁煙治療用アプリ」も使うと、成功率がより高まります。

口腔ケア

20本以上の歯をキープ。あわない義歯は調整する

認知症とのかかわり

歯周病や歯の欠損は、認知症の大きなリスク

歯周病や歯の欠損が、どう影響するのかがわかってきた。

歯の欠損

歯周病や虫歯などによって、歯が失われた状態。硬い食べものが食べられなくなる。

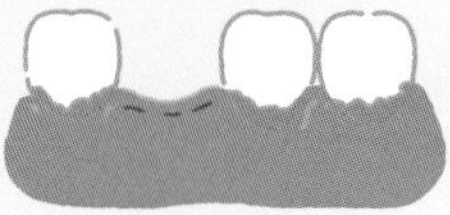

↓

かむ力の低下

義歯を使わないままだと、やわらかい食品ばかり食べるようになり、咀嚼《そしゃく》機能《きのう》が低下。

↓

海馬《かいば》神経細胞の脱落

神経細胞を正常に保つBDNFが受容体と結合しにくくなり、海馬神経細胞も減る。

歯周病

歯茎で慢性炎症が起きた状態。歯茎からサイトカイン（炎症性物質）が全身に運ばれていく。

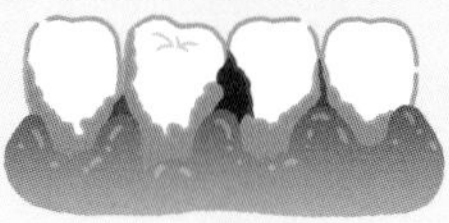

↓

炎症が脳内に波及

サイトカインによる炎症が脳内で広がる。歯周病菌も脳に届き、毒性を発揮する。

↓

アルツハイマー病の病態促進

脳内のアミロイドβ《ベータ》が増え、アルツハイマー病の原因に。認知機能を低下させる。

↓

認知症を発症

（「認知症と歯周病・咀嚼機能障害」道川 誠, 日本歯科先端技術研究所学術会誌 vol.26 (2)：79-82, 2020より作成）

歯周病があるとアミロイドβが増える！

歯周病や歯の欠損があると、認知症を発症しやすくなります。**歯周病の炎症が脳に影響することや、歯の欠損でかむ力が低下すると脳の神経細胞が減ることもわかってきました。**歯周病を起こした歯茎で、アミロイドβ《ベータ》がつくられていることもあきらかになっています。

また、歯周病は糖尿病のリスク因子でもあります。糖尿病が悪化することで、認知症のリスクを高めている可能性もあります。

予防のための口《こう》腔《くう》ケア

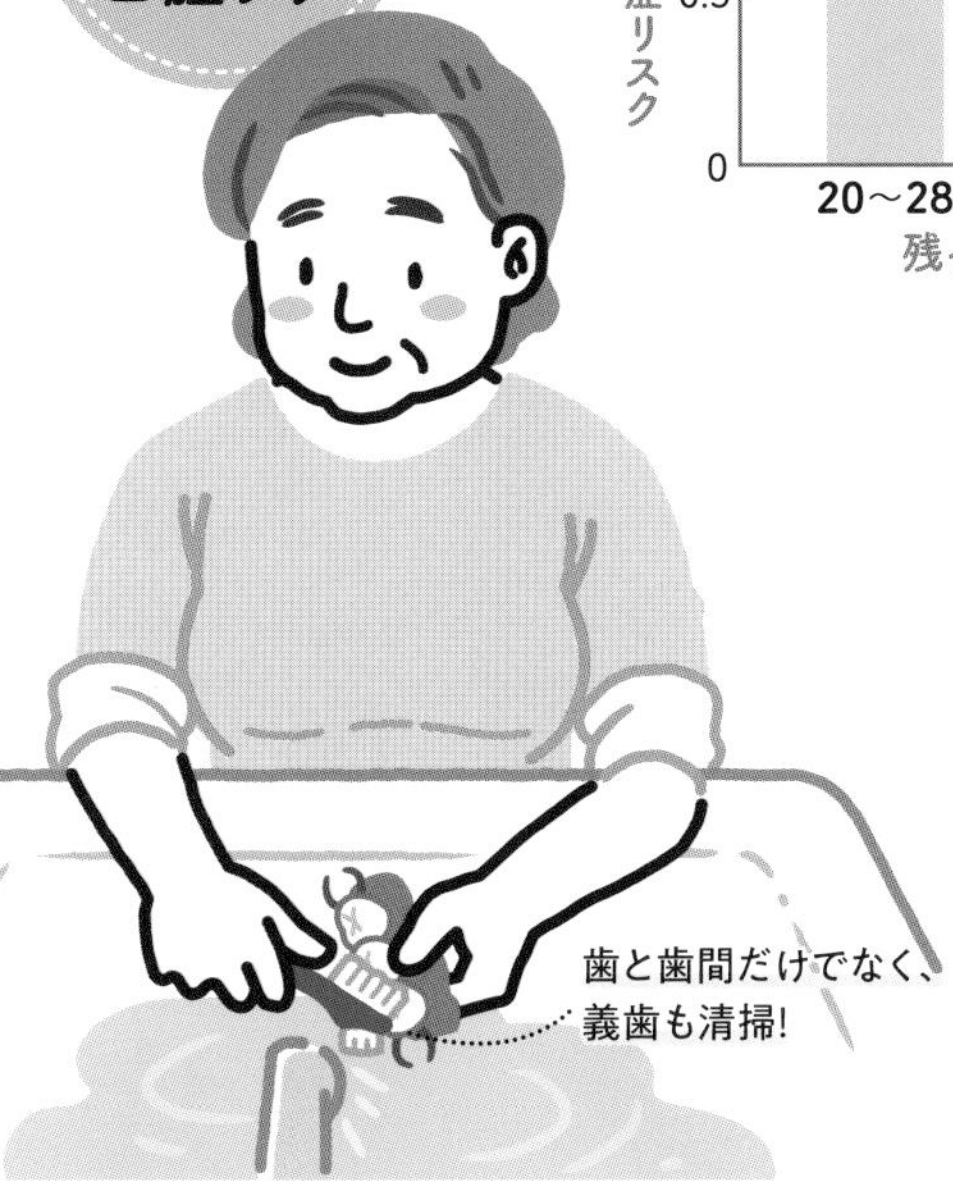

義歯は流水下で歯ブラシを使って洗う。義歯洗浄剤を併用するのも効果的。就寝前には外し、水に浸しておく。

認知症発症リスク

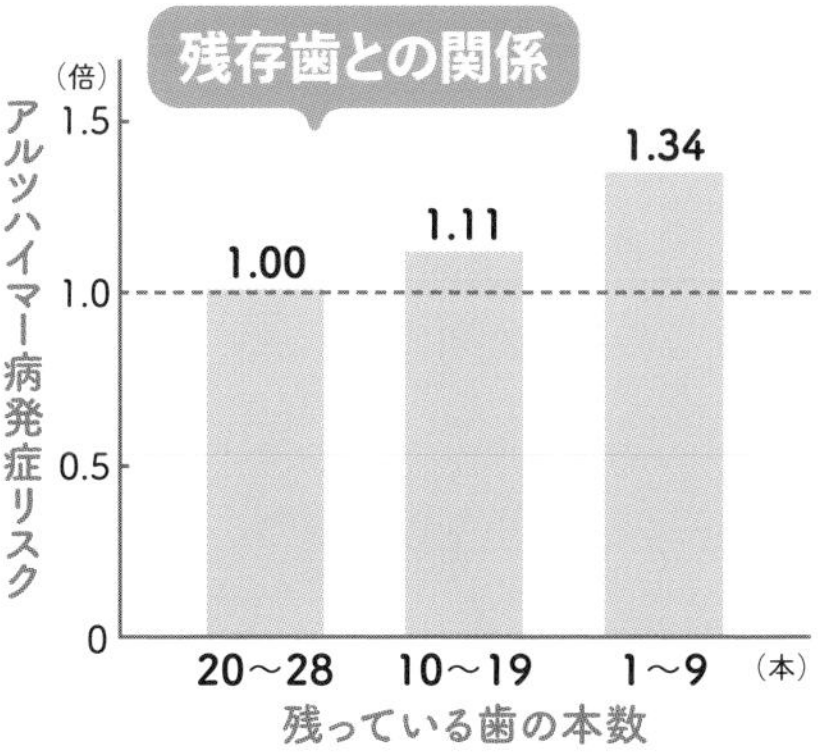

親知らずを除いた歯の本数は28本。本数が減るほど発症リスクが高まり、1〜9本ではリスクが1.34倍に。

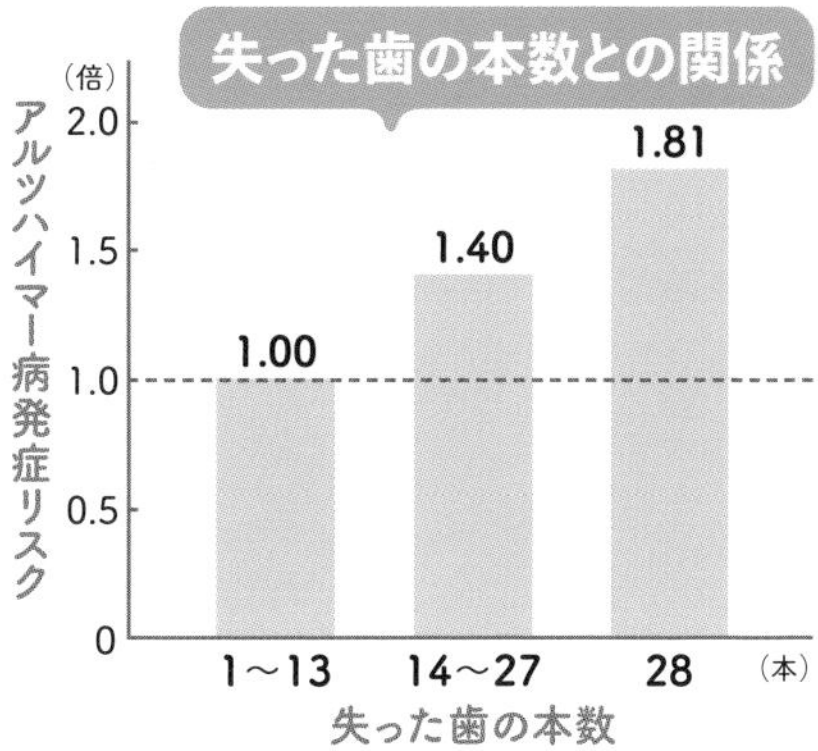

喪失歯が多いほど高リスク。1〜13本の喪失に比べ、全歯喪失ではリスクが2倍近くに。

（「Association between number of teeth and Alzheimer's disease using the National Database of Health Insurance Claims and Specific Health Checkups of Japan.」Tsuneishi M et al., PLoS One vol.16(4)：e0251056, 2021より引用）

毎日のデンタルケア、義歯のケアを徹底する

歯の喪失も大きな問題です。**60歳以上の患者４６７万名を対象とした日本歯科総合研究機構の調査では、歯周病だけでなく喪失歯もアルツハイマー病のリスクとわかっています（上図参照）。**

歯の喪失は、高齢期のＱＯＬ（生活の質）を低下させ、健康寿命も縮めます。厚生労働省と日本歯科医師会でも、80歳になっても20本の歯を残そうという「８０２０運動」を提唱しています。

そのために欠かせないのが毎日のデンタルケアです。歯磨き後には、デンタルフロスで歯間の清掃もおこないましょう。**義歯（入れ歯）も、義歯ブラシを使ってブラッシングします。**

薬

持病の薬が認知症リスクに!? 高齢者は一度見直しを

認知機能が低下しやすい薬もある

問題となりやすい薬を使用している人は、一度、医師に相談を。

抗精神病薬

精神症状を鎮めるための薬。記憶障害を起こすことがある。

睡眠薬、抗不安薬

記憶障害やせん妄《もう》のほか、ふらつきなどを起こすことも。

抗うつ薬（三環系《さんかんけい》）

三環系抗うつ薬は、記憶障害やせん妄を起こすことがある。

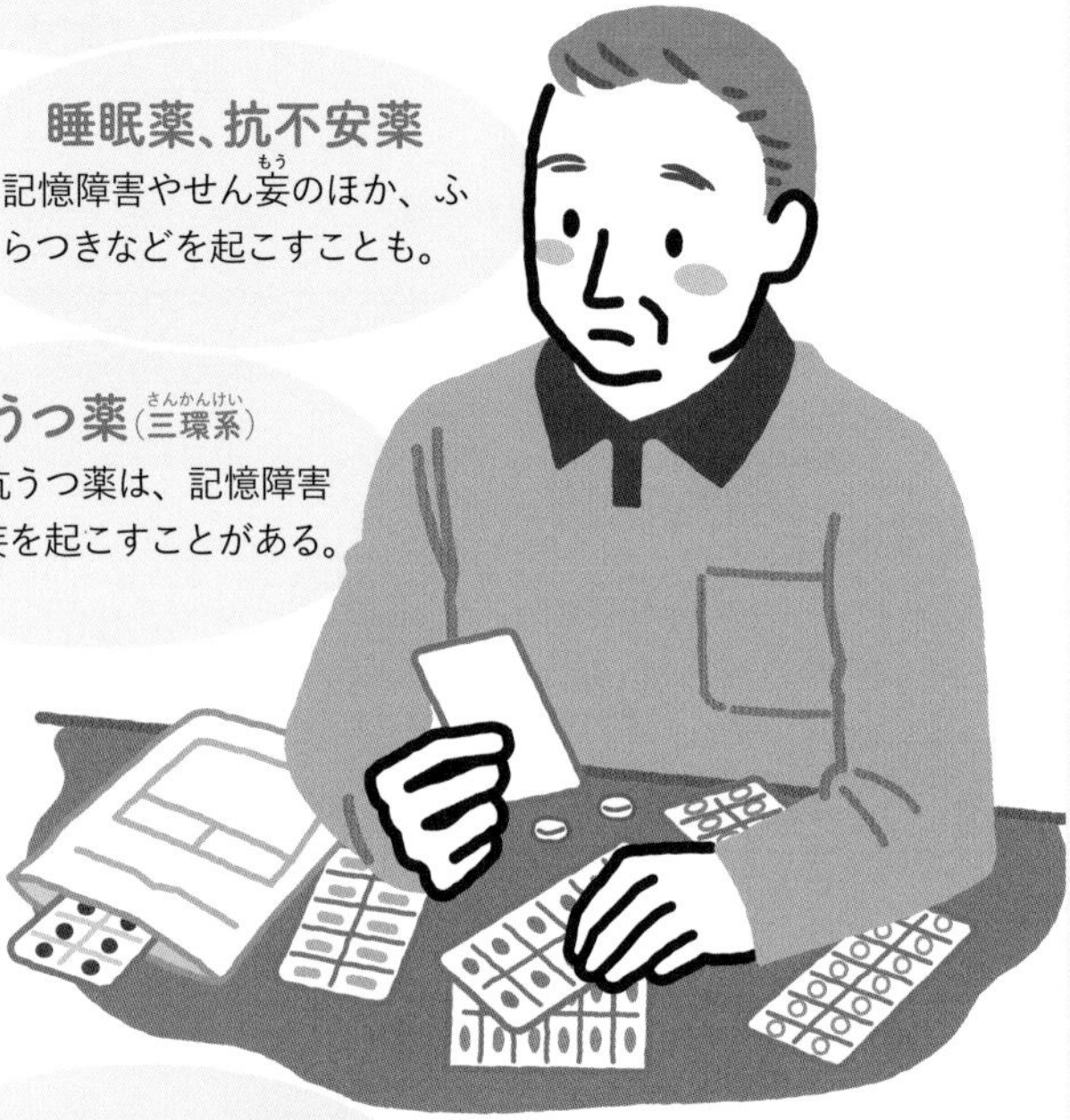

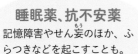

抗パーキンソン病薬

高用量で使うと、記憶障害やせん妄を起こすことがある。

排尿障害の薬

抗コリン作用をもち、記憶障害やせん妄の原因となりうる。

H_1《エイチワン》ブロッカー

古いタイプの抗アレルギー薬では、抗コリン作用がある。

H_2《エイチツー》ブロッカー

胃酸分泌を抑える薬。抗コリン作用がせん妄などの原因に。

↓

やめてもよいもの、より新しい薬に替えられるものがないか、一度は医師に見てもらう

ふらつき、転倒などが、認知症の引き金となることも

5〜6剤以上併用すると、転倒などさまざまな有害事象が多くなる。

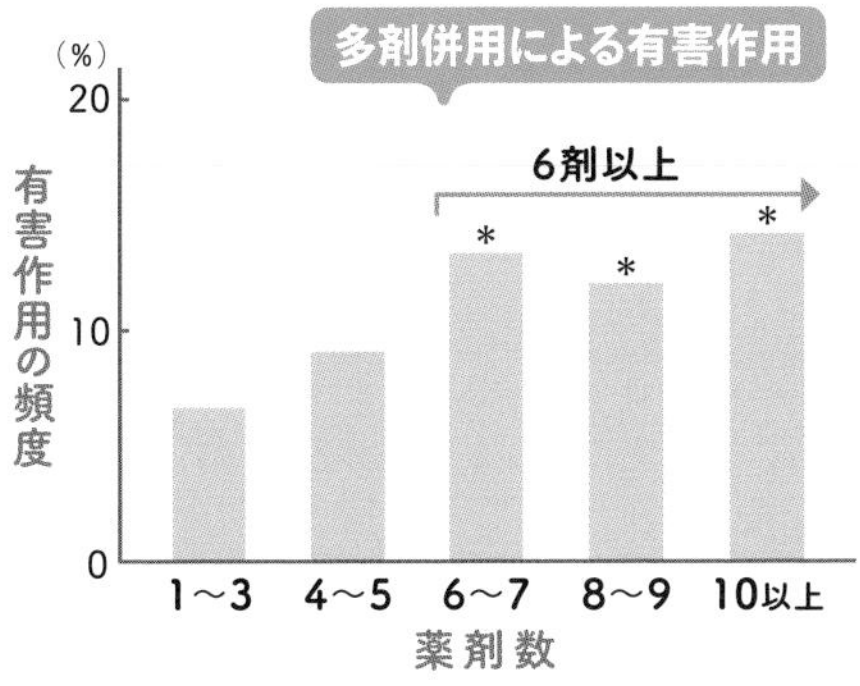

6剤以上で、記憶障害、せん妄、抑うつ、食欲低下、便秘、排尿障害などの問題が増加。

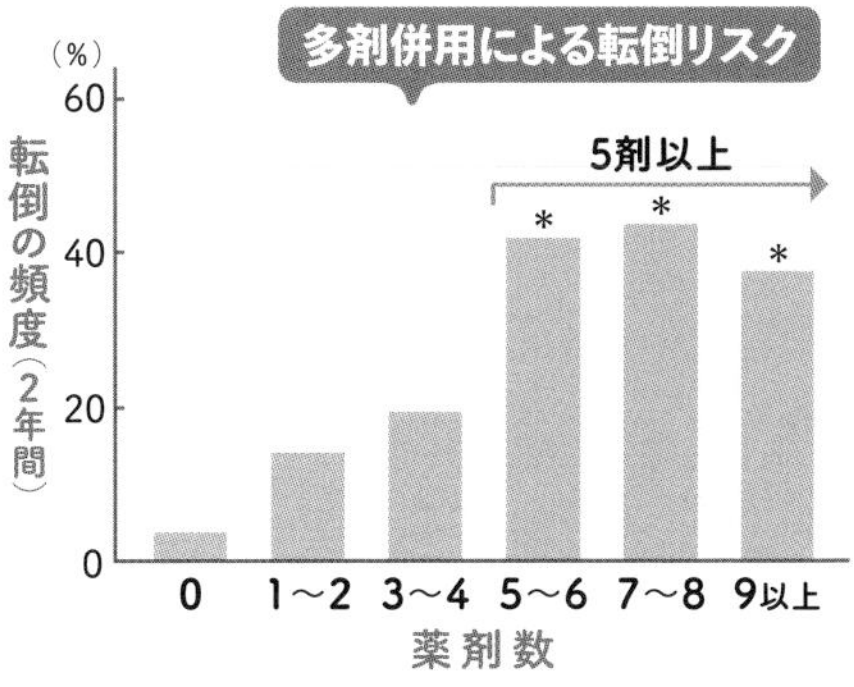

5剤以上で転倒のリスクが上昇。活動性が著しく低下し、認知症につながる可能性も。

(「High risk of adverse drug reactions in elderly patients taking six or more drugs：Analysis of inpatient database.」Kojima T et al., Geriatrics & Gerontology International vol.12 (4)：761-762, 2012より引用)

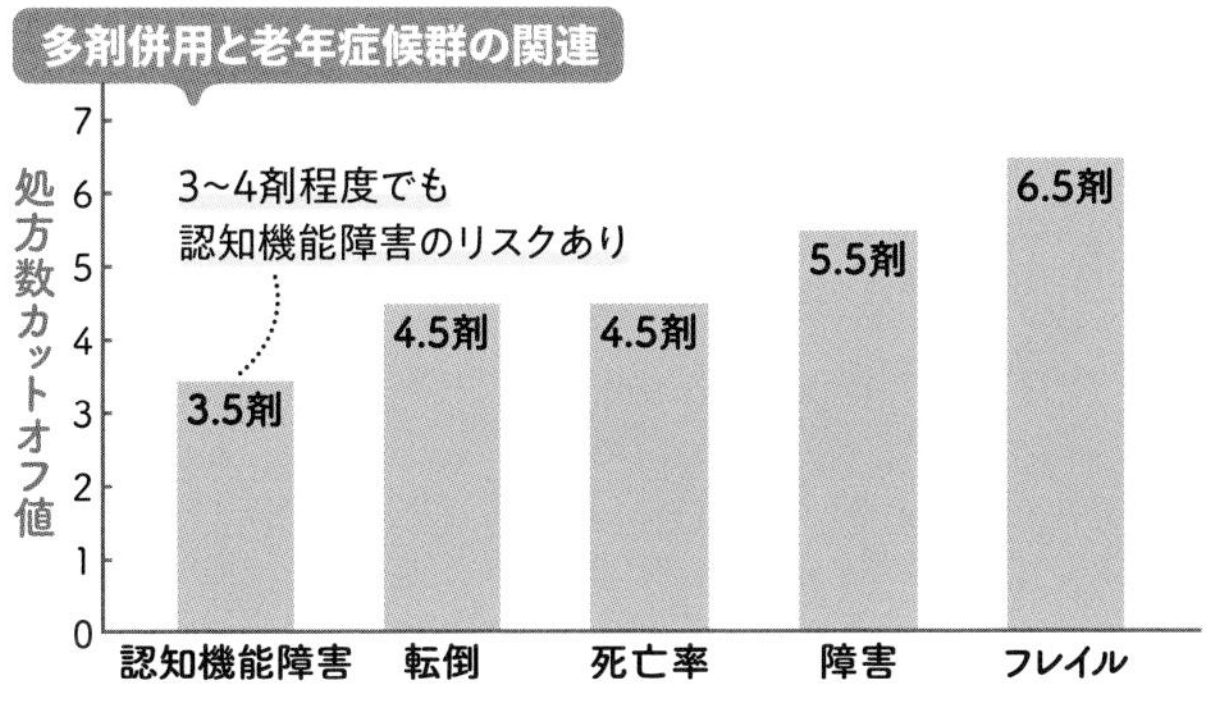

老年症候群は、加齢による代表的な症状。何剤併用するとリスクが高まるかを見たもの。

(「Polypharmacy cutoff and outcomes：Five or more medicines were used to identify community-dwelling older men at risk of different adverse outcomes.」Gnjidic D et al., Journal of Clinical Epidemiology vol.65 (9)：989-995, 2012より引用)

歳とともに増える薬……多すぎるのは危険

高齢になると、医療機関で処方される薬の種類が増えるものです。しかし高齢者は、肝臓や腎臓の働きが衰え、薬を代謝したり排泄したりする機能が低下しています。若いころより副作用が出やすい傾向があるのです。**薬の副作用で認知機能が低下する「薬剤性認知症」のほか、副作用のふらつきから転倒・骨折し、療養生活中に認知機能が低下する危険もあります。**

服用している薬の種類が多い場合には、薬の種類を減らすことができないか、主治医に相談してみましょう。**多くても4~5剤までにするのが理想的です。**新しい薬に変えることで、副作用を減らせる場合もあります。

Column

毎日の飲みものでも、予防効果の研究が進んでいる

お茶やコーヒー、紅茶などの飲料は、毎日のように口にするもの。「どうせ飲むなら、認知症予防に役立つものを」と思う人もいるでしょう。

最近は飲料に関する研究も増え、現段階では緑茶がいいと報告されています（右下の図）。理由は、緑茶に含まれるポリフェノールにありそうです。

牛乳・乳製品の影響を調べた研究もあります。日本人を対象とした疫学調査では、牛乳・乳製品の摂取量が多い人で、アルツハイマー病のリスクが低下していました（左下の図）。

ただこれらの知見は、単一の試験から得られたもの。別の試験では異なる結果が出る可能性もあります。多くの研究の総括的知見が得られるまでは、偏りなく適量で楽しむのが賢明です。

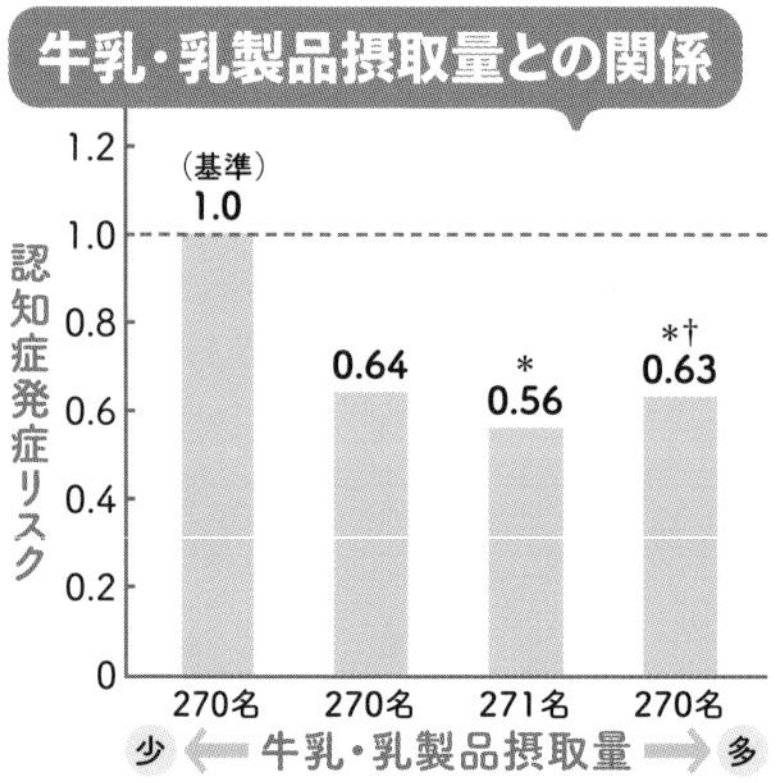

アルツハイマー病のリスクを見た結果。多いほどいいわけではなく、適量で十分。血管性認知症でも同様の傾向が見られた。

（「Milk and dairy consumption and risk of dementia in an elderly Japanese population : The Hisayama Study.」Ozawa M et al., Journal of the American Geriatrics Society vol.62(7):1224-1230, 2014／「地域高齢住民における認知症の疫学:久山町研究」小原知之・清原 裕・神庭重信，九州神経精神医学 vol.60(2):83-91, 2014より引用）

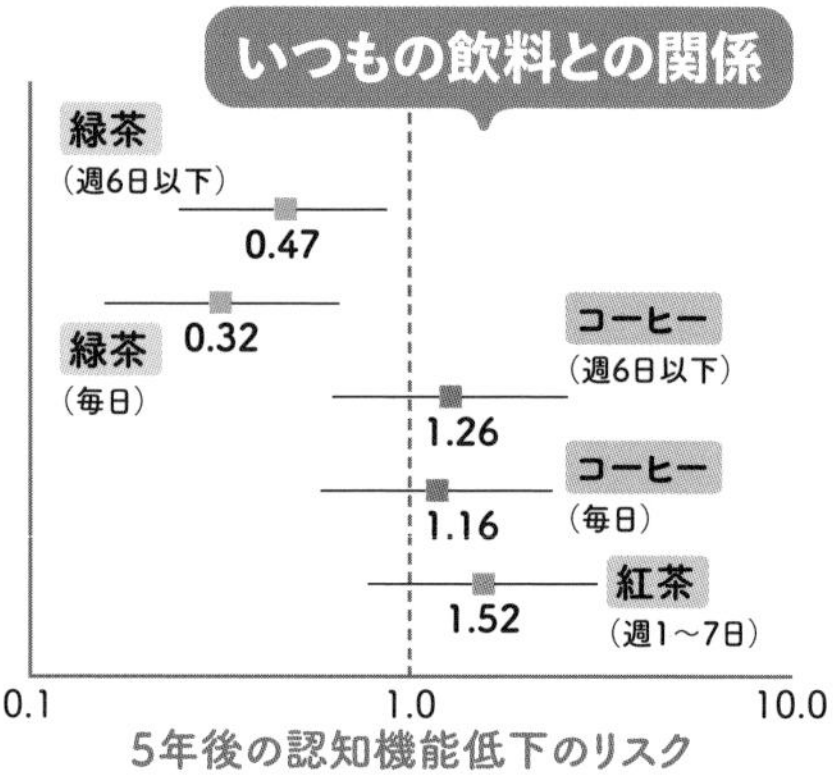

各飲料をまったく飲まない人のリスクを1として比較。数値が小さく、左に位置するものほどリスクが低い。

（「Consumption of green tea, but not black tea or coffee, is associated with reduced risk of cognitive decline.」Noguchi-Shinohara M et al., PLoS One vol.9(5):e96013, 2014／「縦断的疫学調査からみえてくる認知症予防の可能性」山田正仁，老年精神医学雑誌 vol.31(11):1154-1160, 2020より作成）

Part 4

早期に気づいて、進行を防ぐ

発症後の治療と生活習慣、かかわりかた

認知症は、時間とともに進行し、やがては死に至る病です。
でも、早期に気づいて治療を受ければ、進行を遅らせることは可能。
人間関係を含めた環境調整も、認知症の進行抑制に役立ちます。

早期発見のポイント

もの忘れと違い、できごと自体を覚えられない

もの忘れは誰にでもある。問題は〝どう忘れるか〟

歳をとると、もの忘れを自覚するようになります。「俳優の名前が出てこない」「昨日の昼食のメニューが何だったか思い出せない」などです。これらは加齢によって起こるもので、認知症で起こる記憶障害ではありません。

　認知症の記憶障害は、自分が経験したことを丸ごと忘れてしまうのが特徴。食事の例では、メニューではなく、食べたこと自体を覚えていないのが認知症の症状です。

もの忘れと認知症、ここが違う！

できごとの一部を忘れるのが加齢によるもの忘れ。できごと自体を忘れるのが認知症。

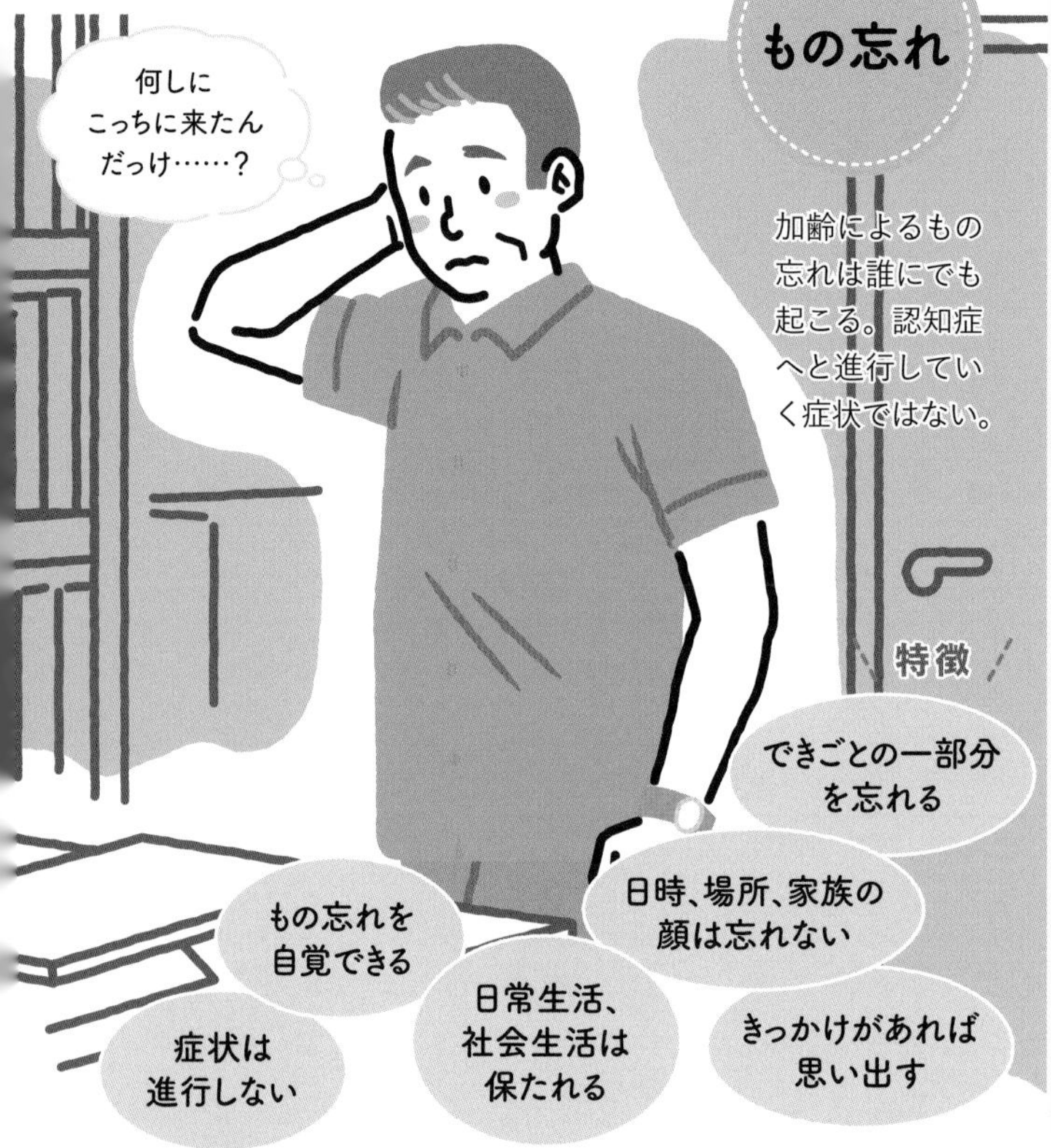
何しに
こっちに来たん
だっけ……？
もの忘れ
加齢によるもの忘れは誰にでも起こる。認知症へと進行していく症状ではない。
特徴
できごとの一部分を忘れる
日時、場所、家族の顔は忘れない
もの忘れを自覚できる
日常生活、社会生活は保たれる
きっかけがあれば思い出す
症状は進行しない

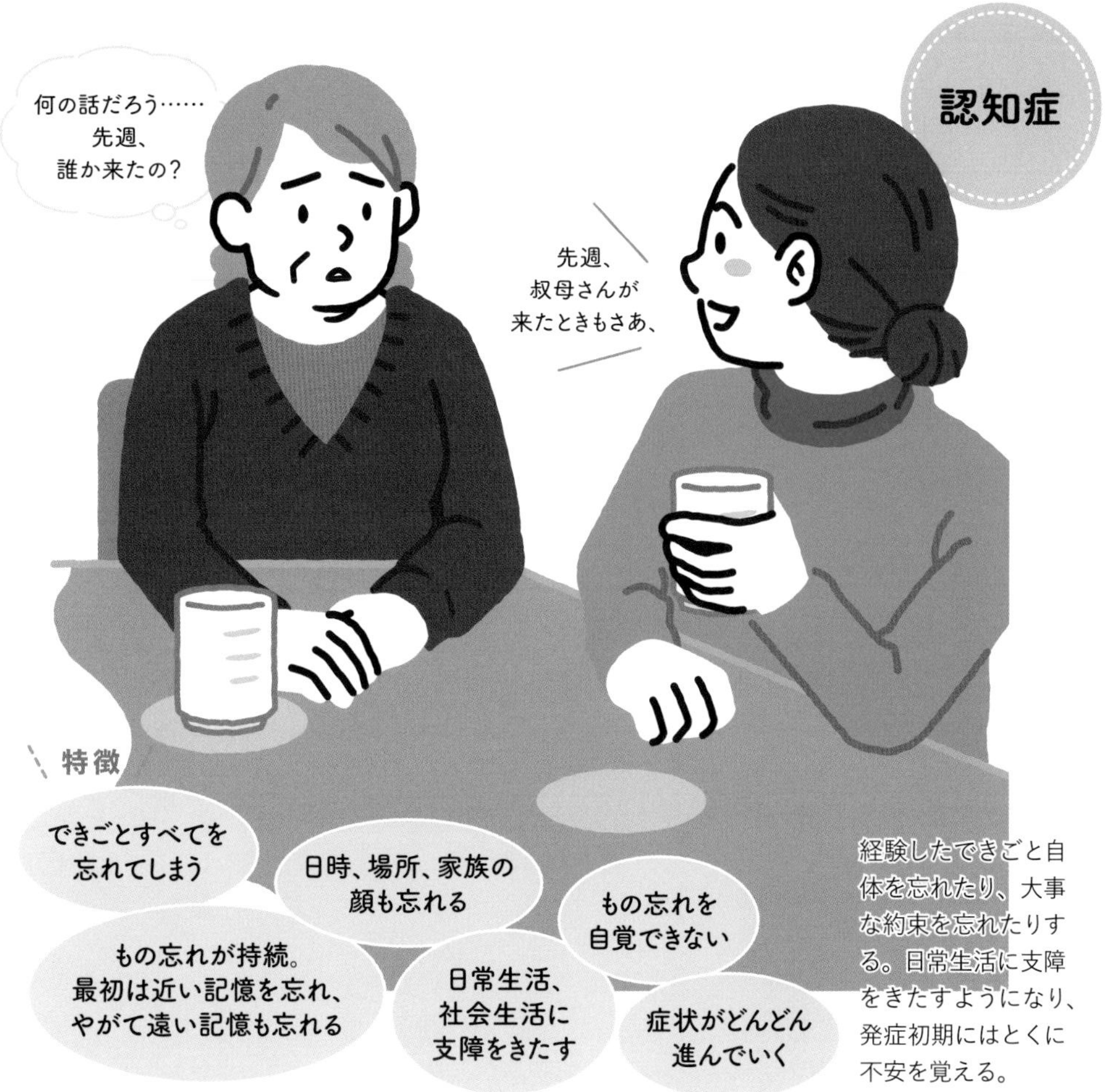
認知症
何の話だろう……
先週、
誰か来たの？
先週、
叔母さんが
来たときもさあ、
特徴
できごとすべてを
忘れてしまう
日時、場所、家族の
顔も忘れる
もの忘れを
自覚できない
もの忘れが持続。
最初は近い記憶を忘れ、
やがて遠い記憶も忘れる
日常生活、
社会生活に
支障をきたす
症状がどんどん
進んでいく

経験したできごと自体を忘れたり、大事な約束を忘れたりする。日常生活に支障をきたすようになり、発症初期にはとくに不安を覚える。

あきらかに悪化していれば認知症の可能性が高い

認知症の記憶障害には、加齢によるもの忘れとは異なる特徴があります。**たとえば、数時間前や数分前のできごとを忘れることは、通常のもの忘れではまず起きません。**同じ話を何度も何度もくり返すのも、前に言ったことを忘れてしまうため。認知症でよく見られる症状です。しまい忘れや置き忘れも増え、探しものを頻繁にするようになります。約束を忘れることもあります。待ち合わせの日時を忘れるのではなく、約束したこと自体を忘れてしまうのです。

こうした症状が見られ、さらに症状が進行しているように感じられる場合は、認知症を疑い、受診することが勧められます。

早期発見のポイント

できていたことができなくなったら、認知症を疑って

いままでにない生活の乱れ、行動などに注意して

認知症が始まると、記憶障害のほかにもさまざまな症状が現れてきます。それに気づくには、〝いままでと違った点はないか〟に注意するとよいでしょう。

いままでできていたことができなくなる、あるいは時間がかかりすぎる場合は要注意です。服装が以前と違ってだらしなかったり、部屋を清潔に保つことができなくなるのも、認知症のサインと考えられます。

記憶障害のほか、日常行動の変化もサイン

認知症になると、特徴的な症状がいくつも現れてくる。

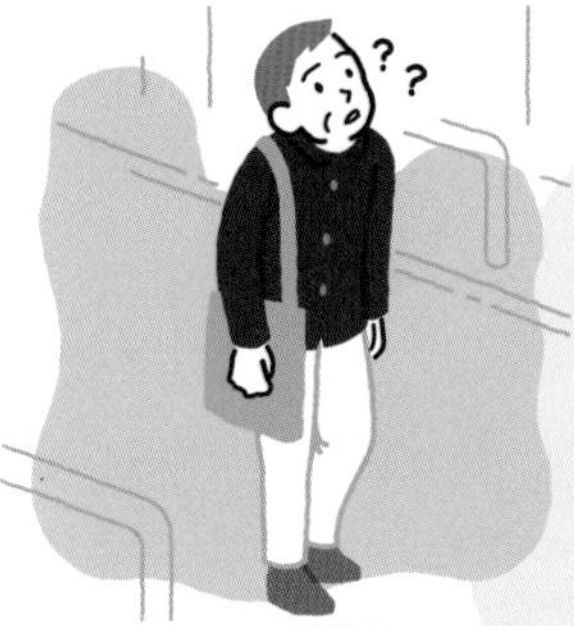

時間 場所 が わからなくなる

- 日付や曜日がわからなくなる
- 慣れた道で迷うことがある
- できごとの前後関係がわからなくなる

時間や場所を認識する能力が低下するために起こる症状で、見《けん》当識障害《とうしきしょうがい》という。症状は時間、場所、人の順に進んでいく。

理解力 判断力 が低下する

- 手続きや貯金の出し入れができなくなる
- 状況や説明が理解できなくなる、テレビ番組の内容が理解できなくなる
- 運転などのミスが多くなる

理解力の低下により、書類やお金の管理などができず、社会生活に支障をきたす。判断力低下は運転のミスなどにつながる。

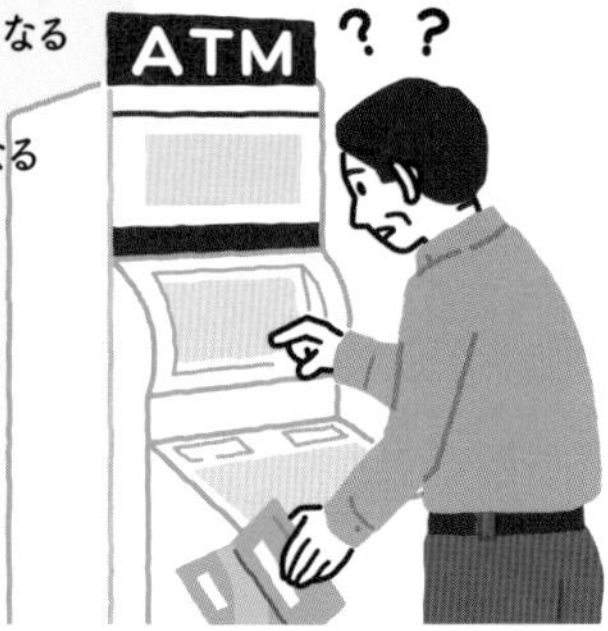

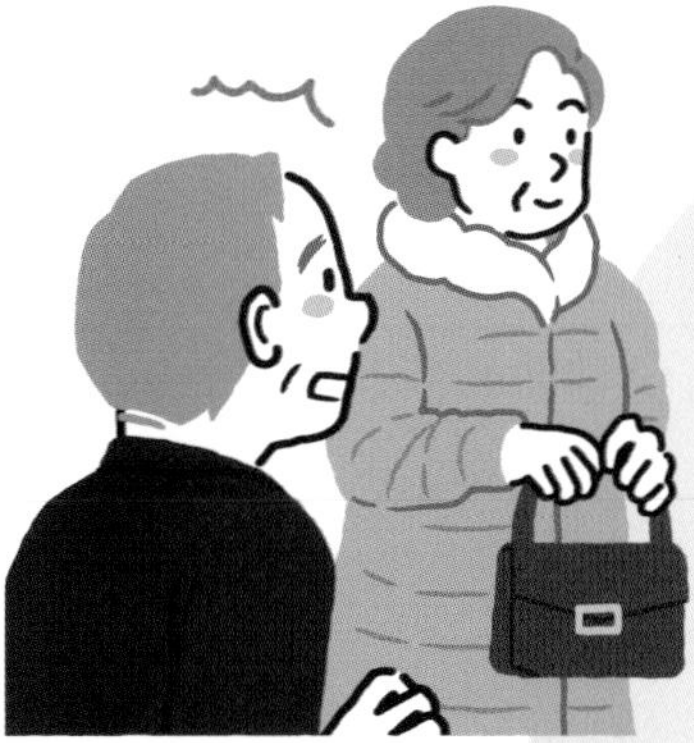

時間 家事 趣味 身の回りのこと ができなくなる

- 仕事や家事・趣味の段取りが悪くなる、時間がかかる
- 調理の味つけを間違える、掃除・洗濯がきちんとできない
- 身だしなみを気にしなくなる、季節にあう服装を選べない
- 食べこぼしが増える
- 失禁が増える
- 洗面や入浴のしかたがわからなくなる

実行機能の低下で、何をするにも時間がかかったり、趣味や日常行動もうまくできなくなる。指摘されると取り繕《つくろ》うことも。

BPSD（行動・心理症状）が見られるようになる

- 不安が強く、ひとりになると怖がる、さみしがる
- ゆううつでふさぎこむ、何をするのも億劫になる、趣味や好きなテレビ番組に興味を示さなくなる
- 怒りっぽくなりイライラする、ささいなことで腹をたてる
- 誰もいないのに、誰かがいると主張する（幻視《げんし》）
- 誰かにものを盗《と》まれたと疑う（もの盗られ妄想）
- 外出目的を途中で忘れ、帰れなくなる

認知症の中核症状に付随して起こる二次的な症状。必ず出現するとはかぎらず、うつなどとの鑑別も重要。

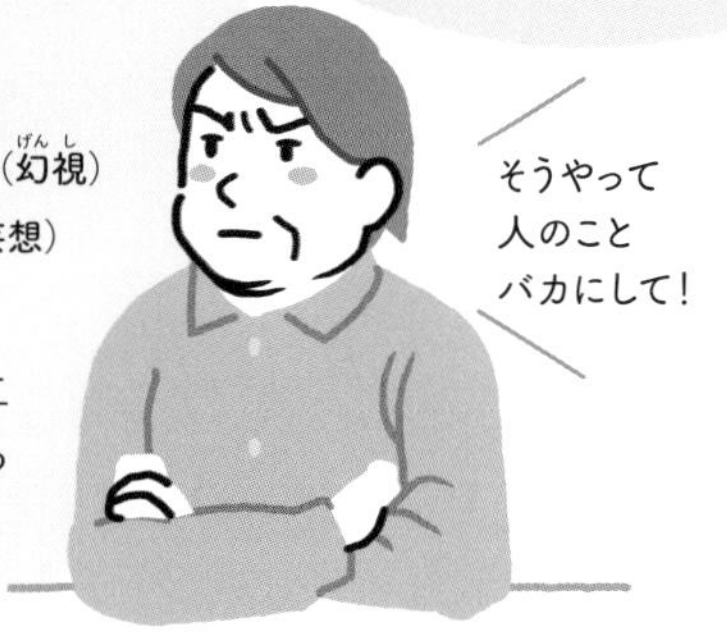
そうやって
人のこと
バカにして！

（厚生労働省HP「みんなのメンタルヘルス総合サイト」より引用、一部改変）

自分では気づきにくい。家族が注意してかかわる

認知症になった本人は、自分の症状を客観視することができません。**初期には、記憶障害や生活上の失敗で不安になることもよくありますが、進行すると自分の症状を自覚できなくなります。**早期発見には、家族や親族、友人など、周囲が気づく必要があります。

ポイントはいろいろありますが、毎日服用する薬の残量が多いことから、記憶障害による薬の飲み忘れが見つかることがあります。同じものをくり返し買うことで、冷蔵庫に同じ食品がいくつもたまってしまう、ということもよく起こります。**このような日常生活の変化が起きていないか、気をつけて見ておきましょう。**

早期発見のポイント

見た目の老化も、認知機能低下のサイン

AIの顔認識で認知症の有無がわかった！

　認知機能低下の徴候は、じつは外見にも現れます。**AIによる顔認識により、認知機能が低下した人をスクリーニングできるとわかったのです。**アミロイドPET《ペット》や脳《のう》脊《せき》髄《ずい》液《えき》検《けん》査《さ》（→P135）のように、高額な検査費や身体的負担がかからないのが利点です。

　まだ実用化はされていませんが、「ずいぶん老けたな」という印象の変化が、早期発見に役立つ可能性もあります。

見た目年齢は、心身の状態と関係している

実際の年齢よりも歳をとって見える人は、
体に何か問題を抱えていることが多い。

健康寿命と外見

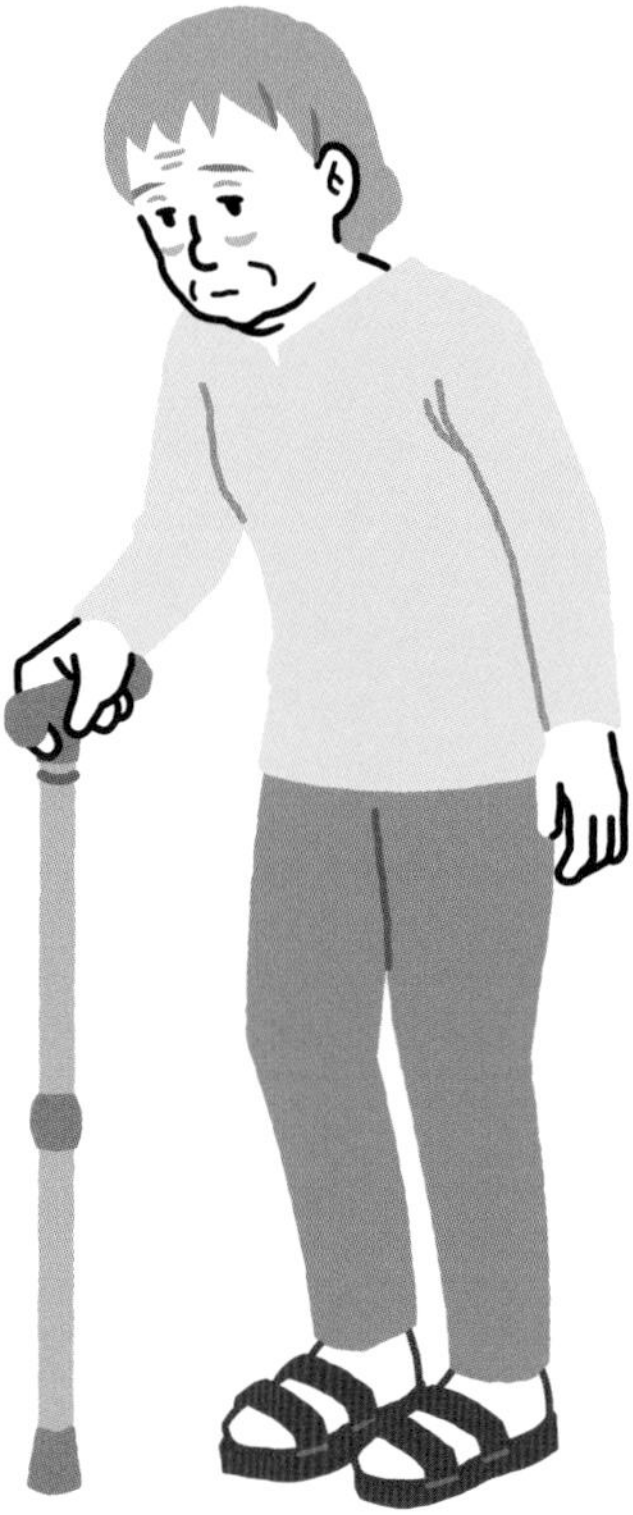

寿命
海外の研究で、見た目が老けている人のほうが寿命が短いと判明。

動《どう》脈《みゃく》硬《こう》化《か》
動脈硬化は血管の老化ともいえる。見た目年齢とも関係している。

骨《こつ》粗《そ》しょう症
骨密度低下で眼《がん》窩《か》（眼の下のくぼみ）が広がるなど、老け顔になる。

認知症と外見

高齢者の顔写真をAIで解析

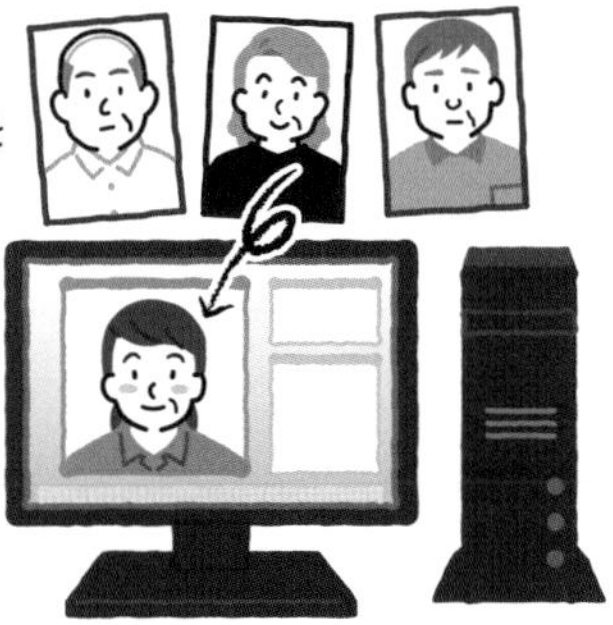

東京大学の研究。認知機能が低下した人121人、正常な人117人の顔写真を対象とした。

AI正答率

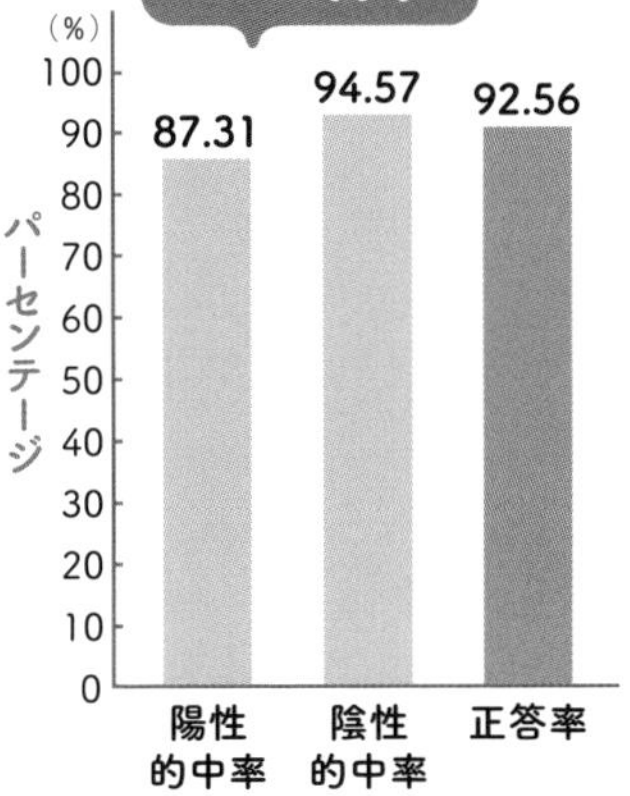

認知機能低下（陽性）か、正常（陰性）か判別する正答率は9割以上。

（「Screening of Alzheimer's disease by facial complexion using artificial intelligence.」Umeda-Kameyama Y et al., Aging(Albany NY) vol.13(2)：1765-1772, 2021より引用、作成）

AI解析結果

フェイススコア高得点者に、認知機能低下者が多かった

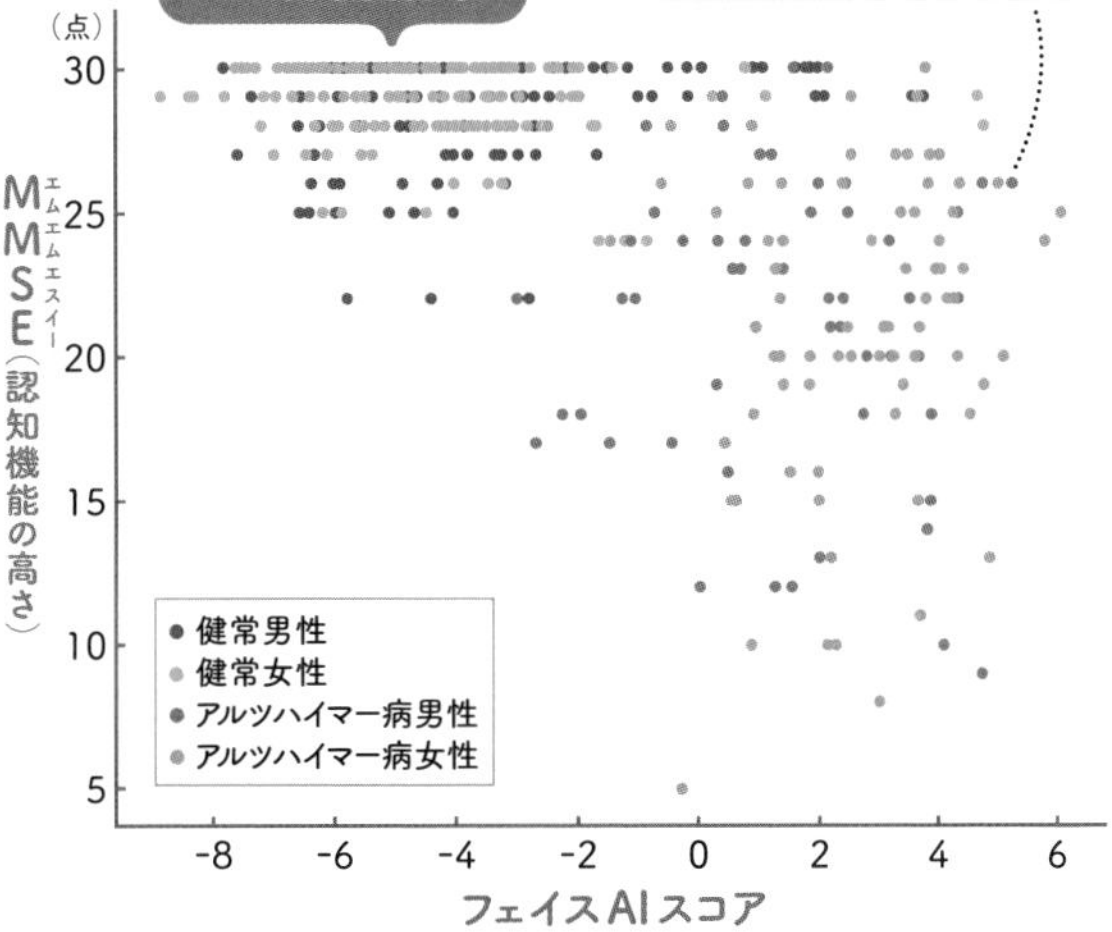

AIによる見た目年齢のスコアと認知機能検査得点の関係。高スコアの人は認知機能が低い。

Column

認知症発症後も“見た目”は大事！

中等度認知症の人を2グループに分け、「顔マッサージのみ」「顔マッサージ＋化粧美容セラピー」を実施。3か月目に両者を比較すると、化粧美容セラピーを施したグループで、認知機能検査の成績が改善していた。

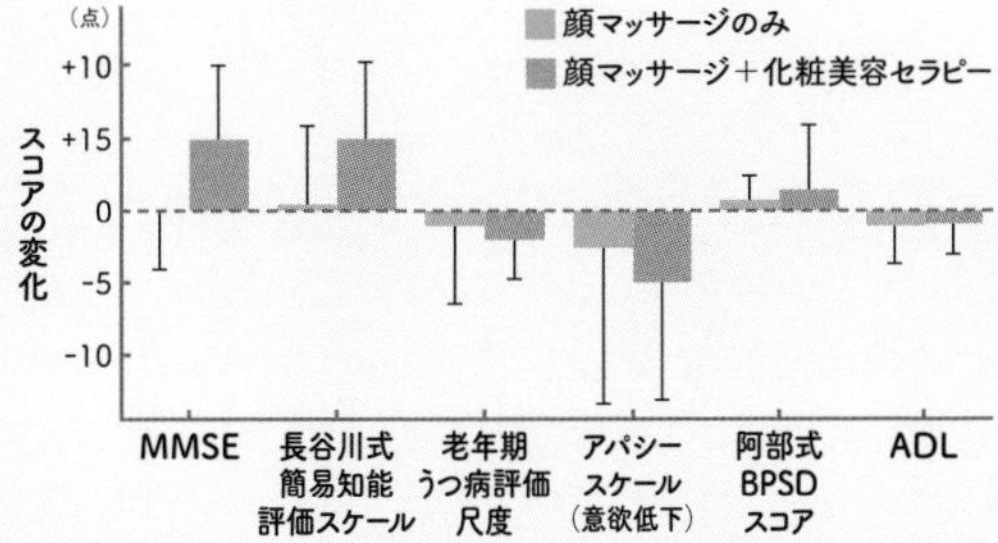

（「認知症高齢者への『化粧美容セラピー』【後編】長期効果について」阿部康二ほか，コミュニティケア vol.24(4)：39-43, 2022より引用）

検査

家庭ではMini-Cog、医療機関ではMMSEなどを実施

プライドを傷つけないよう配慮しておこなう

「認知症かも」という心配がある場合、スクリーニングとして、M《エム》M《エム》S《エス》E《イー》やH《エイチ》D《ディー》S《エス》-R《アール》といった神経心理学的検査がおこなわれます。質問式の検査なので、本人の協力が得られれば実施でき、どちらも10〜15分ほどで終わります。施設や家庭で実施可能なMini《ミニ》-Cog《コグ》もあります（上記参照）。

実施するのは医師や心理職などですが、本人の自尊心を傷つけないような配慮が求められます。

スクリーニングテストで認知機能を調べる

認知症が疑われる状態かどうかを調べるためのテスト。この結果をもとに診断はできない。

Mini《ミニ》-Cog《コグ》

Step 1 3つの言葉の記憶テスト

問題文にある3種の言葉を伝える。その言葉を復唱してもらい、「あとで聞くので覚えておいてくださいね」と伝える。

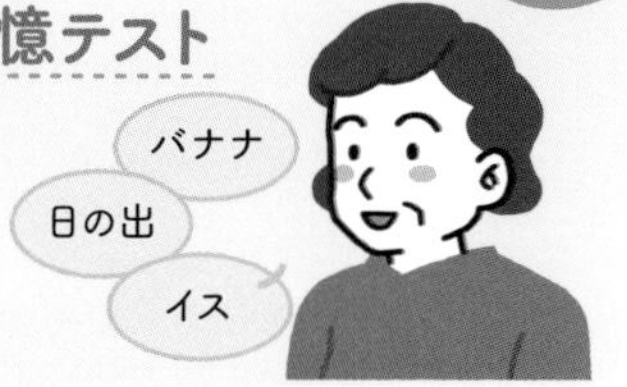

Step 2 時計描画テスト

円が印刷された紙に時計を描く。最初に1〜12の数字を描き、次に11時10分の針を描き入れてもらう。

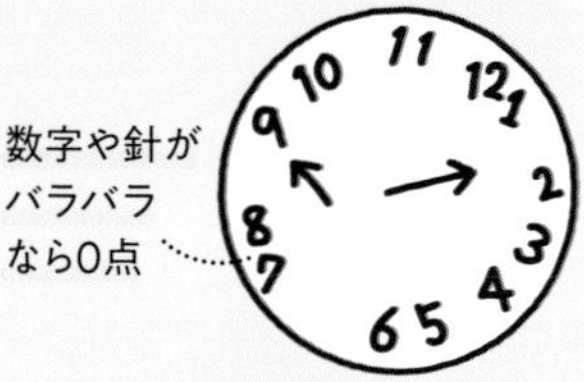

Step 3 3つの言葉の記憶確認

Step 1で伝えた3つの言葉を思い出してもらう。

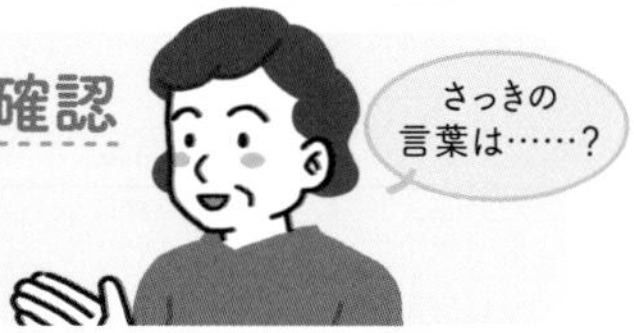

採点 言葉を1つ言えたら1点。標準的な時計は2点、不正確な時計は1点、時計が描けなければ0点。計4点未満なら高リスク。

MMSE《エム エム エスイー》

質問内容	注意事項
時間の見当識《けんとうしき》(5点)	年、季節、月、日、曜日について質問し、正答に対して得点を与える
場所の見当識(5点)	原版では州、国、街、病院、階数について質問している
物品名の復唱(3点)	原版では3つの関連のない物の名前を伝えるとされているが、物の指定はされていない
注意(計算)あるいは言葉の逆唱(5点)	原版では計算ができない、あるいはしたがらない場合は言葉の逆唱をおこなうとなっている
物品名の想起(3点)	物品名の復唱ですべて復唱できなかった場合は、おこなわない
物品名の呼称(2点)	原版では腕時計と鉛筆を見せる、となっている
文章の反復(1点)	原版では「No ifs, ands or buts(言い訳をしてもダメ)」の文を復唱、となっている
3段階の口頭命令(3点)	白紙の紙を与え、3段階の動作命令を一度に与える
読解(1点)	対象者は高齢者が多いので、「目を閉じなさい」という文章を、大きくはっきり見える字で提示する
書字(1点)	文章に主語と述語が含まれていれば、正しい文法や句読点でなくてもかまわないものとする
図形模写(1点)	模写された図形は角が10個あり、2つの五角形が交わっている必要がある。 手指の震えによる線のゆがみは無視して評価する

23点以下で認知症を疑う

国際的にスタンダードな検査。11項目の検査で、認知機能の異常をチェックできる。

(「神経心理学的検査」河月 稔, 医学検査 vol.66(2):11-21, 2017より引用、一部改変)

HDS-R《エイチディーエス アール》

	質問		配点	
1	お歳はいくつですか?(2年までの誤差は正解)		0 1	年齢
2	今日は何年何月何日ですか? 何曜日ですか? (年月日、曜日が正解でそれぞれ1点ずつ)	年	0 1	日時の認識
		月	0 1	
		日	0 1	
		曜日	0 1	
3	私たちが今いるところはどこですか?(自発的に出れば2点、5秒おいて「家ですか? 病院ですか? 施設ですか?」のなかから正しい選択をすれば1点)		0 1 2	場所の認識
4	これから言う3つの言葉を言ってみてください。あとでまた聞きますのでよく覚えておいてください(以下の系列のいずれか1つで、採用した系列に○印をつけておく) 1:a)桜 b)猫 c)電車 2:a)梅 b)犬 c)自動車		0 1	3単語の復唱
			0 1	
			0 1	
5	100から7を順番に引いてください(「100－7は? それからまた7を引くと?」と質問する。最初の答えが不正解の場合、打ち切る)	(93)	0 1	計算
		(86)	0 1	
6	私がこれから言う数字を逆に言ってください (6-8-2、3-5-2-9を逆に言ってもらう。3桁逆唱に失敗したら、打ち切る)	2-8-6	0 1	数字の逆唱
		9-2-5-3	0 1	
7	先ほど覚えてもらった言葉をもう一度言ってみてください (自発的に回答があれば各2点、もし回答がない場合、以下のヒントを与え、正解であれば1点) a)植物 b)動物 c)乗り物		a:0 1 2	3単語の遅延再生
			b:0 1 2	
			c:0 1 2	
8	これから5つの品物を見せます。それを隠しますので何があったか言ってください (時計、鍵、タバコ、ペン、硬貨など必ず相互に無関係なもの)		0 1 2	5物品名の記憶
			3 4 5	
9	知っている野菜の名前をできるだけ多く言ってください (答えた野菜の名前を右欄に記入する。途中で詰まり、約10秒間待っても出ない場合には、そこで打ち切る) 0～5＝0点、6＝1点、7＝2点、8＝3点、9＝4点、10＝5点		0 1 2	言語流暢性《げんごりゅうちょうせい》
			3 4 5	
		合計得点	/30	

20点以下で認知症を疑う

日本で開発され、国内で広く普及している検査。調べる認知機能はMMSEとほぼ重なる。

(「改訂長谷川式簡易知能評価スケール(HDS-R)の作成」加藤伸司ほか, 老年精神医学雑誌 vol.2(11):1339-1347, 1991より引用)

検査

画像検査を必ず受け、治せる認知症を見逃さない

治せる認知症の除外には、CTが不可欠

外科的治療で治せる二次性の認知症を見逃さないよう、画像で調べる。

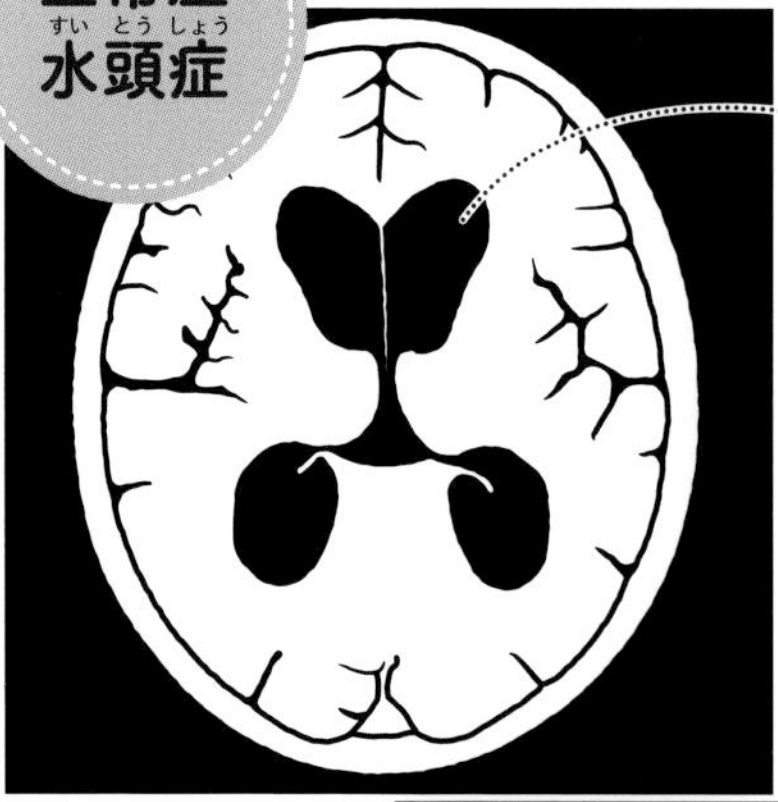

正常圧《せいじょうあつ》水頭症《すいとうしょう》
大量の脳脊髄液《のうせきずいえき》で脳室が開大している

頭蓋内を満たしている脳脊髄液が過剰になり、脳が圧迫されることで起こる。

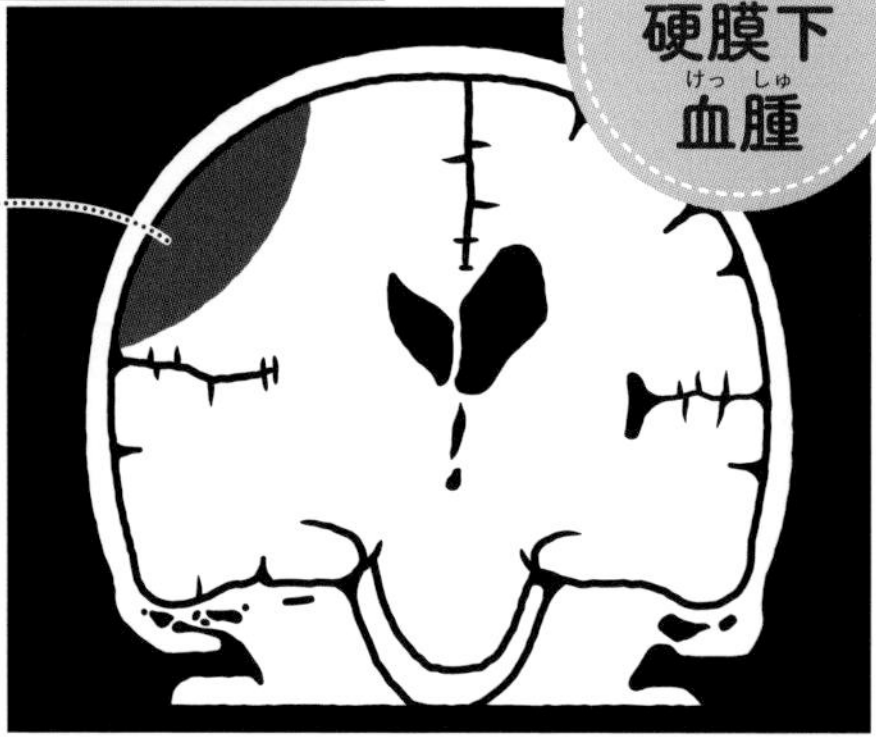

慢性《まんせい》硬膜下《こうまくか》血腫《けっしゅ》
血腫の存在により、脳が圧迫されている

頭を打ったあとなどに、くも膜と硬膜の間に血腫ができ、時間とともに脳を圧迫。

神経心理学的検査で認知症の可能性が高いときに

MMSE《エムエムエスイー》やHDS-R《エイチディーエスアール》などの検査で、「認知症を疑う」という結果が出たら、CTやMRIなどによる脳の画像検査が必要です。

脳の画像検査で認知症を診断する、というわけではありません。**画像を撮る最大の目的は、正常圧《せいじょうあつ》水頭症《すいとうしょう》、慢性硬膜下血腫《まんせいこうまくかけっしゅ》**（→P40）**など、治療可能な病気を見逃さないこと。**これらの病気が見つかり、手術を受けることで、認知症の症状が消えることもあるからです。

早期発見のための新たな検査もある

脳脊髄液タウ検査は、診断精度向上に必要と医師が判断したときに実施。

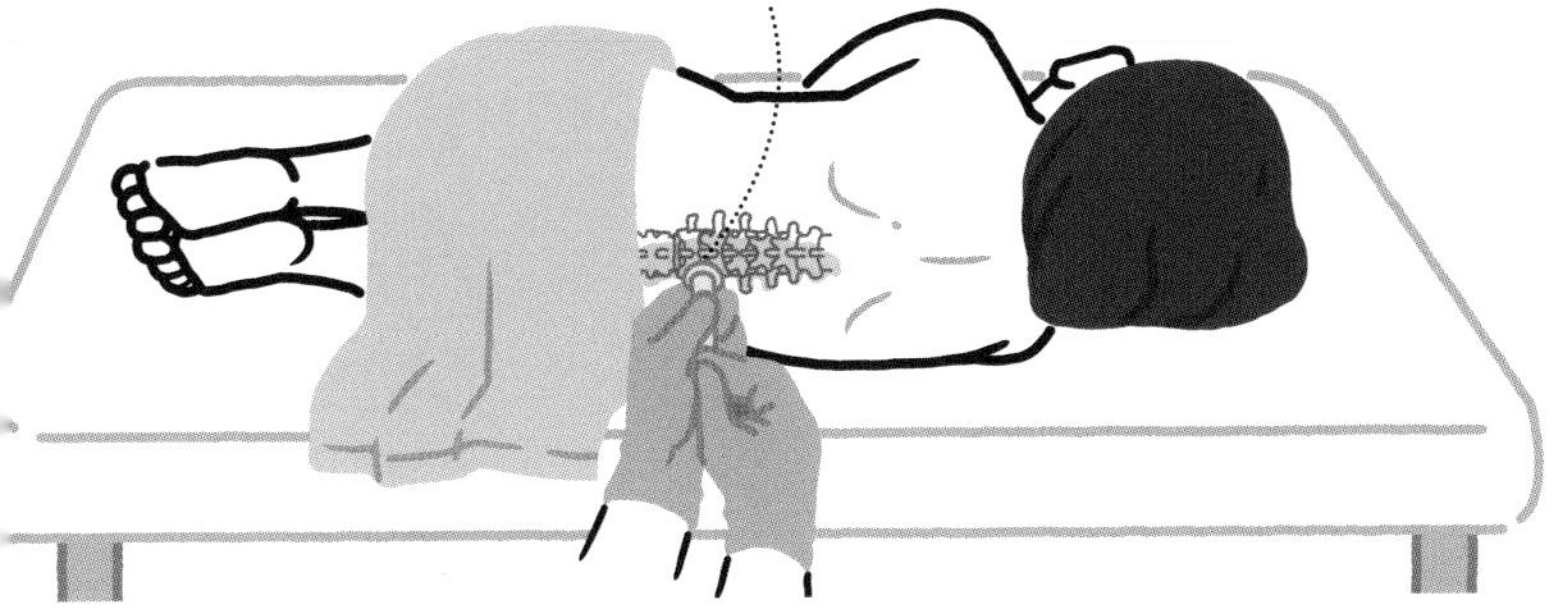
脳脊髄液を抜いて、
リン酸化タウをチェック

脳脊髄液タウ検査

脳脊髄液を採取し、そこに含まれる「脳脊髄液アミロイドβ《ベータ》42」と「リン酸化タウ」の量を調べる。

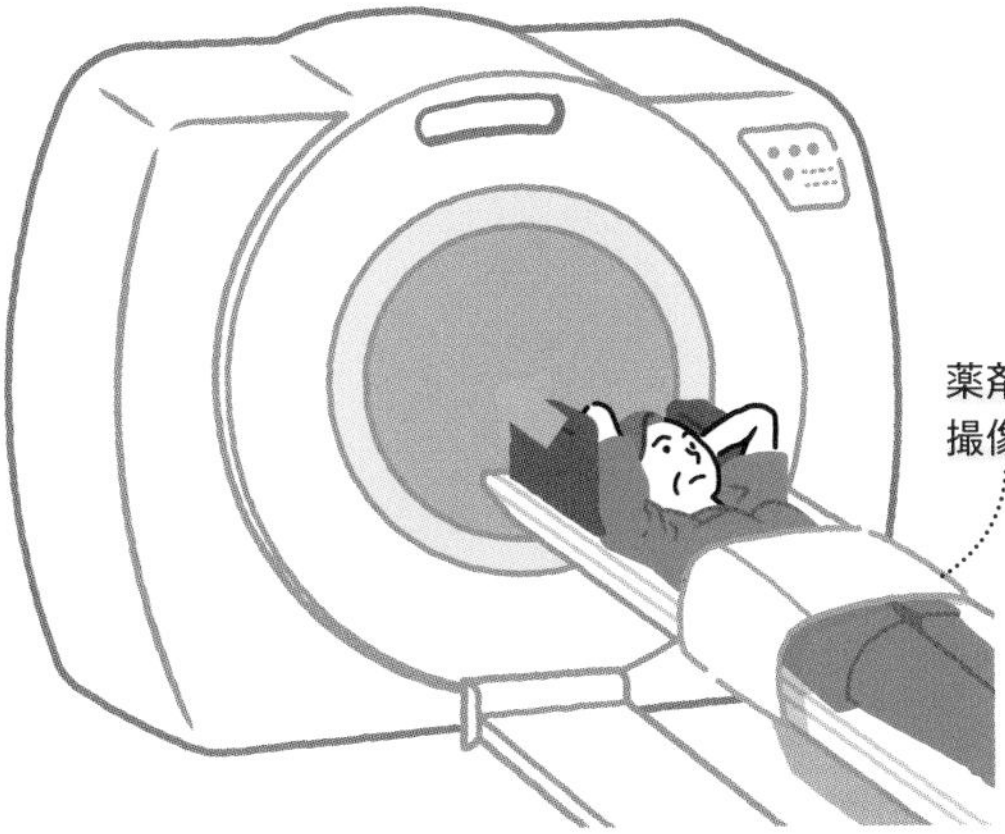
薬剤の注射後、
撮像機器へ

アミロイドPET《ペット》検査

PETによって、脳に蓄積しているアミロイドβを画像化する検査。早期発見が目的で、健康保険は適用されない。

受診をいやがる人には「脳の検査」として勧める

家族など身近な人が「ちょっと変。認知症ではないかしら」と感じても、本人を医療機関に連れていくのは簡単ではありません。**「認知症の検査を受けよう」といっても、「行きたくない」という答えが返ってくる可能性が高いでしょう。**

とくにアルツハイマー病の初期には、自分の症状にうっすら気づいていて、取り繕《つくろ》い反応が見られることがあります。このような状態のときには、認知症という言葉には敏感に拒否反応を示します。

こんなときは、「年齢的に脳梗塞《のうこうそく》も心配だし、脳の検査を一度受けておこう」と誘い、医療機関を受診するのが得策。診察する専門医には、先にその旨を伝えておきます。

検査

高齢者に多いうつや、せん妄との鑑別も重要

意欲の低下など、うつと似た変化も多い

高齢者にはうつが起きやすいのですが、その症状は、典型的なうつ病とは異なっています。**体の不調を訴えることが多く、意欲や集中力の低下もよく現れます。**また、精神反応が乏しい場合や、自分のもの忘れを過剰に訴えるような場合があり、認知症と間違われやすいのです。**鑑別はむずかしいのですが、もの忘れなど認知機能の低下を自覚しているかどうかが、ひとつのポイントになります。**

うつにより、認知症のような症状が出ることも

高齢者のうつは、認知症と間違われることが少なくない。

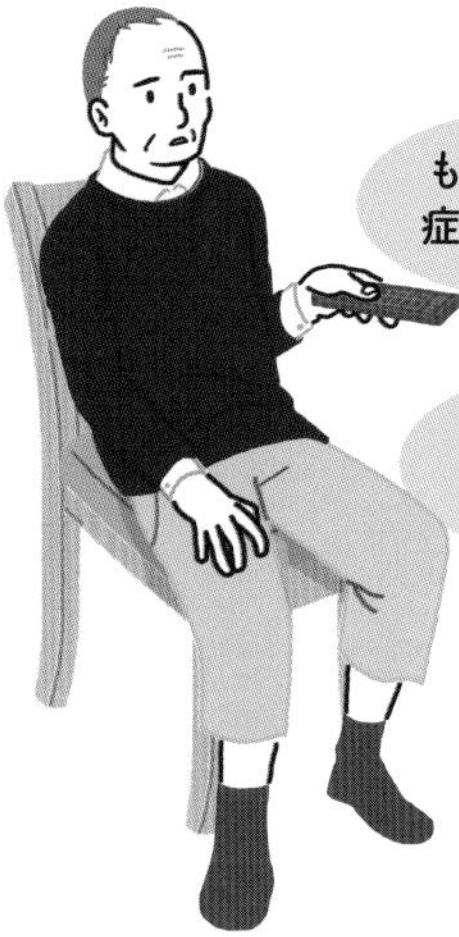

うつ病性偽《ぎ》性《せい》認知症

もの忘れの症状を誇張

落ち込みが強い

心気妄想がある（健康面への過度の不安）

脳画像の所見は正常

抗うつ薬で改善する

典型的なうつ病の症状ではない。もの忘れの自覚があり、不安も強い。

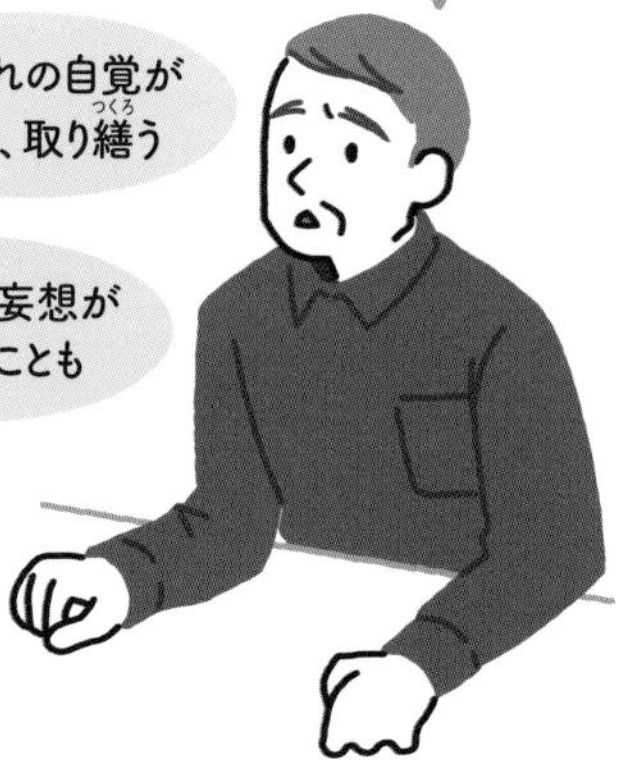

認知症

もの忘れの自覚が少なく、取り繕《つくろ》う

気分の落ち込みは少ない

もの盗《と》られ妄想が見られることも

抗うつ薬では改善しない

脳画像の所見に異常あり

意欲が低下していても、気分の落ち込みやもの忘れの自覚は軽度。

環境変化時などはとくに、せん妄と間違えやすい

せん妄《もう》は、入院などの環境変化があったとき、
大きな手術のあとなどに急に起こる。

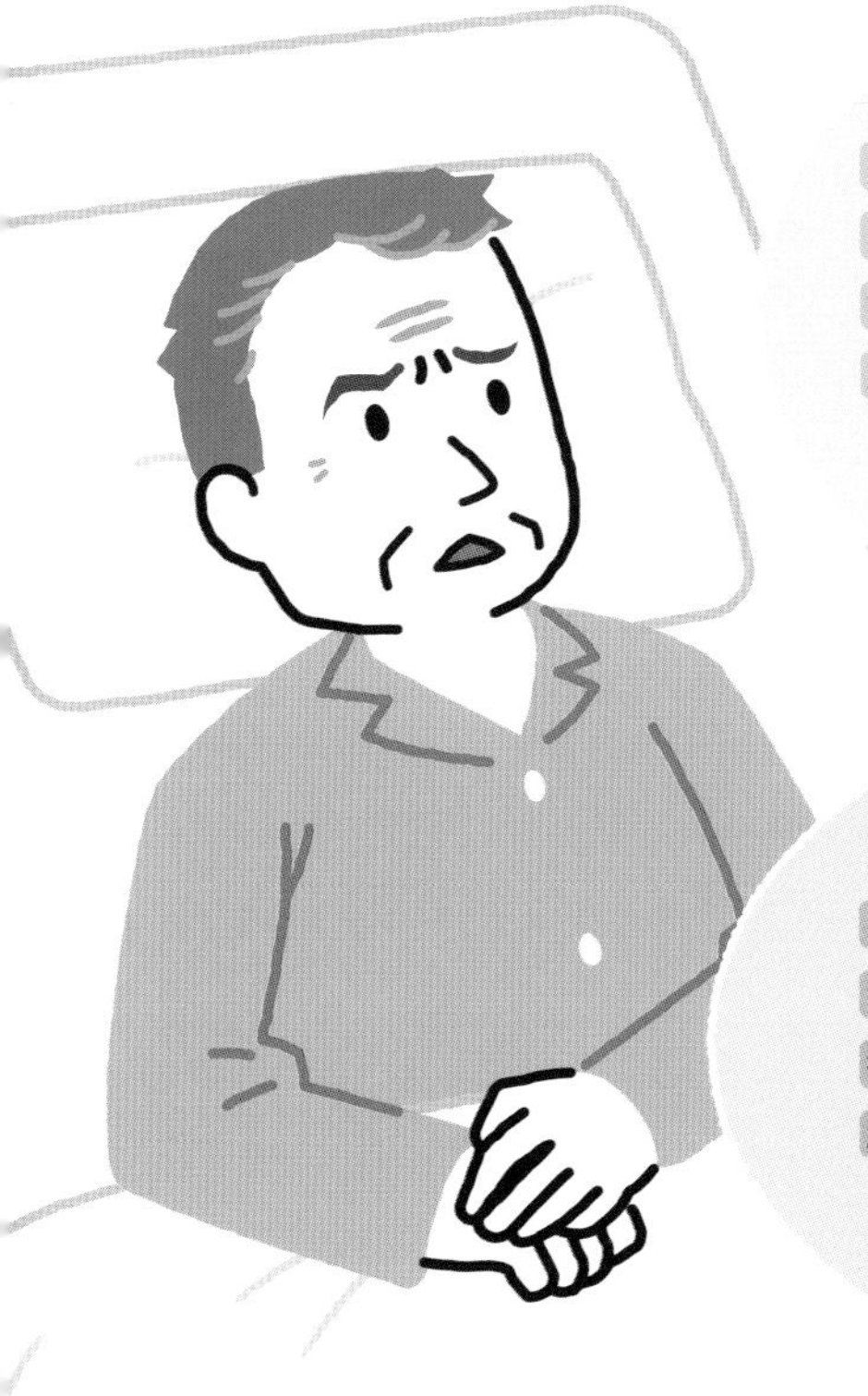

認知症の特徴

発症	ゆっくり発症する
経過	時間や日による変動は少なく、徐々に進行
持続時間	年単位で症状が続く
脳波所見	初期には特徴的所見がない（クロイツフェルト・ヤコブ病ではあり）

いつの間にか始まり、徐々に進行していく点が、せん妄と大きく異なる。

せん妄の特徴

発症	急に発症。発症時期が明確
経過	時間や日による変動がめだつ
持続時間	数時間〜数日程度
脳波所見	徐《じょ》波《は》、α《アルファ》波《は》抑制の消失

急に発症する。日中は反応に乏しく、夜に興奮するなど変動も大きい。

入院などの慣れない環境では せん妄で言動が変わることも

せん妄《もう》は、高齢者に多い意識障害の一種です。興奮して暴れたりする「過活動型」、無気力・無表情になる「低活動型」、その両方が見られる「混合型」があります。場所や時間がわからなくなる見当《けんとう》識障害《しきしょうがい》や、一部の記憶が失われる記憶障害などを伴うこともあり、認知症と間違われやすいのです。しかし病態も対処法も異なるため、鑑別が非常に重要です。

せん妄は、入院などで環境が大きく変わったときによく起こります。そうしたきっかけがあり、急に症状が現れた場合には、せん妄をまず疑います。**せん妄の症状は短期で変動しやすく、時間帯や日によって変わるのも特徴です。**

治療
［アルツハイマー病］

薬で進行を遅らせる。ただし副作用には注意

使える薬は4種類。神経伝達物質に作用する

アルツハイマー病の治療薬は4種類あります。ドネペジル、ガランタミン、リバスチグミンは、コリンエステラーゼ阻害薬《そがいやく》というタイプの薬。**神経伝達物質のアセチルコリンを増やし、記憶障害などの中核症状の進行を一時的に遅らせます。**もう1つのメマンチンは、中等度以上の人のための薬です。過剰なグルタミン酸による神経細胞毒性、記憶・学習障害から、神経細胞を守ります。

老人斑をとり除く抗体医薬の効果に期待

現在使える4種の薬とは別に、より根本的に発症、進行をくい止める薬の開発も進んでいます。その代表が「抗アミロイドβ《ベータ》抗体医薬」。**脳内のアミロイドβにくっついて老人斑《ろうじんはん》を分解・除去し、アミロイドβが蓄積したMCI《エムシーアイ》や、早期アルツハイマー病の悪化を防ぎます。**試験で効果が認められたレカネマブという薬もあり（2022年10月現在）、承認されれば、より効果的な治療が望めます。

飲み始めはとくに、副作用に注意して

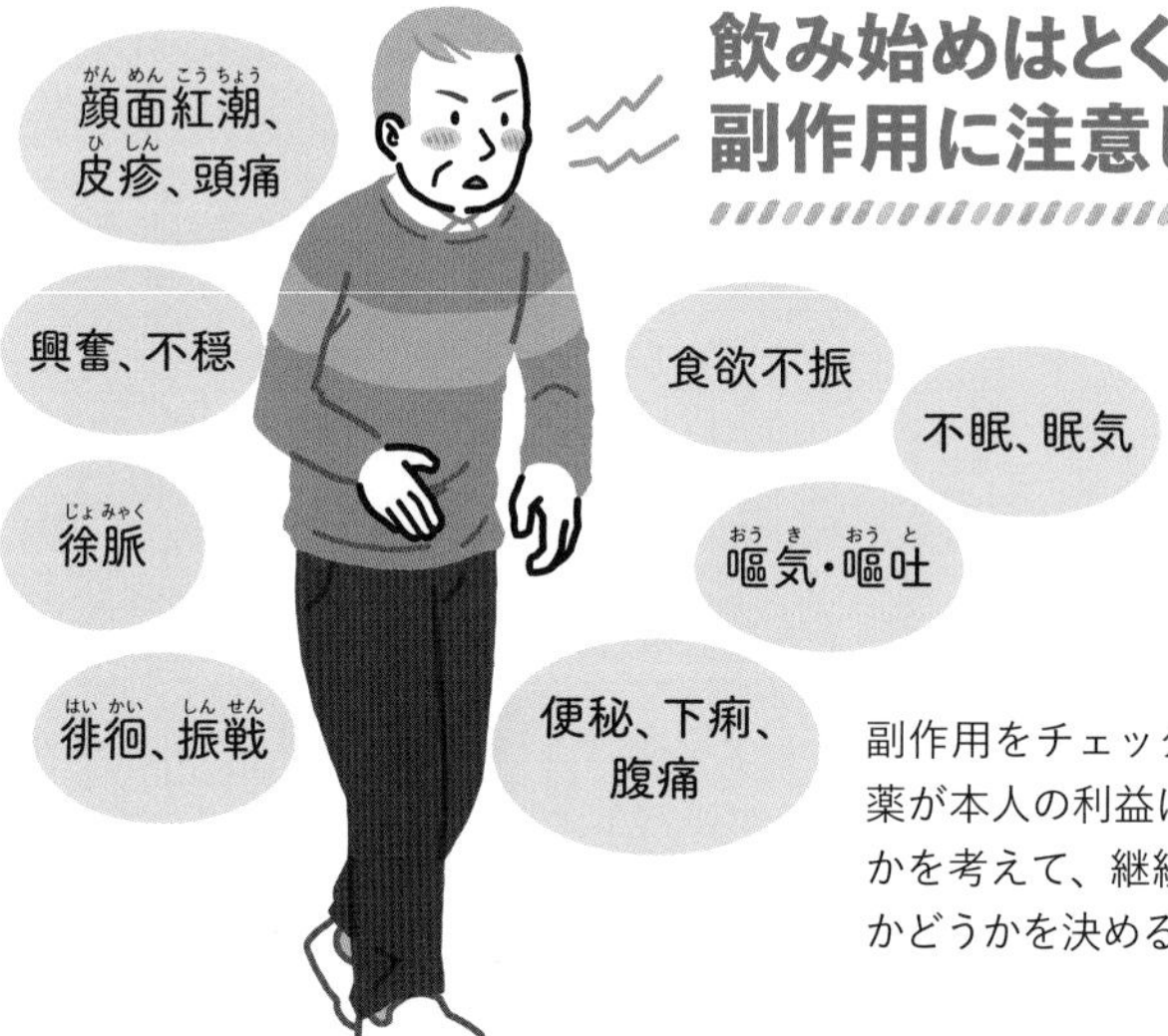
顔面紅潮《がんめんこうちょう》、
皮疹《ひしん》、頭痛
興奮、不穏
徐脈《じょみゃく》
徘徊《はいかい》、振戦《しんせん》
食欲不振
不眠、眠気
嘔気《おうき》・嘔吐《おうと》
便秘、下痢、
腹痛

副作用をチェックし、薬が本人の利益になるかを考えて、継続するかどうかを決める。

早期に服薬し始めたほうが、進行を遅くできる

進行を遅らせることが目的。薬の効果と限界を理解しておきたい。

抗認知症薬の効果

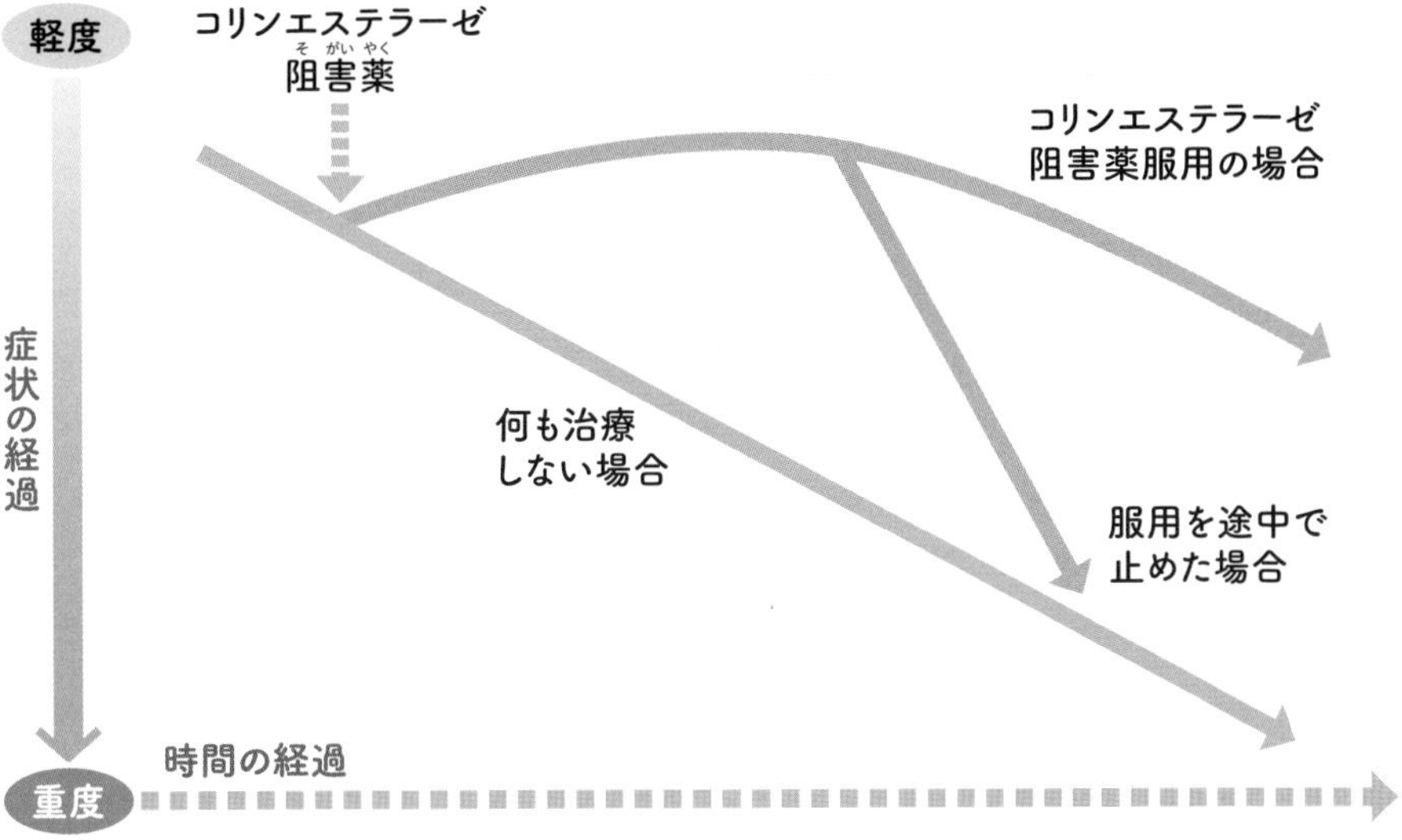

（『平成24年度 厚生労働省老人保健事業推進費等補助金（老人保健健康増進等事業分）認知症サポート医等のあり方および研修体系・教材に関する研究事業 事業報告書』鳥羽研二ほか、ニッセイ基礎研究所, 2013より引用）

早期の服用で進行を遅らせられる。やめると急に悪化するので、自己判断でやめないこと。

抗認知症薬の種類

薬剤名	ドネペジル（商アリセプト）	ガランタミン（商レミニール）	リバスチグミン（商リバスタッチ、イクセロン）	メマンチン（商メマリー）
分類	ピペリジン系	フェナントレンアルカロイド系	カルバメート系	アダマンタン誘導体
作用機序	アセチルコリンエステラーゼ阻《そ》害《がい》	アセチルコリンエステラーゼ阻害 nAChRアロステリックモジュレーター	アセチルコリンエステラーゼ／ブチリルコリンエステラーゼ阻害	NMDA《エヌエムディーエー》受容体《じゅようたい》拮抗《きっこう》
可逆	可逆性	可逆性	偽《ぎ》可《か》逆性《ぎゃくせい》	—
用量	3〜10mg/日	8〜24mg/日	4.5〜18mg/日（パッチ剤）	5〜20mg/日
用法	1回/日	2回/日	1回/日	1回/日
半減期	70〜80時間	5〜7時間	2〜3時間	50〜70時間
代謝	肝臓（CYP2D6、3A4）	肝臓（CYP2D6）	非肝臓（腎排泄）	非肝臓（腎排泄）

4種類の薬剤がある。重症度、症状、肝臓や腎臓の機能などを考慮して薬を選択する。

（『老年医学系統講義テキスト』一般社団法人 日本老年医学会編、西村書店、2013より引用）

治療
［血管性認知症］

抗血栓薬などで再発による悪化を防ぐ

脳血管障害の治療が大事。さらに随伴症状のケアを

血管性認知症は、脳梗塞《のうこうそく》などの脳血管障害が原因となって起きる認知症。**進行を防ぐためにもっとも重要なのは、脳血管障害の再発を予防することです。**

また、血管性認知症では認知機能低下に伴って、意欲低下や自発性の低下が現れることがよくあります。アパシーやうつ症状も見られます。こうした症状に対応することも重要で、必要に応じて脳代謝改善薬が使われます。

診断基準では、6つのタイプに分類される

脳のどの血管で、どのような障害が起きているかにより、分類される。

A 皮質性《ひしつせい》（多発梗塞性《たはつこうそくせい》）

主幹動脈（主要な動脈）に梗塞が起きることで認知症を生じたもの。大脳皮質と皮質《ひしつ》下《か》に血管障害が見られる。

B 皮質下血管性

ビンスワンガー病やラクナ梗塞（→P29）による認知症。もっとも多い病型で、血管性認知症の半数を占める。

C 局在病変型

海馬《かいば》、角回《かくかい》、視床《ししょう》、脳弓《のうきゅう》など、記憶や情動にかかわる領域の一部で脳血管障害が生じて、認知症に至る。

D 低酸素・低灌流性《ていかんりゅうせい》

過度の血圧低下で生じた脳全体の虚血《きょけつ》、あるいは頸動脈《けいどうみゃく》疾患《しっかん》による限局性の虚血によって認知症をきたす。

E 出血性

脳内出血、くも膜下《まくか》出血、慢《まん》性硬膜下《せいこうまくか》血腫《けっしゅ》、アミロイド血管症による出血などで、神経細胞が傷害される。

F 混合型

アルツハイマー病と脳血管障害が合併しているか、両者の臨床的特徴をあわせもつ。比較的多く見られるタイプ。

脳血管障害の治療に加え、脳代謝改善薬などを使うことも

再発による悪化を防ぎ、さらに問題となる症状の改善をはかる。

脳血管障害の再発予防

リスク因子の治療

高血圧や糖尿病などを管理。食生活なども見直す

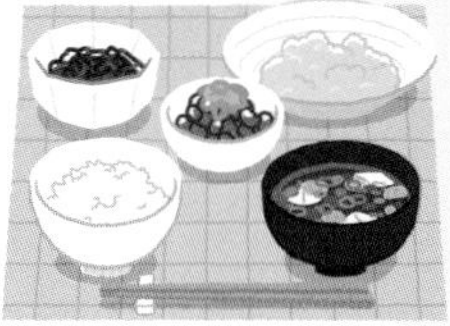

高血圧、糖尿病、脂質異常症、肥満、心房細動などを確実に治療。運動、食事改善、禁煙も。

⇒P81

抗《こう》血《けっ》栓《せん》療《りょう》法《ほう》

抗血小板薬《こうけっしょうばんやく》などの服用で血栓ができるのを防ぐ

心房細動《しんぼうさいどう》がある場合は抗凝固薬を、それ以外の脳梗塞《のうこうそく》では抗血小板薬を服用する。

⇒P80

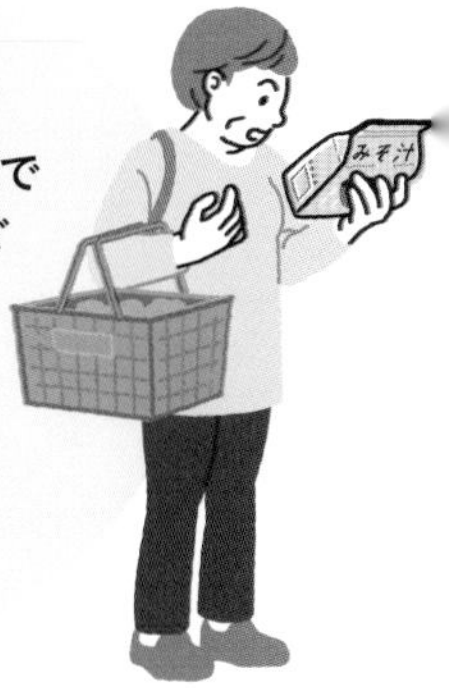

＋

BPSD・認知機能の治療

メマンチン

（商メマリー）

アルツハイマー病を合併している場合に、認知機能低下の進行抑制のために使うことがある。

アマンタジン

（商シンメトレル）

脳代謝改善薬。脳梗塞後遺症で意欲や自発性の低下が強い場合に、その改善のために使用。

ニセルゴリン

（商サアミオン）

脳代謝改善薬。脳循環障害による意欲低下の改善に有効。認知機能の改善も期待できる。

＋

生活のケア

＼ここに注意！／

- アパシー
- 注意障害
- 感情・欲求の制御障害
- 摂食《せっしょく》・嚥下障害《えんげしょうがい》
- 麻痺《まひ》などの体の障害

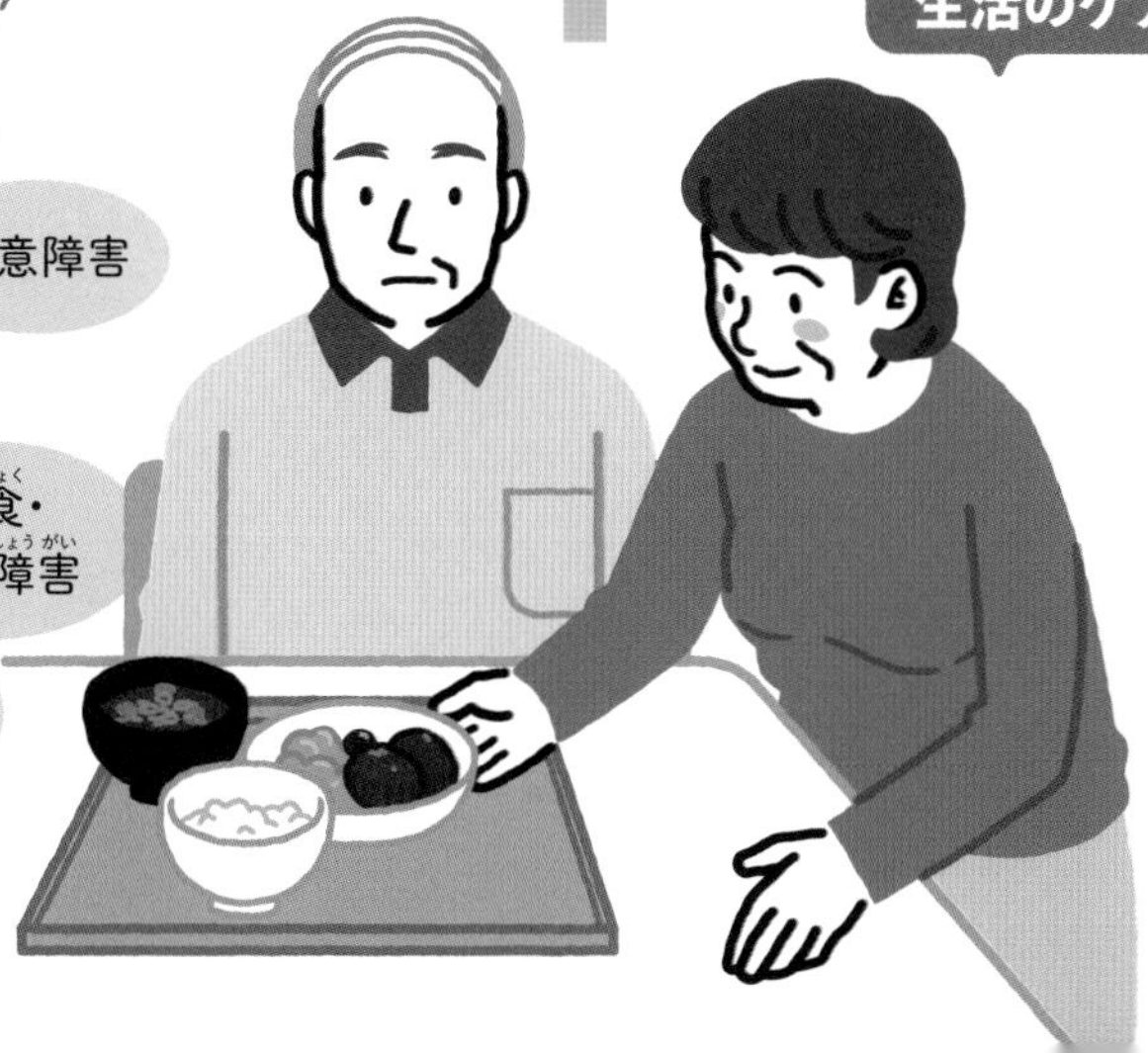

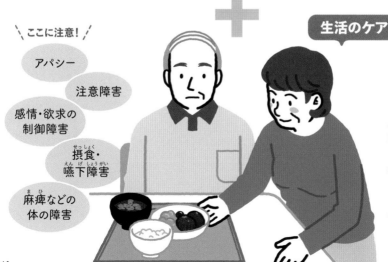

脳のどの部位の障害かで、必要な介助も異なる。視野の障害があるなら見えやすい位置に料理を置くなど、障害に応じたケアを。

治療

［レビー小体型認知症］

ドネペジルのほか、抗パーキンソン病薬も有効

抗認知症薬で、適用があるのはドネペジル

レビー小体型《しょうたいがた》認知症《にんちしょう》で現れる認知機能障害は、記憶障害以外のものがめだちます。「視空間認知障害」「実行機能障害」「注意障害」「処理速度の低下」などです。時間帯や日によって、認知機能が変動するのも特徴です。

　こうした症状には、抗認知症薬のドネペジルを使用します。ドネペジルは、幻《げん》視《し》・妄想・うつ・アパシーなど、BPSDの症状改善にも有効とされています。

気になる症状にあわせて、薬物治療を検討

現れる症状は多様だが、それぞれに有効な薬剤がある。

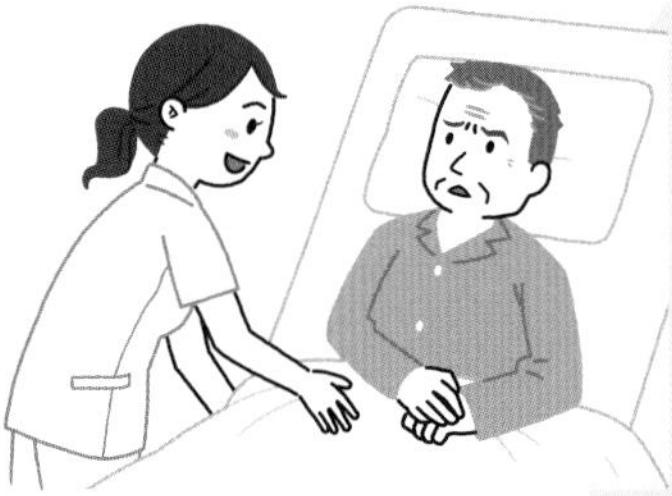

幻《げん》視《し》・妄想などのBPSD

ドネペジルなどの抗認知症薬、抑肝散《よくかんさん》、抗精神病薬などを使用

BPSDの幻視・妄想・うつ・アパシーなどに、抗認知症薬のドネペジル、漢方薬の抑肝散が有効。抗精神病薬のクエチアピンなどが少量で使われることもある。

睡眠-覚醒関連のBPSD

睡眠中の行動異常などには、てんかんの薬が有効なことも

レム睡眠時行動障害で夜間に暴れたりするときは、抗てんかん薬のクロナゼパムが有効。筋肉を弛緩《しかん》させる作用があるため、転倒などに注意して使用する。

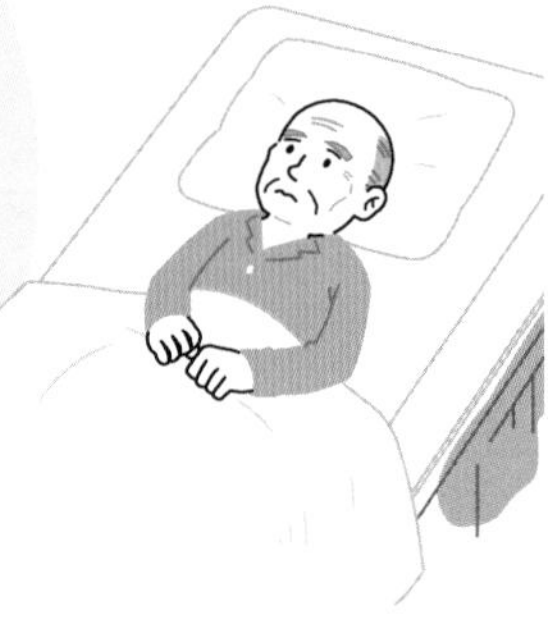

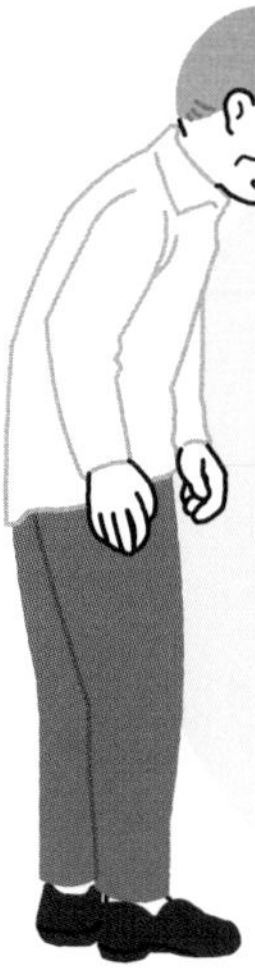

パーキンソニズム

レボドパなどの抗パーキンソン病薬を服用

パーキンソン病の治療に使う、抗パーキンソン病薬のレボドパが有効。ただし、精神症状の悪化や不随意運動が出やすくなるので、高用量の使用は避ける。

認知機能障害

ドネペジルを服用し、アセチルコリンを増やす

抗認知症薬のコリンエステラーゼ阻《そ》害《がい》薬《やく》に有効性が認められており、ドネペジルが使われる。運動機能を損なうことなく、認知機能低下の進行を抑制できる。

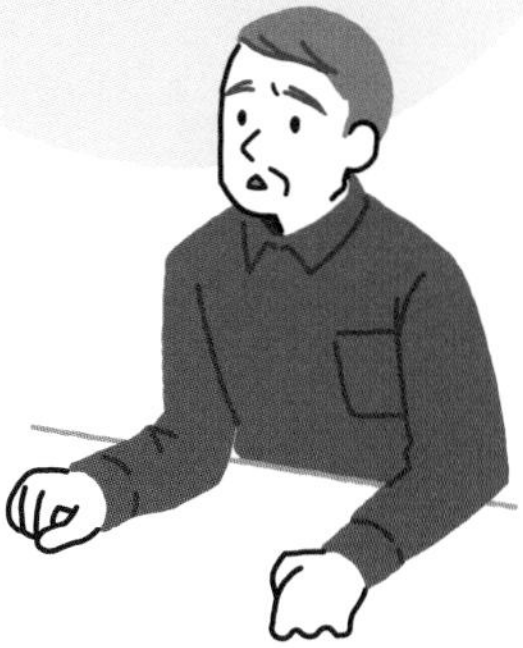

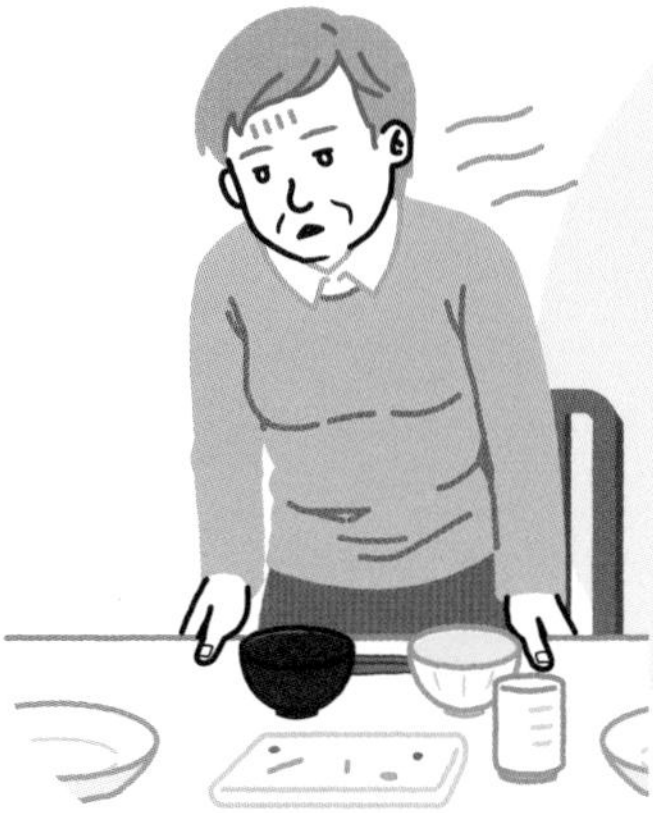

自律神経障害

起立性低血圧、排尿障害など症状にあった薬を使う

起立性低血圧には、血圧を上昇させるドロキシドパ、ミドドリンなどの薬を使用。便秘には消化管運動改善薬や緩《かん》下《げ》剤《ざい》の使用を検討。食事内容の見直しも大切。

パーキンソニズムが強いなら、抗パーキンソン病薬が有効

体をスムーズに動かせなくなるパーキンソニズムも、レビー小体型認知症の代表的な症状です。**症状が強いと、転倒などのリスクも高まるため、抗パーキンソン病薬で治療します。**

こうした薬物治療以外に、環境調整や適切なケアなどの非薬物療法も重要と考えられています。

たとえば認知機能障害や幻視は、覚醒レベルや注意レベルが低下することで悪化します。人と交流し、刺激を受けられる環境を整えることが、悪化の防止に役立つ可能性があります。**また、痛み・恐怖・幻覚・妄想など、興奮のきっかけとなる要因があれば、それをとり除く治療やケアも重要です。**

治療
［前頭側頭葉変性症］

興奮などのBPSDに薬を使うこともある

環境やかかわりかたの工夫を、まず試みる

行動の変化を症状と理解し、それにあわせたケアを。強いBPSDには薬の使用を検討。

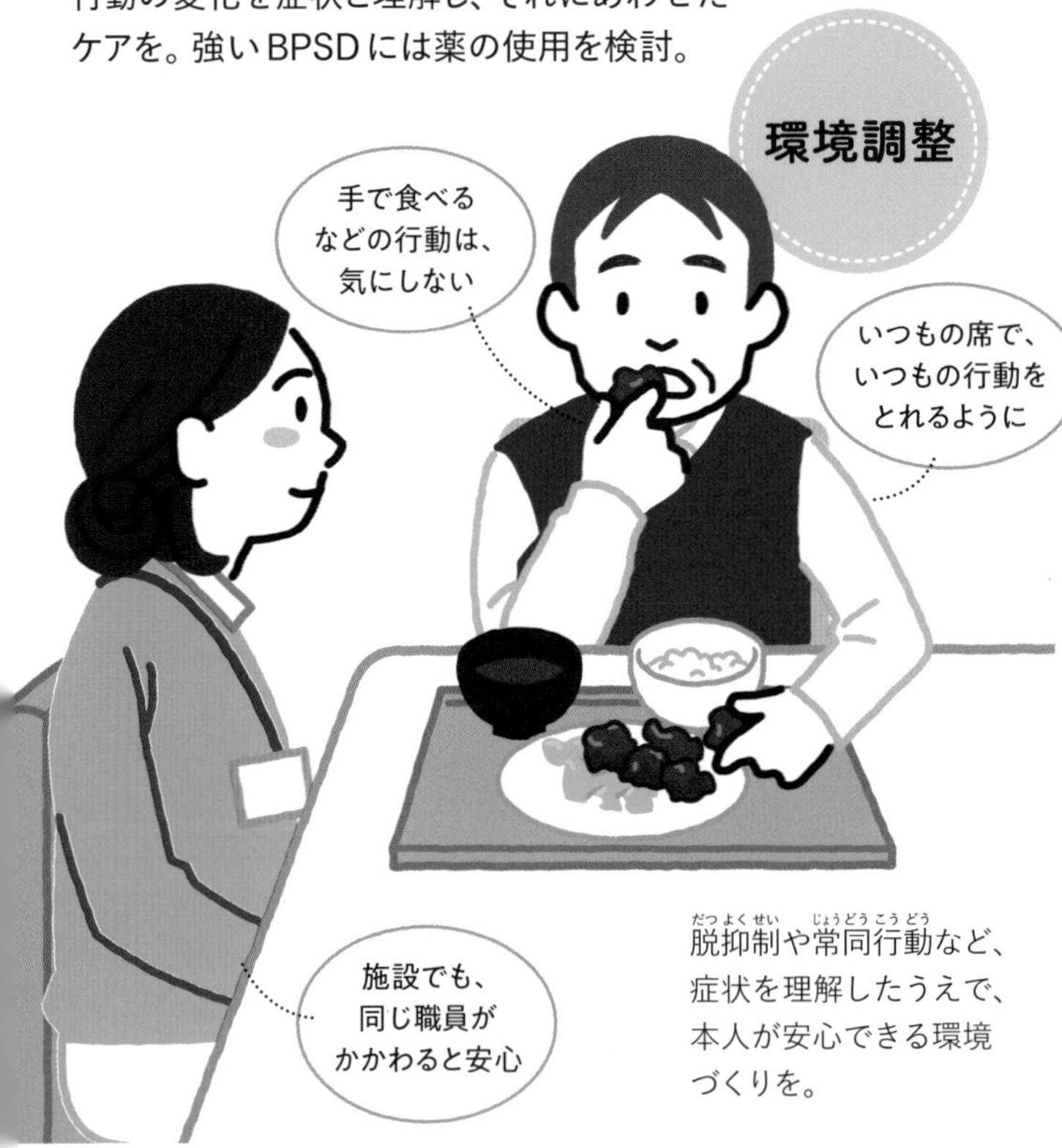
環境調整
手で食べるなどの行動は、気にしない
いつもの席で、いつもの行動をとれるように
施設でも、同じ職員がかかわると安心

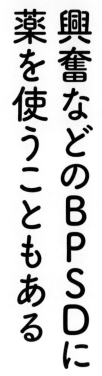

脱抑制《だつよくせい》や常同行動《じょうどうこうどう》など、症状を理解したうえで、本人が安心できる環境づくりを。

介護負担の大きい認知症。介護者が知識をもつことから

前頭側頭葉《ぜんとうそくとうよう》変性症《へんせいしょう》には、治療薬がありません。そのため治療の中心は、非薬物療法です。

　重要なのは、病気の特性を理解してかかわること。前頭側頭葉変性症のなかでも頻度の高い「行動障害型前頭側頭型認知症」では、行動に対する理解が重要です。衝動や感情を抑えられなくなる「脱《だつ》抑制《よくせい》」や、同じ場所で、同じ時間帯に、同じ行動をくり返す「常同《じょうどう》行動《こうどう》」などは代表的な症状です。

かかわりかたの工夫

ルーティン化療法

常同行動を利用し、本人の好きなことを日課にすると、本人も周囲もおだやかに過ごせる。

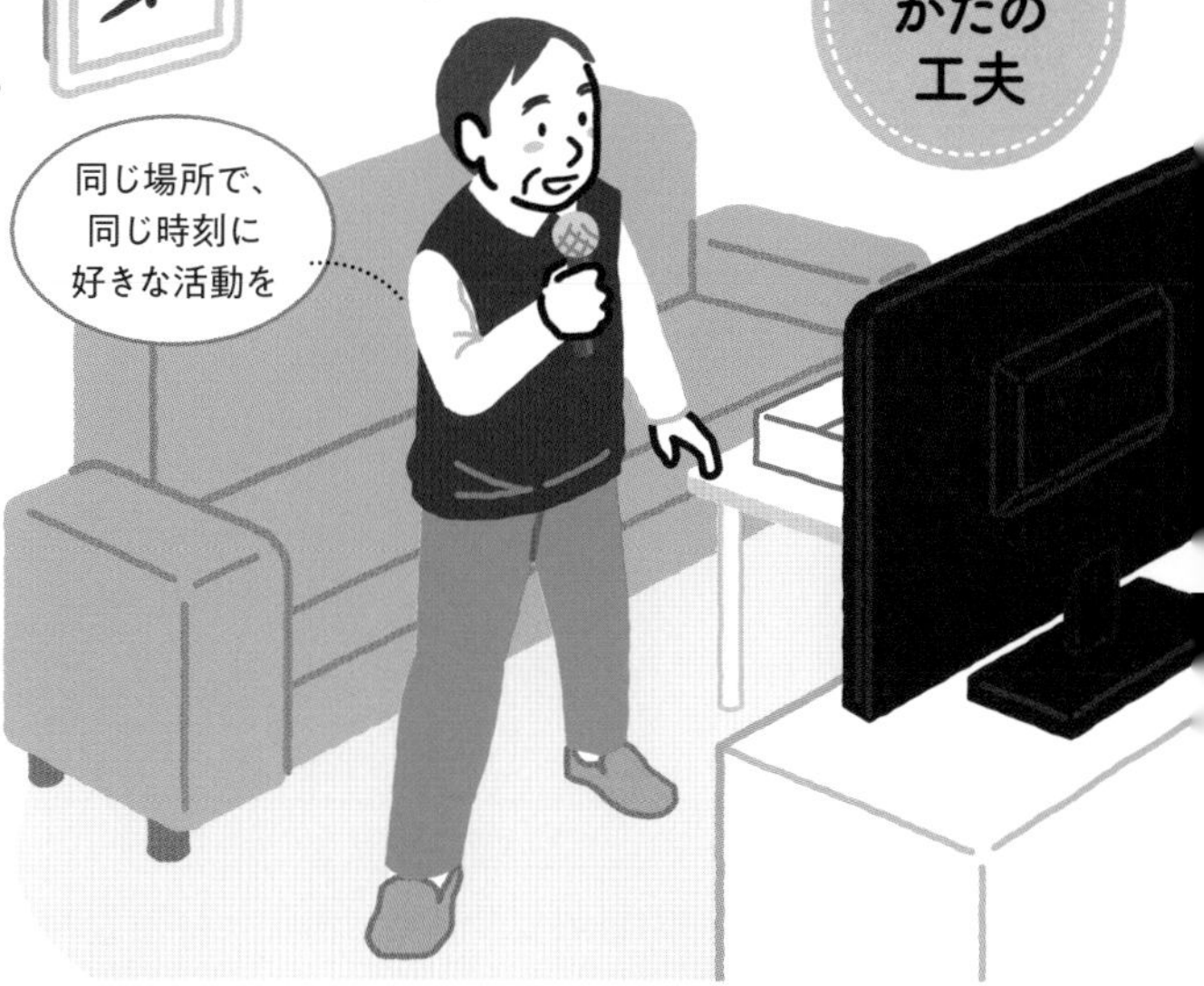
同じ場所で、
同じ時刻に
好きな活動を

被影響性の利用

リハビリ中などに突然立ち去ろうとしたら、モノをパッと渡すなどして対処。

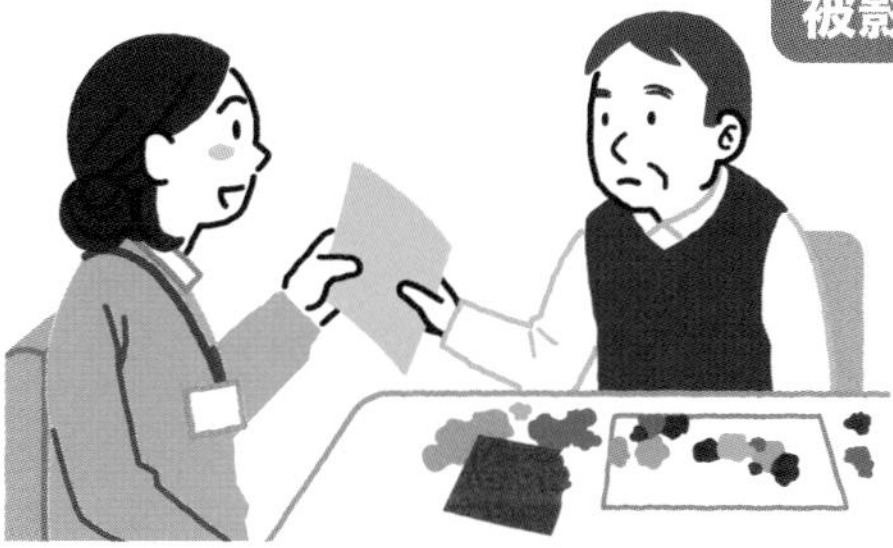

薬物治療

SSRI

脱抑制、抑うつなどの幅広い症状に

抗うつ薬の一種。脱抑制や常同行動のほか、暴食などの食行動異常への効果が報告されている。

抗精神病薬

興奮などが強いときに、少量を使う

興奮による暴言・暴力などがあるときに、少量の非定型抗精神病薬を使うこともある。

行動が変でも注意せず、特性に配慮したケアを

行動障害型の人の言動は、周囲から見ると脈絡《みゃくらく》がなく、失礼な場合もあります。しかし、それが症状と理解できれば、腹を立てずにある程度受け入れられるでしょう。

運動機能や視空間認知機能などは比較的保たれるので、それを利用した作業療法が勧められます。カラオケや編み物など、好きなことにとり組んでもらいます。刺激に反射的に反応する「被影響性」（→P39）の症状を利用すれば、作業中の離席もある程度防げます。

記憶や見当識《けんとうしき》が比較的保たれ、外出・散歩時に道に迷いにくいのも特徴です。つねに同じ道を周遊するので、コースが安全なら、介護者の同伴は必須ではありません。

治療
［その他の認知症］

原因となる髄液や血腫を物理的にとり除く

CTなどで診断後、短期入院で治療できる

認知機能の低下がある人に、CTなどの画像検査で正常圧水頭症《せいじょうあつすいとうしょう》、慢性硬膜下血腫《まんせいこうまくかけっしゅ》（→P40）、脳腫《のうしゅ》瘍《よう》などが見つかることがあります。

このような場合に必要なのは、外科的治療で原因をとり除くこと。それによって認知機能の回復が期待できます。ただ、脳が圧迫されている期間が長かったりすると、認知機能が十分に回復しないこともあります。できるだけ早期に発見し、治療することが大切です。

ビタミン欠乏症などが原因なら、外来で治療

内科的疾患で認知症になることもあります。たとえばビタミンB_1欠乏症では、脳の代謝異常で、「ウェルニッケ脳症」を起こすことも。意識障害のほか、歩行などの運動機能障害が見られます。ビタミンB_{12}欠乏症では、記憶障害や精神症状などが代表的です。甲状腺《こうじょうせん》機能《きのう》の低下で、認知機能低下や抑うつなどをきたすこともあります。

これらの病気が原因なら、外来での薬物治療で改善が見込めます。

内科的疾患による認知症は、薬で治せる

受診して血液検査を受けることで、早期に発見できる。

甲状腺機能低下症《こうじょうせんきのうていかしょう》
活動性・記憶力・集中力が低下し、認知機能の低下が起こる。

ビタミンB_1欠乏症
アルコール依存症による欠乏で、記憶力低下や見当《けんとう》識障害《しきしょうがい》が現れる。

ビタミンB_{12}欠乏症
胃全摘手術《いぜんてきしゅじゅつ》などを受けたあとに起こる欠乏で、認知症を発症する。

髄液や血腫は、簡単な外科的治療で除去できる

脳を圧迫している余分な髄液《ずいえき》や血腫《けっしゅ》を排出すれば、症状が改善する。

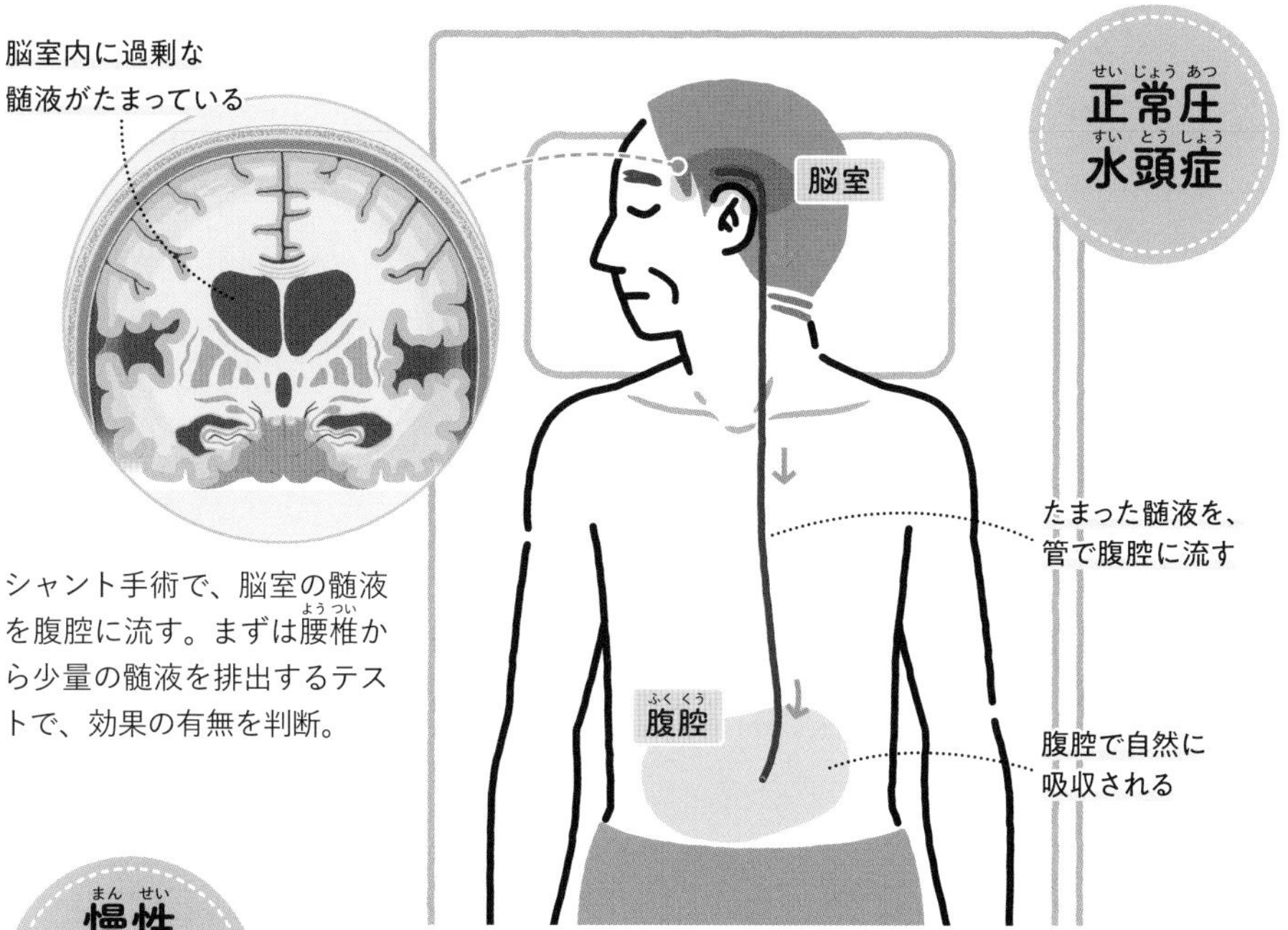
脳室内に過剰な
髄液がたまっている
正《せい》常《じょう》圧《あつ》
水《すい》頭《とう》症《しょう》
脳室
たまった髄液を、
管で腹腔に流す
腹腔《ふくくう》
腹腔で自然に
吸収される

シャント手術で、脳室の髄液を腹腔に流す。まずは腰椎《ようつい》から少量の髄液を排出するテストで、効果の有無を判断。

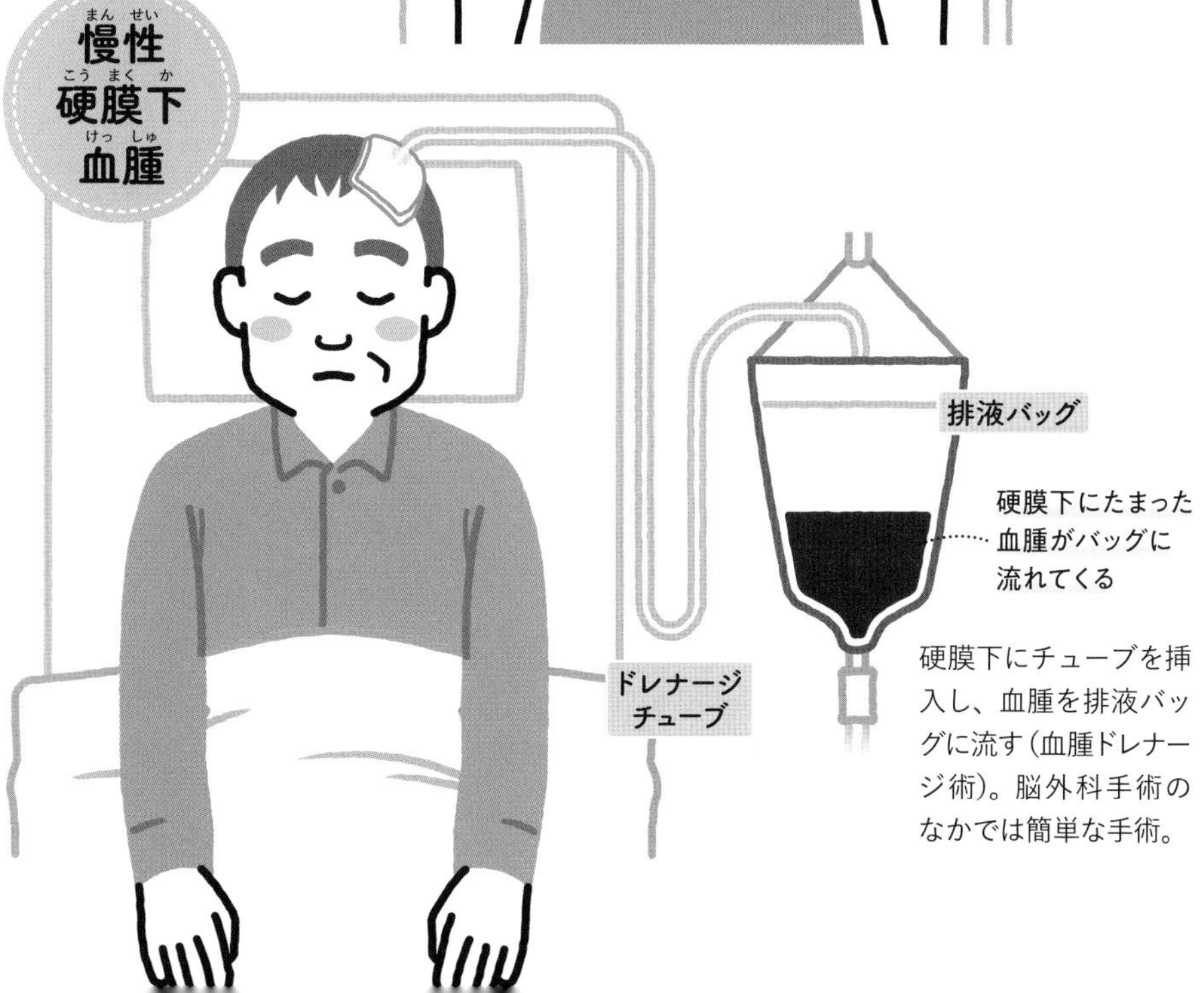
慢《まん》性《せい》
硬《こう》膜《まく》下《か》
血《けっ》腫《しゅ》
排液バッグ
硬膜下にたまった
血腫がバッグに
流れてくる
ドレナージ
チューブ

硬膜下にチューブを挿入し、血腫を排液バッグに流す（血腫ドレナージ術）。脳外科手術のなかでは簡単な手術。

生活とケア

発症したあとも、三次予防の視点で支える

認知機能だけ見ていては、症状が悪化する

認知症は、多くの問題がからみあう「複雑化」によって悪化する。

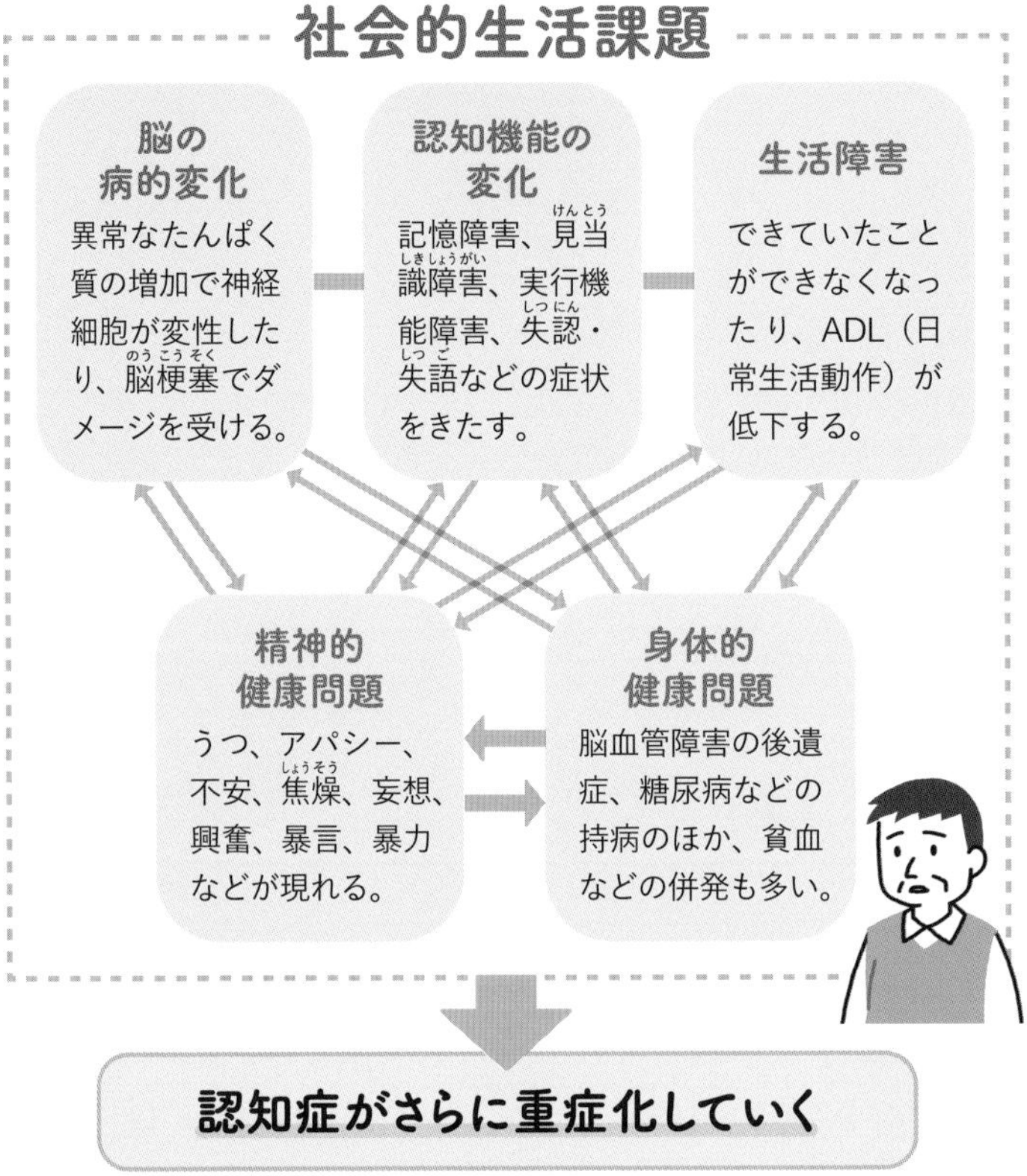

社会的生活課題
脳の病的変化
異常なたんぱく質の増加で神経細胞が変性したり、脳梗塞《のうこうそく》でダメージを受ける。
認知機能の変化
記憶障害、見当《けんとう》識障害《しきしょうがい》、実行機能障害、失認《しつにん》・失語《しつご》などの症状をきたす。
生活障害
できていたことができなくなったり、ADL（日常生活動作）が低下する。
精神的健康問題
うつ、アパシー、不安、焦燥《しょうそう》、妄想、興奮、暴言、暴力などが現れる。
身体的健康問題
脳血管障害の後遺症、糖尿病などの持病のほか、貧血などの併発も多い。
認知症がさらに重症化していく

心身の健康、生活の問題が進行と密接にかかわる

一次予防（発症予防）も、二次予防（早期発見・早期治療）も大切。しかしすでに発症している場合は、進行を遅らせて重症化を防ぐ三次予防の視点が必要です。

三次予防に求められるのは、脳の病的変化ばかりに注目せず、さまざまな問題がからみあう社会的生活課題として考えることです。生活障害や心身の不調など、改善できる問題にとり組むことが、認知症の進行抑制につながります。

医療&介護サービスを、できるかぎり使う

社会全体で支えることが大前提。家族だけで何とかしようとしない。

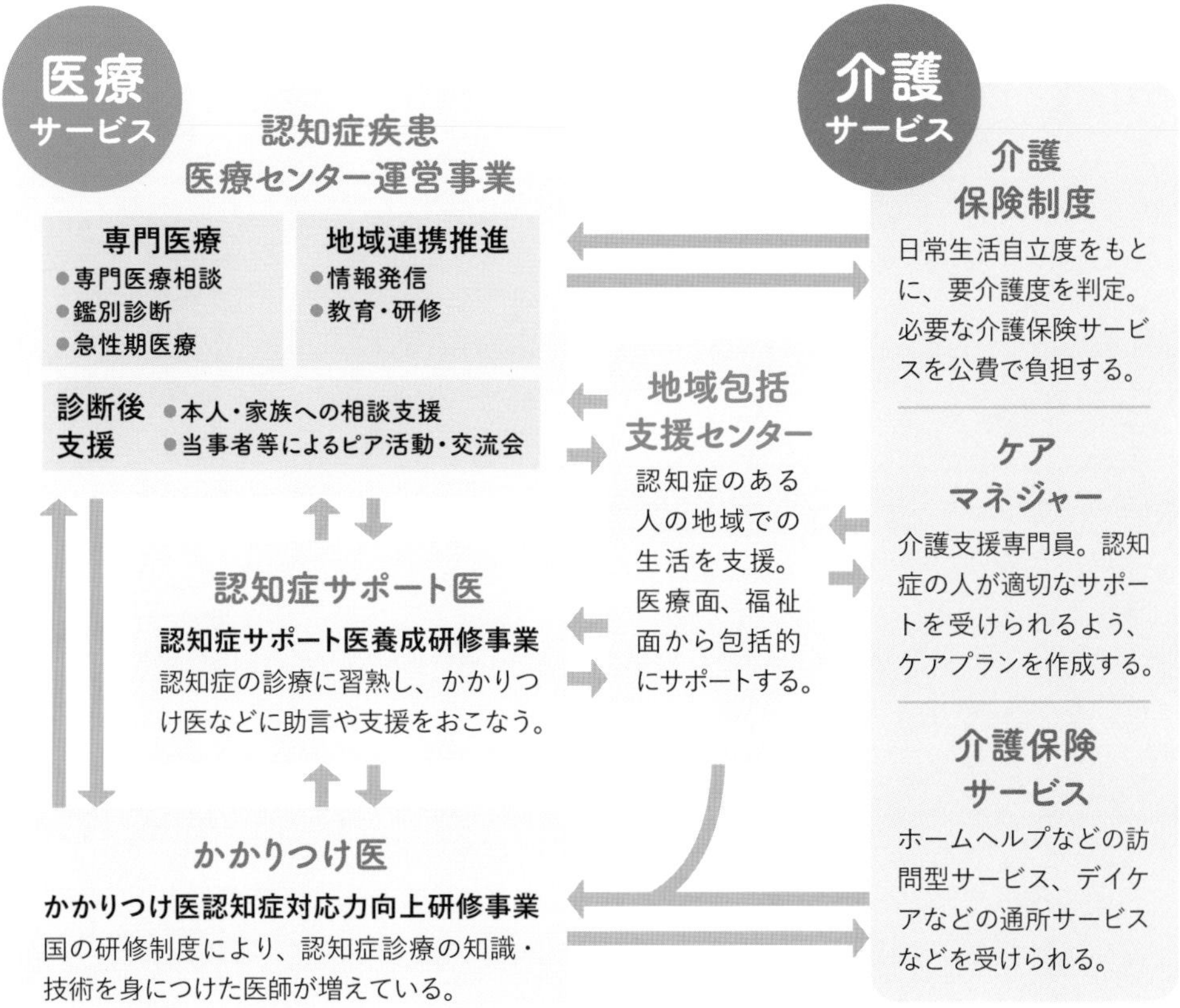
医療
サービス
認知症疾患
医療センター運営事業
専門医療
●専門医療相談
●鑑別診断
●急性期医療
地域連携推進
●情報発信
●教育・研修
診断後
支援
●本人・家族への相談支援
●当事者等によるピア活動・交流会
認知症サポート医
認知症サポート医養成研修事業
認知症の診療に習熟し、かかりつけ医などに助言や支援をおこなう。
かかりつけ医
かかりつけ医認知症対応力向上研修事業
国の研修制度により、認知症診療の知識・技術を身につけた医師が増えている。
地域包括
支援センター
認知症のある人の地域での生活を支援。医療面、福祉面から包括的にサポートする。
介護
サービス
介護
保険制度
日常生活自立度をもとに、要介護度を判定。必要な介護保険サービスを公費で負担する。
ケア
マネジャー
介護支援専門員。認知症の人が適切なサポートを受けられるよう、ケアプランを作成する。
介護保険
サービス
ホームヘルプなどの訪問型サービス、デイケアなどの通所サービスなどを受けられる。

「認知症だからしかたない」とあきらめないで

「認知症は治せない病気だから」と、あきらめてしまう人も少なからずいます。でも、認知症になったからといって、何もできなくなるわけではありませんし、その人らしさがなくなることもありません。**最期までその人らしく生きられるよう、社会全体でサポートすることが重要です。家族だけで抱えないようにしましょう。**

昨今は、ひとり暮らしの高齢者も増えています。独居の人は発症リスクが高く、発見が遅れやすいという問題も。**しかし公的サービスを使えば、住み慣れた自宅で生活し続けることも可能です。**上記のような支援制度を理解しておき、できるかぎり活用してください。

できることに焦点をあて、生活機能と習慣を保つ

認知症になっても、その人らしい生活を

現時点で、認知症には根本的な治療法がありません。だからこそ、その人らしい生活を支えるケアが重要です。**それがパーソン・センタード・ケア（PCC）です。**

その人らしさをよく知り、尊重することで、認知症の人が心から安心できるケアを提供します。**これにより、BPSDも軽減できます。**

現実にそぐわない内容だとしても、話の内容を否定せず、受け入れることも重要です。

パーソン・センタード・ケアで全人的に支える

認知症を抱えた人を中心にして、5つの要因でその人を理解する。

脳の障害は?
どんな機能がどの程度障害されているか。進行とともに変化するため、経時的に見ていく。

身体的健康は?
持病やその治療による痛みや不快感がないか。感覚機能低下による不安、孤独感にも注意。

生活歴は?
どこでどんな生活を送ってきたか。習慣、好みを把握すると、安心できる環境をつくれる。

性格傾向は?
神経質かおおらかか、短気か気長かなど、病前性格を把握。BPSDの言動と区別して見る。

心理社会的傾向は?
人の世話が好き、ひとりを好むなど、他者や社会とのかかわりかたは環境調整にも役立つ。

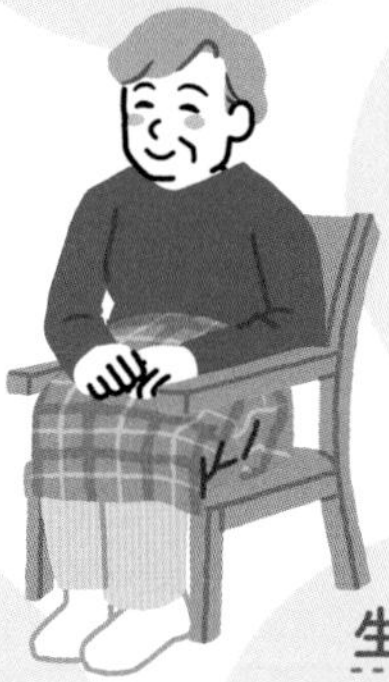

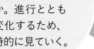

「できるADL」を保てるように、生活を支援する

ADL（日常生活動作）のうち、どこに障害があるかをよく見てケアする。

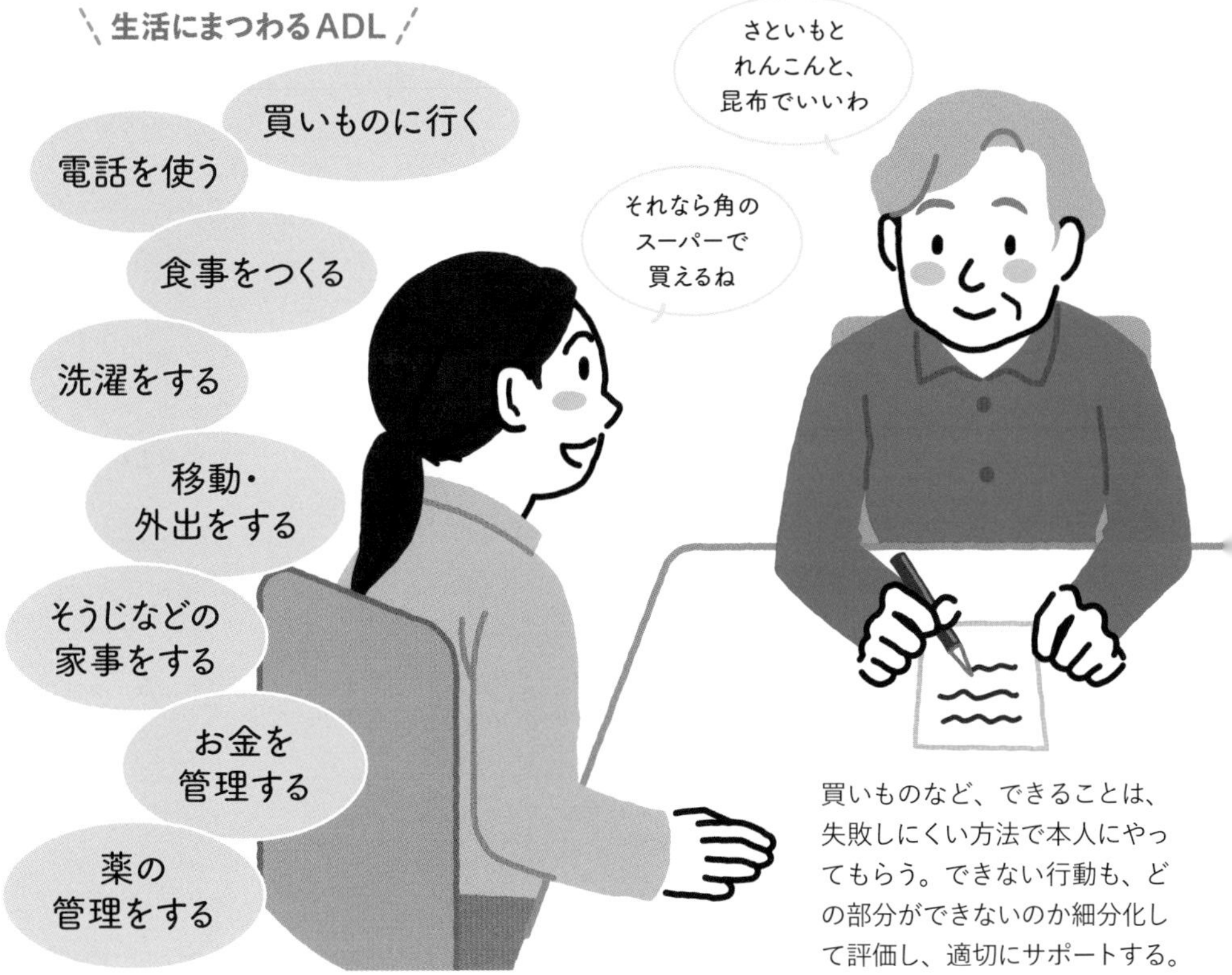

買いものなど、できることは、失敗しにくい方法で本人にやってもらう。できない行動も、どの部分ができないのか細分化して評価し、適切にサポートする。

何でも介助すると楽しみも能力も奪われる

認知症のケアでは介助が必要になりますが、何でも介助するのは望ましくありません。**できることまで介助していると、維持されていた能力を低下させ、生きがいを奪うことになってしまいます。**

大切なのは、現時点でのＡＤＬ（日常生活動作）の評価をきちんとおこなうこと。ＡＤＬは認知症の進行によって変わるので、現時点で何ができるかを評価することが必要です。医師や介護の専門職に、重症度に応じたＡＤＬ評価をしてもらいましょう。

家族や身近な人は、「できるＡＤＬ」を長く保てるよう意識してかかわります。多少の失敗には目をつぶる寛容さも必要です。

生活とケア

認知症カフェなどで、人とのかかわりをもち続ける

カフェなどの居場所は、本人にも介護者にも重要

認知症の初期段階なら、人との交流をもつのに認知症カフェが最適。

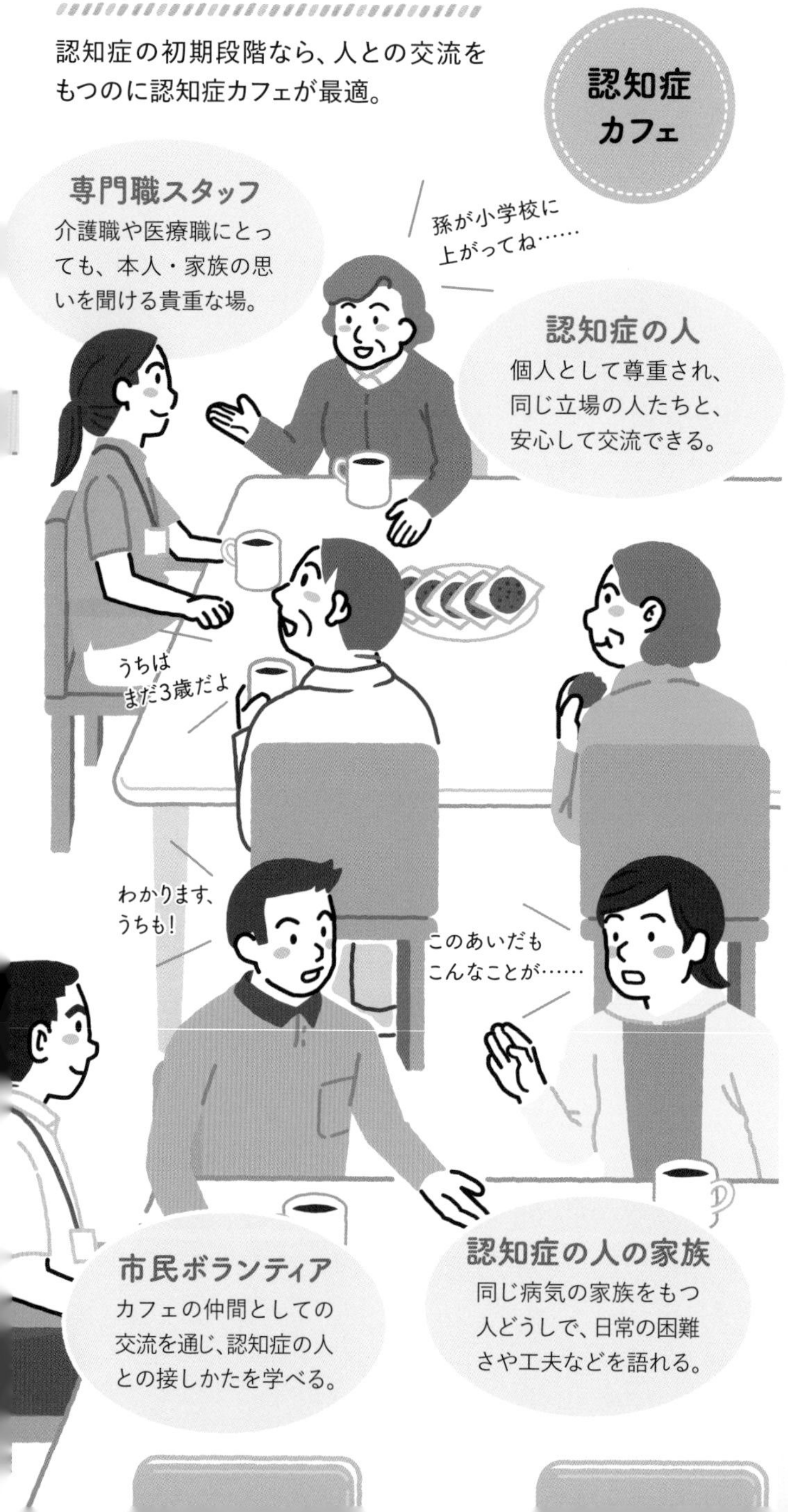
認知症カフェ
専門職スタッフ
介護職や医療職にとっても、本人・家族の思いを聞ける貴重な場。
孫が小学校に上がってね……
認知症の人
個人として尊重され、同じ立場の人たちと、安心して交流できる。
うちはまだ3歳だよ
わかります、うちも！
このあいだもこんなことが……
市民ボランティア
カフェの仲間としての交流を通じ、認知症の人との接しかたを学べる。
認知症の人の家族
同じ病気の家族をもつ人どうしで、日常の困難さや工夫などを語れる。

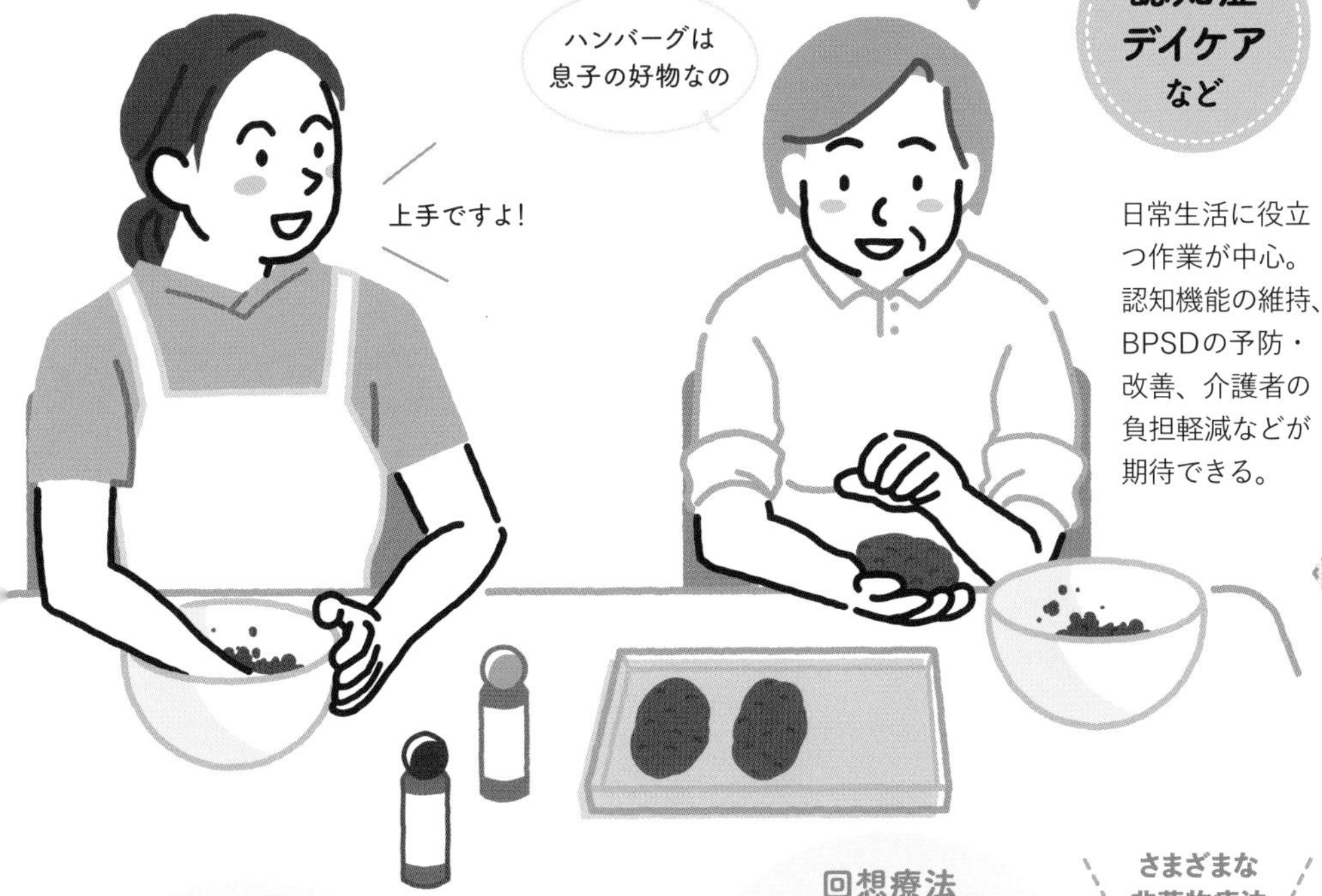

ハンバーグは息子の好物なの
上手ですよ！

作業療法

認知症デイケアなど

日常生活に役立つ作業が中心。認知機能の維持、BPSDの予防・改善、介護者の負担軽減などが期待できる。

さまざまな非薬物療法

身体機能トレーニング

有酸素運動、筋力強化、平衡感覚訓練《へいこうかんかくくんれん》を組み合わせて実施。

リアリティ・オリエンテーション

集団での活動や話し合いで、場所・時間などの情報に接する。

回想療法

ライフヒストリーを、聞き手が受容的、共感的に傾聴する。

音楽療法

音楽を聴く、歌う、打楽器の演奏、リズム運動などがある。

MCIや軽症の段階から人や場所のつながりを増やす

認知症発症後も、人や社会とのつながりをもち続けることが重要です。発症初期に勧められるのが、認知症カフェ。運営形態はさまざまで、社会福祉法人の施設や医療機関に併設のカフェもあれば、より地域に根ざしたカフェもあります。**認知症の人どうしで、自由に楽しく交流できるのがいいところ。**専門職のスタッフをはじめ、カフェにいるすべての人が認知症についての知識をもっているので、認知症の人も安心して過ごせます。

進行して重症になった場合は、認知症デイケアなどが勧められます。精神科医や作業療法士などによる、専門的なリハビリやケアを受けることができます。

目で見てわかる 認知症の予防 Index

「脳血管障害のリスクコントロール」吾郷哲朗，診断と治療 vol.109（5）：679-684，2021
「白内障が高齢者の認知機能に及ぼす影響について【白内障があると，認知機能低下のリスクが高くなる】」緒方奈保子，日本医事新報 No.5025：52-53，2020
「パーキンソン病とレビー小体型認知症」櫻井博文，心身医学 vol.60（4）：315-320，2020
「Perceived age as clinically useful biomarker of ageing：Cohort study.」Christensen K et al.，BMJ vol.339：b5262，2009
「Passive smoking as a risk factor for dementia and cognitive impairment：Systematic review of observational studies.」Stirland LE, O'Shea CI & Russ TC，International Psychogeriatrics vol.30（8）：1177-1187，2018
「久山町研究からみた認知症の予防」小原知之・清原 裕・二宮利治，老年期認知症研究会誌 vol.21（9）：80-83，2017
「BPSD評価尺度の特徴と本邦における使用状況」月井直哉ほか，認知症ケア研究誌 vol.5：30-40，2021
「肥満」石川崇広・横手幸太郎，Geriatric Medicine vol.57（4）：339-343，2019
「肥満症」櫻井 孝，日本臨牀 vol.76（Suppl7）：129-133，2018
『肥満症診療ガイドライン2016』日本肥満学会編、2016（ライフサイエンス出版）
「肥満症・メタボリック症候群と認知症」石川崇広，認知症の最新医療 vol.10（3）：131-137，2020
「肥満症と認知機能障害・認知症に関する疫学・臨床研究」荒木 厚，肥満研究 vol.26（2）：220-225，2020
「Physical activity，weight status，diabetes and dementia：A 34-year follow-up of the population study of women in Gothenburg.」Mehlig K et al.，Neuroepidemiology vol.42（4）：252-259，2014
「フレイルと認知症」鈴木隆雄，Bio industry vol.38（1）：19-29，2021
『平成28年度老人保健事業推進費等補助金（老人保健健康増進等事業） 認知症カフェの実態に関する調査研究事業報告書』社会福祉法人東北福祉会 認知症介護研究・研修仙台センター、2017（認知症介護研究・研修仙台センター）
『平成24年度 厚生労働省老人保健事業推進費等補助金（老人保健健康増進等事業分）認知症サポート医等のあり方および研修体系・教材に関する研究事業 事業報告書』鳥羽研二ほか、2013（ニッセイ基礎研究所）
「ポリフェノールによる認知症予防」小野賢二郎，日本臨牀 vol.76（Suppl1）：196-200，2018
「【慢性硬膜下血腫】穿頭血腫ドレナージ術後から退院までの看護」池田枝里子・山下裕美・軽部奈弥子，Brain Nursing vol.30（5）：543-547，2014
「Mortality associated with passive smoking in Hong Kong.」McGhee SM et al.，BMJ vol.330（7486）：287-288，2005
「もの忘れ外来における認知症と糖尿病」羽生春夫，老年精神医学雑誌 vol.30（9）：1006-1013，2019
「物忘れ・認知機能障害」東 眞吾・池田 学，日本臨牀 vol.76（Suppl5）：703-707，2018
「4大認知症のBPSDの特徴」長濱康弘，認知症の最新医療 vol.3（2）：68-73，2013
「Randomized trial of behavioral activation, cognitive therapy, and antidepressant medication in the acute treatment of adults with major depression.」Dimidjian S et al., Journal of Consulting and Clinical Psychology vol.74（4）：658-670，2006
「Risk reduction of cognitive decline and dementia：WHO guidelines.」World Health Organization，2019
「Late-life depression and increased risk of dementia：A longitudinal cohort study.」Ly M et al.，Translational Psychiatry vol.11（1）：147，2021
「Late-life depression as a risk factor for mild cognitive impairment or Alzheimer's disease in 30 US Alzheimer's disease centers.」Steenland K et al.，Journal of Alzheimer's Disease vol.31（2）：265–275，2012
「レビー小体型認知症」清水聰一郎・羽生春夫，臨牀と研究 vol.91（7）：897-902，2014
「レビー小体型認知症の疫学，予後および治療」小田陽彦，老年精神医学雑誌 vol.28（7）：715-720，2017
「レビー小体型認知症の分類・病期と診断」藤城弘樹・千葉悠平・井関栄三，老年精神医学雑誌 vol.22（11）：1297-1307，2011
「レビー小体型認知症の臨床」馬場 徹・武田 篤，日本臨牀 vol.76（Suppl1）：124-130，2018
「Relative intake of macronutrients impacts risk of mild cognitive impairment or dementia.」Roberts RO et al.，Journal of Alzheimer's Disease vol.32（2）：329-339，2012
『老年医学系統講義テキスト』一般社団法人 日本老年医学会編、2013（西村書店）
「老年期の感覚機能の低下 ――日常生活への影響」北川公路，駒澤大学心理学論集 No.6：53-59，2004
「Long-term association of vegetable and fruit intake with risk of dementia in Japanese older adults：The Hisayama study.」Kimura Y et al.，BMC Geriatrics vol.22（1）：257，2022
「わが国の認知症の有病率調査」朝田 隆，老年精神医学雑誌 vol.29（4）：350-357，2018

『タバコＱ＆Ａ（改訂第2版）』東京都医師会タバコ対策委員会編、2018（公益社団法人 東京都医師会）
「短期集中リハビリテーション」遠藤英俊ほか，Geriatric Medicine vol.54（9）：933-936，2016
「地域高齢者の食品摂取の多様性を形成する食品摂取パタンと介護予防活動への応用」熊谷 修，厚生の指標 vol.65（15）：15-23，2018
「地域縦断調査におけるMCIからの改善は少なくない」島田裕之，Geriatric Medicine vol.58（6）：525-530，2020
「注意障害と認知症」山口晴保，認知症ケア研究誌 vol.3：45-57，2019
「注意障害の臨床」豊倉 穣，高次脳機能研究 vol.28（3）：320-328，2008
「中高年の飲酒と認知機能低下の特徴」新田千枝，老年精神医学雑誌 vol.32（1）：57-63，2021
『糖尿病診療ガイドライン2019』日本糖尿病学会編著、2019（南江堂）
「糖尿病性認知症」羽生春夫，老年期認知症研究会誌 vol.21（6）：54-56，2017
「糖尿病性認知症と血糖変動パターン」羽生春夫，Calm vol.7（1）：9-16，2020
「Do “brain-training” programs work?」Simons DJ et al.，Psychological Science in the Public Interest vol.17（3）：103-186，2016
「特発性正常圧水頭症の診断と治療」石川正恒，日本内科学会雑誌 vol.100（12）：3640-3648，2011
「難聴と認知症」杉浦彩子ほか，Geriatric Medicine vol.52（7）：781-784，2014
「難聴と認知症に関する臨床研究：補聴器を用いた認知症予防への展望」佐治直樹，Audiology Japan vol.64（1）：45-53，2021
「Nutrients and bioactives in green leafy vegetables and cognitive decline：Prospective study.」Morris MC et al.，Neurology vol.90（3）：e214-e222，2018
『認知機能低下および認知症のリスク低減　WHOガイドライン』WHOガイドライン『認知機能低下および認知症のリスク低減』邦訳検討委員会編、2020（日本総合研究所）
「認知機能低下を予防するための運動」島田裕之・中窪 翔，Geriatric Medicine vol.59（10）：971-974，2021
「認知症」池田 学，高次脳機能研究 vol.29（2）：222-228，2009
「認知症患者の生命予後」梅垣宏行・葛谷雅文，老年精神医学雑誌 vol.27（2）：146-151，2016
「認知症高齢者への『化粧美容セラピー』【後編】長期効果について」阿部康二ほか，コミュニティケア vol.24（4）：39-43，2022
「認知症コホート研究から（1）：久山町研究」小原知之・二宮利治，日本内科学会雑誌 vol.108（9）：1737-1742，2019
「認知症施策推進大網」認知症施策推進関係閣僚会議，2019
『認知症疾患診療ガイドライン2017』「認知症疾患診療ガイドライン」作成委員会編、2017（医学書院）
「認知症診断に必要な記憶障害の臨床」池田 学，老年期認知症研究会誌 vol.17：57-60，2010
「認知症専門医の立場から」梅田寿美代・鐘本英輝・池田 学，Pharma Medica vol.38（8）：9-13，2020
「認知症地域連携における認知症カフェの役割」武地 一，日本老年医学会雑誌 vol.52（2）：147-152，2015
「認知症テクノロジーの海外最新動向」今井瑛里子，認知症の最新医療 vol.9（1）：11-16，2019
「認知症と関連した高血圧治療」小原克彦，Geriatric Medicine vol.57（9）：861-865，2019
「認知症と歯周病・咀嚼機能障害」道川 誠，日本歯科先端技術研究所学術会誌 vol.26（2）：79-82，2020
「認知症に関する脳脊髄液・血液バイオマーカーの適正使用指針」池内 健ほか，2021（一般社団法人日本神経学会）
「認知症に対する運動および身体活動の効果」長屋政博，The Japanese Journal of Rehabilitation Medicine vol.47（9）：637-645，2010
「認知症の疫学研究：久山町研究」小原知之・二宮利治，老年精神医学雑誌 vol.30（7）：767-772，2019
「認知症の三次予防 認知症になってからも希望と尊厳をもって暮らせる社会を創ろう!」粟田主一，医療と社会 vol.31（4）：531-545，2022
『認知症の正しい理解と包括的医療・ケアのポイント　第2版　快一徹! 脳活性化リハビリテーションで進行を防ごう』山口晴保編著、佐土根 朗・松沼記代・山上徹也著、2010（協同医書出版社）
「認知症の発症予防因子としての栄養」梅垣宏行，Geriatric Medicine vol.57（4）：365-368，2019
「認知症の要因と予防」下方浩史，名古屋学芸大学健康・栄養研究所年報 No.7：1-14，2015
「認知症・もの忘れ—もの忘れ，意欲低下のある患者が来たら……」近藤大三・小田原俊成，診断と治療 vol.101（Suppl）：139-148，2013
「認知症有病率の時代的推移—洋の東西の比較」山本幹枝・和田健二，日本老年医学会雑誌 vol.55（4）：547-552，2018
『認知症予防 第3版 —読めば納得! 脳を守るライフスタイルの秘訣—』山口晴保、2020（協同医書出版社）
「認知症予防と食事の関係について教えてください」芝原あずさ・佐々木雅也，Geriatric Medicine vol.58（1）：65-68，2020
「認知症予防の科学的根拠について」鈴木隆雄，老年期認知症研究会誌 vol.20（5）：36-38，2017
「認知症予防のための脳活動」朝田 隆，老年期認知症研究会誌 vol.22（14）：87-88，2019
「脳機能維持に対する栄養学的保護因子——認知症・うつに着目して——」大塚 礼・安藤富士子・下方浩史，老年精神医学雑誌 vol.26（6）：624-631，2015
「脳血管障害に基づく認知機能障害の病態」猪原匡史ほか，脳卒中 vol.32（6）：614-620，2010

「高血圧の運動療法」長山雅俊，Journal of Clinical Rehabilitation vol.29（4）：342-347，2020
「咬合は，栄養摂取，運動機能，認知機能にどのように影響するか?」池邉一典，老年歯科医学 vol.35 (1)：19-23，2020
「抗酸化—Overview」大澤俊彦・加藤陽二，Functional Food vol.3（3）：197-204，2010
「抗酸化ビタミン（C・E）と認知症・アルツハイマー病」篠原もえ子・山田正仁，ビタミン vol.94（5-6)：314-318，2020
「高齢期『うつ』に関連する心理的要因 ——喪失，孤独，不安，無気力——」新村秀人，老年精神医学雑誌 vol.32 (12)：1273-1279，2021
「高齢期記憶機能低下の予後と危険因子」天野秀紀ほか，厚生の指標 vol.60（13）：7-14，2013
「高齢期の栄養と身体および精神機能との関連」横山友里，老年精神医学雑誌 vol.31（11）：1192-1197，2020
「高齢者に多い疾患とその外来診療 脳血管障害」安部大介・脇坂義信・北園孝成，臨牀と研究 vol.98（4）：421-426，2021
「高齢者肥満症診療ガイドライン2018」日本老年医学会「高齢者の生活習慣病管理ガイドライン」作成ワーキング，日本老年医学会雑誌 vol.55（4）：464-538，2018
「Cognitive-behavioral treatment for depression：Relapse prevention.」Gortner ET et al.，Journal of Consulting and Clinical Psychology vol.66（2）：377-384，1998
「これからの認知症医療を見据えた諸課題」池田 学，老年精神医学雑誌 vol.31（Suppl1）：46-52，2020
「Consumption of fish and n-3 fatty acids and risk of incident Alzheimer disease.」Morris MC et al.，Archives of Neurology vol.60（7）：940-946，2003
「脂質異常症」玉岡 晃，Geriatric Medicine vol.57（4）：335-338，2019
「脂質異常症と認知症」玉岡 晃，認知症の最新医療 vol.10（3）：126-130，2020
「脂質異常症と認知症予防」櫻井博文・羽生春夫，臨床精神医学 vol.49（5）：611-615，2020
「脂質異常と脳神経疾患（脳梗塞，認知症）」羽生春夫，日本内科学会雑誌 vol.101（8）：2188-2194，2012
『歯周病と全身の健康』特定非営利法人 日本歯周病学会編、2016（医歯薬出版）
「社会関係の維持と認知症予防」村山洋史，老年精神医学雑誌 vol.31（11）：1184-1191，2020
「縦断的疫学調査からみえてくる認知症予防の可能性」山田正仁，老年精神医学雑誌 vol.31（11）：1154-1160，2020
「食事・運動と認知症予防」橋本道男，老年期認知症研究会誌 vol.20（4）：26-31，2016
「食事 —認知症予防の観点から—」橋本道男，臨床精神医学 vol.45（5）：605-614，2016
「食品・植物由来の抗酸化機能成分による認知症予防」布村明彦・田中宏一・玉置寿男，Geriatric Medicine vol.48 (5)：619-626，2010
『シリーズ 超高齢社会のデザイン 老化と老年病 予防・治療・医療的配慮の基礎』秋下雅弘編、2020（東京大学出版会）
「新規抗認知症薬の効果と限界」服部英幸，精神神経学雑誌 vol.115（1）：22-31，2013
「進行期認知症の臨床症状 ——原因疾患による相違と対応法——」数井裕光ほか，老年精神医学雑誌 vol.22（12）：1376-1383，2011
「睡眠時無呼吸・いびきへの対応：高齢者への対応」駒田一朗・宮崎総一郎・西山彰子，口腔・咽頭科 vol.29（1）：41-49，2016
「Screening of Alzheimer's disease by facial complexion using artificial intelligence.」Umeda-Kameyama Y et al.，Aging（Albany NY）vol.13（2）：1765-1772，2021
「Smoking is associated with an increased risk of dementia：A meta-analysis of prospective cohort studies with investigation of potential effect modifiers.」Zhong G et al.，PLoS One vol.10（3）：e0118333，2015
「Sleep apnea and the risk of dementia：A population-based-5 year follow up study in Taiwan.」Chang WP et al.，PLoS One vol.8（10）：e78655，2013
「生活習慣と認知症：食事と運動による認知症予防」橋本道男，Dementia Japan vol.29（1）：9-25，2015
「生活習慣病と認知症：病態・予防と治療のUpdate（神経）」佐野俊春・若林朋子・岩坪 威，日本内科学会雑誌 vol.108（4）：701-707，2019
「積極的降圧による認知症予防の可能性」清水敦哉，日本臨牀 vol.78（Suppl2）：405-411，2020
「全国の重度認知症患者デイケアの実態調査」尾嵜遠見・前田 潔，Dementia Japan vol.29（4）：605-614，2015
「前頭側頭型認知症」石川智久・池田 学，綜合臨牀 vol.60（9）：1851-1858，2011
「前頭側頭型認知症の症候学」池田 学，老年期認知症研究会誌 vol.21（8）：73-79，2017
「前頭側頭葉変性症の診断と治療」橋本 衛，医学と薬学 vol.72（7）：1173-1184，2015
「前頭側頭葉変性症の診療における課題」渡辺亮平・新井哲明，Geriatric Medicine vol.59（12）：1163-1167，2021
『ぜんぶわかる 高齢者のからだと病気』秋下雅弘監修、2022（成美堂出版）
「Dietary fat intake and the risk of incident dementia in the Rotterdam study.」Kalmijn S et al.，Annals of Neurology vol.42（5）：776-782，1997
「Dietary magnesium intake and fracture risk：Data from a large prospective study.」Veronese N et al.，British Journal of Nutrition vol.117（11）：1570-1576，2017

参考文献

「AChE-Iによる治療はどこまで進歩したのか」中村祐，老年精神医学雑誌 vol.16（Suppl3）：81-87，2005

「Association of body mass index and waist-to-hip ratio with brain structure：UK Biobank study.」Hamer M & Batty GD，Neurology vol.92（6）：e594-e600，2019

「Association between intake of energy and macronutrients and memory impairment severity in US older adults, National Health and Nutrition Examination Survey 2011–2014.」Liu Q et al.，Nutrients vol.12（11）：3559，2020

「A 2 year multidomain intervention of diet，exercise，cognitive training，and vascular risk monitoring versus control to prevent cognitive decline in at-risk elderly people (FINGER)：A randomised controlled trial.」Ngandu T et al.，Lancet vol.385（9984）：2255-2263，2015

「アミロイドPETイメージング剤の適正使用ガイドライン（改訂第2版）」日本核医学会・日本認知症学会・日本神経学会編，2017

「A randomized trial of intensive versus standard blood-pressure control.」The SPRINT Research Group，The New England Journal of Medicine vol.373（22）：2103-2116，2015

「アルツハイマー型認知症 1. 概念，疫学，病態，診断」粟田主一，診断と治療のABC vol.132（Suppl）：68-75，2018

「アルツハイマー型認知症と『うつ』」服部英幸，老年精神医学雑誌 vol.25（1）：34-41，2014

「アルツハイマー病患者のADL障害」堀田 牧ほか，老年精神医学雑誌 vol.28（9）：984-988，2017

「アルツハイマー病における栄養学的問題」植木 彰，分子精神医学 vol.15（3）：183-191，2015

「アルツハイマー病の臨床」野崎一朗・山田正仁，日本臨牀 vol.76（Suppl1）：109-123，2018

「アルツハイマー病発症の危険因子とそのリスクの低減」小原知之，医学と薬学 vol.79（1）：49-55，2022

「Effect of intensive vs standard blood pressure control on probable dementia：A randomized clinical trial.」The SPRINT MIND Investigators for the SPRINT Research Group，JAMA vol.321（6）：553-561，2019

「Effect of weight loss，exercise，or both on cognition and quality of life in obese older adults.」Napoli N et al.，American Journal of Clinical Nutrition vol.100（1）：189-198，2014

「Effects of cognitive training interventions with older adults：A randomized controlled trial.」Ball K et al.，JAMA vol.288（18）：2271-2281，2002

「うつと認知症予防」下田健吾・木村真人，臨床精神医学 vol.49（5）：629-636，2020

「うつ病診療医の立場から」馬場 元，Pharma Medica vol.38（8）：15-20，2020

「うつ病性仮性認知症およびうつ病とMCIの併存」布村明彦，老年精神医学雑誌 vol.29（3）：241-248，2018

「うつ病と認知症との関連について」藤瀬 昇・池田 学，精神神経学雑誌 vol.114（3）：276-282，2012

「運動と認知症予防」島田裕之，臨床精神医学 vol.49（5）：637-642，2020

「疫学研究からみた糖尿病と認知症：久山町研究」小原知之・二宮利治，老年精神医学雑誌 vol.30（9）：977-985，2019

「疫学的視点 —近年の高齢者の難聴・認知機能・社会的孤立などの現況」内田育恵ほか，Otology Japan vol.26（3）：155-160，2016

「エビデンスに基づいた認知症予防，ケア，社会的包摂」中西三春，日本認知症ケア学会誌 vol.19（4）：634-643，2021

「加齢に伴う身体・認知・精神機能の変化」東 浩太郎，Medical Technology vol.42（9）：880-884，2014

「加齢による感覚器・運動器障害と認知症 —高齢者における嗅覚障害—」都築建三，日本耳鼻咽喉科頭頸部外科学会会報 vol.125（2）：112-120，2022

「嗅覚障害に対するリハビリテーションアプローチ（嗅覚刺激療法）」奥谷文乃，Journal of Clinical Rehabilitation vol.30（2）：130-134，2021

「嗅覚障害の診断と治療 近未来への展望」志賀英明・三輪高喜，日本耳鼻咽喉科学会会報 vol.124（6）：835-839，2021

「禁煙支援マニュアル（第二版）増補改訂版」厚生労働省健康局健康課編，2018（厚生労働省健康局健康課）

「禁煙治療のための標準手順書 第8.1版」日本循環器学会ほか，2021

「Quantification of biological aging in young adults.」Belsky DW et al.，PNAS vol.112（30）：E4104-E4110，2015

「血管性認知症」竹原 敦，おはよう21 vol.31（9）：10-13，2020

「血管性認知症とADL」吉浦和宏・橋本 衛，老年精神医学雑誌vol.28（9）：997-1003，2017

「血管性認知症の概念の成立と変遷」長田 乾ほか，老年精神医学雑誌 vol.32（10）：1068-1077，2021

「血管性認知症の病態と治療」猪原匡史，Current Therapy vol.39（7）：617-622，2021

「血管性認知症への臨床現場での対処法 ——症候に基づいた対応と予防への対処」松村美由起，医学のあゆみ vol.262（3）：237-242，2017

「健常加齢と認知機能 —基礎と応用研究はどちらも重要—」佐久間尚子，基礎心理学研究 vol.33（1）：49-54，2014

「健忘とはなにか」池田研二，老年精神医学雑誌 vol.31（2）：107-116，2020

「口腔機能と認知機能の関連についての近年の研究」釘宮嘉浩・上田貴之，歯科学報 vol.119（6）：475-478，2019

「口腔機能を『測る』」馬場一美・三田 稔・楠本友里子，日本補綴歯科学会誌 vol.13（2）：109-116，2021

「高血圧と認知機能」八尾博史，老年期認知症研究会誌 vol.16：48-50，2010

「高血圧と認知症」鳥羽梓弓・石川讓治，Therapeutic Research vol.42（7）：459-464，2021

「高血圧と認知症予防」熊谷 亮・一宮洋介，臨床精神医学 vol.49（5）：597-601，2020

監修

秋下雅弘（あきした・まさひろ）

東京大学大学院医学系研究科老年病学教授、東京大学医学部附属病院老年病科科長、医学博士

1960年鳥取県生まれ。1985年、東京大学医学部卒業。東京大学医学部老年病学教室助手、スタンフォード大学研究員、ハーバード大学研究員、杏林大学医学部助教授、東京大学大学院医学系研究科老年病学准教授などを経て、現職。一般社団法人 日本老年医学会理事長、一般社団法人 日本老年薬学会代表理事なども兼務する。
『ぜんぶわかる 高齢者のからだと病気』（成美堂出版）、『看護・介護現場のための 高齢者の飲んでいる薬がわかる本』（医学書院）、『かかりつけ医のための老年病 100の解決法』（メディカルレビュー社）、『老化と老年病』（東京大学出版会）、『高齢者の患者学― 〝治す医療〟から〝治し支える医療〟へ』（アドスリー） など、監修書・編著書多数。

STAFF

カバー・本文イラスト……川本まる
本文デザイン……八月朔日英子
校正……田村理恵子
DTP……朝日メディアインターナショナル
編集制作……柄川昭彦、オフィス201（川西雅子）

本書に関する正誤等の最新情報は下記のURLでご確認下さい。
https://www.seibidoshuppan.co.jp/support

※上記URLに記載されていない箇所で正誤についてお気づきの場合は、書名・発行日・質問事項・氏名・郵便番号・住所・FAX番号を明記の上、成美堂出版まで郵送かFAXでお問い合わせ下さい。
※電話でのお問い合わせはお受けできません。
※ご質問到着確認後10日前後に回答を普通郵便またはFAXで発送いたします。

目で見てわかる認知症の予防

2023年 5月20日発行

監　修　秋下《あきした》雅弘《まさひろ》

発行者　深見公子

発行所　成美堂出版
〒162-8445　東京都新宿区新小川町1-7
電話(03)5206-8151　FAX(03)5206-8159

印　刷　凸版印刷株式会社

ISBN978-4-415-33229-1
落丁・乱丁などの不良本はお取り替えします
定価はカバーに表示してあります